Ingrid Kiefer
Cem Ekmekcioglu

Essen entscheidet

Wie Nahrungsmittel uns beeinflussen

Ingrid Kiefer
Cem Ekmekcioglu

Essen entscheidet

Wie Nahrungsmittel uns beeinflussen

braumüller

Der Einfachheit halber wird im Folgenden nur die männliche Schreibweise genutzt.
Selbstverständlich sind immer beide Geschlechter gemeint.

Bibliografische Information der Deutschen Nationalbibliothek
Die Deutsche Nationalbibliothek verzeichnet diese Publikation in der
Deutschen Nationalbibliografie; detaillierte bibliografische Daten
sind im Internet über http://dnb.d-nb.de abrufbar.

Printed in Austria

1. Auflage 2012
© 2012 by Braumüller GmbH
Servitengasse 5, A-1090 Wien

www.braumueller.at

Coverfotos: © lockstockb / sxc.hu
Druck: Druckerei Theiss GmbH, A-9431 St. Stefan im Lavanttal
ISBN 978-3-99100-067-9

Inhalt

Vorwort

Nahrung nimmt zweifelsfrei einen besonderen Stellenwert in unserem Leben ein und bildet neben Wasser und Sauerstoff die Grundlage für unsere Existenz. Heutzutage, im Zeitalter des Wohlstands und Überflusses, essen wir aber nicht nur um zu leben, sondern viele von uns, so scheint es, leben um zu essen. Essen ist zu einem wichtigen Faktor geworden, dies spiegelt sich unter anderem in einem überwältigenden Angebot an Ernährungs- und Kochbüchern wider, wobei der Genuss meist viel zu kurz kommt. Nahrung beflügelt nicht nur kurzzeitig unsere Sinne, sondern kann „fühlbar" mehr. Schon seit längerer Zeit ist bekannt, dass gewisse Nährstoffe einen nicht unerheblichen Einfluss auf unsere Psyche und unser Denken ausüben. Ein Beispiel wären die Omega-3-Fettsäuren, die ein nicht zu unterschätzendes antidepressives Potential aufweisen oder Folsäure und Vitamin B_{12}, die unter anderem vor einem kognitiven Abbau im Alter schützen. Essen wirkt sich aber nicht nur auf unsere mentale, sondern auch auf unsere körperliche Gesundheit aus. Die häufigsten Zivilisationskrankheiten des 21. Jahrhunderts, seien es Übergewicht, Diabetes oder diverse Herzkreislauferkrankungen, haben zumindest teilweise ihre Ursache in einer ungesunden Ernährung. So gesehen können wir durch eine auf wissenschaftliche Evidenz basierende gute Auswahl an Lebensmitteln und gewissen Nährstoffen einen positiven Einfluss auf unsere körperliche und psychische Gesundheit ausüben und damit unsere Lebensqualität deutlich verbessern. In diesem Buch haben wir für Sie ernährungswissenschaftliche und physiologische Zusammenhänge, die in wissenschaftlichen Studien untersucht und belegt sind, umfangreich recherchiert, ausgewertet und den aktuellen Stand in verständlicher Form wiedergegeben. Wir sind dabei nicht nur auf Faktoren eingegangen, die geistig und körperlich fit halten, sondern haben auch potentielle Dick- und Schlankmacher ausführlich in einem eigenen Kapitel zusammengefasst. Ein weiterer Schwerpunkt des Buches ist den Themen warum wir überhaupt essen und psychologischen Aspekten des Essens gewidmet. Letzteres bezieht sich insbesondere darauf, dass Lebensmittel unsere Gefühle beeinflussen können, aber umgekehrt unsere Gefühle auch unser Essverhalten steuern. So kann uns eine bestimmte Zusammensetzung des Frühstücks glücklicher machen oder „unter Strom stehende" Persönlichkeiten können durch gewisse Nährstoffe entspannter werden. Unser Anliegen war es, Ihnen zu zeigen, was Sie wirklich in Ihrem Ernährungsverhalten beeinflusst, aber auch, wie Sie Ihre Nahrungsauswahl bewusster treffen können, um leistungsfähiger, weniger gestresst und glücklicher den Alltag bewältigen zu können. In diesem Sinne wünschen wir Ihnen eine erkenntnis- und abwechslungsreiche Lektüre.

Ihre Ingrid Kiefer, Ihr Cem Ekmekcioglu

Faktoren, die die Nahrungsaufnahme beeinflussen – Warum wir was essen

„Essen ist ein Bedürfnis. Genießen ist eine Kunst."

François de La Rochefoucauld (1613–1680)

Essen ist für viele Menschen ein automatisches Verhalten, das ohne viel Überlegung abläuft. Es gehört wie Trinken zu den grundsätzlichen menschlichen Aktivitäten. Man geht zum Kühlschrank, greift nach einem Lebensmittel oder wählt im Restaurant eine Speise aus. Vielen ist nicht bewusst, wie groß der Einfluss von außen ist und wie viel man tatsächlich isst. Offenbar treffen wir aber jeden Tag ungefähr 200 Entscheidungen, die mit dem Essen zu tun haben. In erster Linie entscheiden wir, ob wir essen, was wir essen (z. B. Suppe oder Salat, Fleisch oder Fisch) und dann erst wie viel (eine große Portion, mehrere Gänge usw.).

Verschiedenste Einflüsse sind verantwortlich dafür, wann wir was essen. Neben Hunger und Appetit wird die Nahrungsaufnahme von zahlreichen äußeren Faktoren beeinflusst. Dazu zählen die Verfügbarkeit der Lebensmittel, die Anwesenheit anderer Personen, Temperatur, Geruch und Farbe der Speisen, Uhrzeit, Teller-, Portions- und Packungsgröße, das Ambiente beeinflusst durch Beleuchtung oder Hintergrundmusik und natürlich der momentane emotionale Zustand.

Die Entscheidung zu essen und welche Lebensmittel wir zu uns nehmen, hängt von jedem Einzelnen, aber auch von verschiedenen Situationen ab. Isst man beispielsweise zu Hause zum Frühstück immer Müsli und trinkt Kräutertee, wird man im Hotel bei einem großen Angebot entweder ein völlig anderes Frühstück wählen oder sich neben Müsli und Kräutertee zusätzlich für Rührei und Speck entscheiden. Hier ergibt die veränderte Situation eine andere Verfügbarkeit und somit auch ein anderes Essverhalten.

Im Laufe des Lebens ändert sich die Wechselwirkung zwischen den inneren Signalen und den äußeren Reizen, die unser Essverhalten beeinflussen. Die inneren Signale wie Hunger und Sättigung nehmen kontinuierlich ab und die äußeren Reize gewinnen mehr und mehr an Bedeutung. Mit zunehmendem Alter und entsprechender Lebenserfahrung werden auch rationale Motive wie beispielsweise Verträglichkeit oder gesundheitlicher Wert von Speisen immer wichtiger. Je älter man wird, desto größer wird die Wertschätzung dem Essen gegenüber.

Neben den zahlreichen inneren und äußeren Einflussfaktoren spielen auch Gewohnheiten eine große Rolle. Gewohnheiten sind Reaktionsweisen, die unter gleichartigen Bedingungen immer wieder automatisch nach demselben Reaktionsschema ausgeführt werden. Sie werden erlernt und nur durch bewusstes Vermeiden oder durch Unterdrückung nicht durchgeführt. Auch an Speisen oder Nahrungsmittel kann man sich gewöhnen, genauso wie an die Menge, die man davon verzehrt. Isst man täglich das gleiche Essen, gewöhnt man sich daran und man isst weniger, als wenn man dieses zum Beispiel nur einmal pro Woche über einen längeren Zeitraum hin isst. In Verbindung mit dem Gewöhnungseffekt steht der Speichelfluss. Üblicherweise kommt es bereits beim Anblick oder Geruch von Speisen zum vermehrten Speichelfluss. Dieser ist erhöht, wenn man eine neue Speise vorgesetzt bekommt, dementsprechend mehr isst man auch.

Die Frage ist aber, woran man sich tatsächlich gewöhnt. Ist es der Geschmack, der Kalorien-, Fett- oder Kohlenhydratgehalt oder einfach die Gesamtmenge an Nahrung? Beim Geschmack weiß man genau, dass man sich daran gewöhnen kann. Dies ist bei Babys und Kleinkindern gut dokumentiert. Wäre dem nicht so, würden wir unser ganzes Leben bittere Lebensmittel und Getränke ablehnen, das heißt z. B. keine Kohlsprossen essen und kein Bier trinken. Auch an Portionsgrößen gewöhnt man sich schnell. Wer immer große Portionen isst, ist mit kleinen nicht mehr zufrieden.

Besonders schnell scheint man sich an fetthaltige Speisen und Lebensmittel zu gewöhnen. Eine Untersuchung bei Joghurts zeigte, dass fetthaltige Joghurts zu einer schnelleren Gewöhnung führen. Unklar ist jedoch, ob beim Fett die geschmackliche Komponente oder vielleicht die höhere Energiedichte eine Rolle spielt. Wenig Einfluss auf den Gewohnheitseffekt dürften aber Kohlenhydrate haben.

Sowohl kohlenhydratarme als auch kohlenhydratreiche Joghurts, genauso wie gezuckerte oder mit Süßstoff gesüßte Varianten zeigen keinen Unterschied in der Gewöhnung bzw. im Sättigungs- und Hungergefühl, obwohl durch Süßstoffeinsatz beträchtliche Energiemengen eingespart werden können.

Je früher man sich im Leben an bestimmte Lebensmittel gewöhnt, desto wahrscheinlicher ist es auch, dass diese vermehrt verzehrt werden. Wenn beispielsweise 5-Jährige regelmäßig gesüßte kohlensäurehaltige Getränke trinken, trinken sie diese auch als Jugendliche vermehrt und regelmäßiger, mit dem zusätzlichen Effekt, dass sie dadurch mehr Zucker und weniger Eiweiß, Ballaststoffe, Vitamine und Mineralstoffe, vor allem Vitamin D, Kalzium sowie Magnesium aufnehmen.

Gewohnheiten sind sehr wichtig für die psychische Stabilität. Eine Veränderung und so auch eine Veränderung von Ernährungsgewohnheiten führt zu Unruhe, Zunahme der inneren Anspannung, Angst usw. Das erklärt, warum eine Ernährungsänderung oder -umstellung so schwerfällt, da damit immer eine Verunsicherung einhergeht. Zusätzlich bedarf es eines großen Aufwands (man soll oder darf nun lieb gewordene Speisen nicht mehr essen) und man muss ständig gegen seine alten Verhaltensmuster ankämpfen („Ich habe ja immer eine Nachspeise gegessen" oder „Zum Kaffee gab es immer eine Stück Kuchen"). Die häufigsten Gründe für eine Ernährungsumstellung sind eine diagnostizierte ernährungsabhängige Krankheit, ein verändertes Gesundheitsbewusstsein und vor allem die Unzufriedenheit mit dem Körpergewicht. Natürlich spielen neue Trends, veränderte Wohn- oder Lebenssituationen (vom Mensaessen von Studenten bis hin zum Selbstkochen bei Familiengründung), ethnische, ökologische, moralische oder religiöse Gründe, aber auch neu entstandene oder durch die Werbung geweckte Bedürfnisse eine Rolle. Wer sein Ernährungsverhalten langfristig ändern will, sollte einerseits nicht in schwierigen Zeiten beginnen und andererseits den „Weg der kleinen Schritte" gehen. Gemeint ist damit, dass man nicht alles sofort ändert, sondern beispielsweise zum Süßen immer weniger Zucker verwendet, beim Kochen schrittweise den Fettgehalt reduziert (vorerst nichts mehr frittiert, dann beschichtete Pfannen verwendet) und immer öfters Obst und Gemüse in den Speiseplan einbaut. Ein „Rückfall" in alte Gewohnheiten ist vor allem am Anfang bis zu einem Jahr immer wieder möglich und sollte nicht überbewertet werden, es sei denn man bleibt endgültig, ganz nach dem Motto: „Jetzt ist es schon egal", wieder dabei. Beachten sollte man aber hier: je strenger und strikter die Vorgaben einer Ernährungsumstellung (z. B. strenge Diätpläne, verbotene Speisen) sind, desto größer ist die Wahrscheinlichkeit, dass man damit scheitert.

▨ Hunger – Sättigung

Nehmen wir einmal an, dass ein 70 Kilogramm schwerer Mann von seinem 18. Lebensjahr, ab dem das Körpergewicht einigermaßen konstant bleibt, bis zu seinem 80. Lebensjahr etwa 60 Millionen Kilokalorien verzehrt. Würde es keine Regulationsmechanismen geben, und sein angenommener täglicher Kalorienbedarf von etwa 2500 Kilokalorien nur um 1 % über- oder unterschritten werden, würde die Person mit 80 entweder fast doppelt so viel wiegen oder schon lange tot sein. Er würde nur fast doppelt so viel wiegen, weil zum einen nicht die gesamte Energie zu Fett umgewandelt wird und zum anderen bei zunehmendem Körpergewicht auch der Energieverbrauch ansteigt.

Bei den meisten Menschen variieren Größe und Zusammensetzung von Mahlzeiten nicht nur täglich, sondern auch von einer Mahlzeit zur anderen. Trotz dieser kurzfristigen Variationen in der Energiebilanz stimmen bei den meisten Menschen Energieaufnahme und Energieumsatz relativ präzise über eine längere Periode überein. Dieses Phänomen weist auf einen aktiven Stoffwechselprozess hin und wird Energiehomöostase genannt. Gegen Mitte des 20. Jahrhunderts konnte erstmalig gezeigt werden, dass vor allem Hormone als Langzeitsignalmoleküle für die Energiehomöostase verantwortlich sind. Seitdem sind zahlreiche Hormone und Neuropeptide, die in die Energiehomöostase involviert sind, nachgewiesen worden, wie z. B. 1994 das Leptin.

Die Mechanismen von Hunger und Sättigung bzw. die Energiebilanz sind komplex regulierte Prozesse, die durch das zentrale Nervensystem (ZNS) gesteuert werden. Der sogenannte Hypothalamus ist dabei oberste Befehlszentrale und Schaltstelle für Hunger und Sättigung. Dort gibt es eigene Botenstoffe, die Sättigungsgefühl induzieren und welche, die den Appetit anregen. Das Sattheitshormon Leptin z. B. wirkt über die Ausschüttung von Hunger supprimierenden Botenstoffen im Hypothalamus. Die Kenntnis der Wirkungsmechanismen bzw. Bindungsstellen dieser hypothalamischen Signalmoleküle ist interessant bzw. vor allem wichtig für die Entwicklung von Medikamenten zur pharmakologischen Therapie der Fettsucht. Z. B. war jahrelang das Medikament Sibutramin im Einsatz, welches die Wirkung des Serotonins in den Appetit supprimierenden Nervenzellen verstärkt. Aufgrund von schwerwiegenden Nebenwirkungen wird jedoch der Einsatz dieser Substanz nicht mehr empfohlen.

Die oberste Kontrollstelle erhält ständig Informationen von der Peripherie, die einen Einfluss auf die Nahrungsaufnahme aufweisen; dazu gehören vor allem die Magendehnung nach der Nahrungsaufnahme, aber auch Sättigungshormone aus dem Magen-Darm-Trakt. Außerdem spielen verschiedene nicht biochemische Faktoren wie z. B. Aussehen und Zusammensetzung der Nahrung, Erinnerungen, Emotionen und soziale Variable eine Rolle bei der Nahrungsaufnahme. Nach Verarbeitung der Informationen wird über den Hypothalamus dann die Nahrungsaufnahme gesteuert, mit dem Resultat, dass Mahlzeitgröße und -frequenz sowie andere Parameter, wie der Stoffwechsel, den Bedürfnissen angepasst werden.

Grundsätzlich wird zwischen Sättigung und Sattheit differenziert. Sättigung ist ein kurzfristiger Mechanismus, der dazu führt, dass die Nahrungsaufnahme bei einer Mahlzeit beendet wird, während die länger andauernde Sattheit durch die Häufigkeit der Mahlzeiten im Laufe eines Tages bestimmt wird.

Zu den Mechanismen, die Sättigung hervorrufen, gehören vor allem:

- die Magendehnung, die zu einer erhöhten Aktivität von Nervenfasern in der Magenwand führt, welche die Informationen zum Hypothalamus weiterleiten. Von dort geht es weiter in Hirnareale, über die wir das Gefühl der Sättigung wahrnehmen.

- Sättigungshormone aus Hormon bildenden Zellen im Darm, wie das Cholezystokinin (CCK), welche direkt oder indirekt über Nervenfasern die „Sättigungsinformation" ins Gehirn übertragen.

- Neben den Sättigungshormonen existiert noch das „Hungerhormon" Ghrelin, das im Magen gebildet wird und die Nahrungsaufnahme stimuliert. Die Ausschüttung des Ghrelins erfolgt daher vor allem im Fastenzustand.

- Sattheit wird insbesondere durch das Leptin, ein Hormon des Fettgewebes, vermittelt. Der Grad der Sättigung kann durch Abschätzen der Größe einer verzehrten Mahlzeit bestimmt werden. Sattheit hingegen wird in der Regel durch die Zeit, die zwischen dem Verzehr zweier Mahlzeiten liegt, beurteilt.

Hunger und Sättigung bei Kindern

Jedes Kind kommt mit einem funktionierenden Hunger-Sättigungsmechanismus auf die Welt.

Bereits im Säuglingsalter kann dieser aber verlernt werden. Bekommt ein Säugling jedes Mal Nahrung angeboten, wenn er schreit und vielleicht doch nicht hungrig ist, lernt dieses Kind sehr bald, dass Essen nicht nur sättigt, sondern auch tröstet, etc. Bei Kindern im Vorschulalter werden dann gerne besondere Aufforderungen wie „noch einen Löffel für die Oma, …" zur Motivation angewendet. Somit lernt das Kind, dass es den Eltern eine besondere Freude damit macht zu essen, obwohl es vielleicht schon längst satt ist und dies ja durch die Essensverweigerung signalisiert. Es gibt unterschiedliche Strategien, die Eltern hier anwenden. Entweder motivieren sie die Kinder durch ganz allgemeine Aussagen, ohne Drohung oder die Ankündigung von Versprechen, wie „Vergiss nicht zu essen", „Iss jetzt bitte" oder sie verwenden begründbare Argumente und lassen dem Kind dann die Wahl („Willst du nicht das Gemüse probieren, ich habe es so gekocht wie du es gerne magst"). Sehr oft wird aber auch Druck ausgeübt. In schroffem, unhöflichem Ton wird Kindern gesagt, dass sie aufessen sollen. Vor allem Väter neigen dazu mehr Druck auszuüben, insbesondere auf ihre Söhne. Mütter loben hingegen Kinder öfter, um sie zum Aufessen zu motivieren (z. B. „Du bist sehr brav, wenn du dein Hühnchen isst, …"). Sehr häufig ist auch, dass besonders beliebte Lebensmittel in Aussicht gestellt oder auch verboten werden, je nachdem ob gegessen wird oder nicht („Wenn du aufisst, gibt es eine Portion Eis" oder „Es gibt keinen Nachtisch, wenn der Teller nicht leer gegessen wird"). Verbote richten sich aber auch auf beliebte Tätigkeiten wie Fernsehen, Computerspielen, Radfahren, usw. („Wenn du nicht isst, darfst du nicht Rad fahren, fernsehen, …"). Man weiß aus Untersuchungen, dass 80 % aller Eltern ihre Kinder zum Essen animieren, wobei Mütter ihre Kinder öfter auffordern als Männer. Dies birgt auf alle Fälle die Gefahr, dass über das Sättigungsgefühl hinaus gegessen wird. Kinder verlernen so auf ihre angeborenen inneren Signale zu hören. Sie sollten jedoch auf alle Fälle die Möglichkeit haben, ihre Essensmenge selbst zu bestimmen.

Wenn ohne Hunger gegessen wird, steigt das Risiko für Übergewicht. Bei Kindern und Jugendlichen sind es vor allem besonders schmackhafte Snacks, die dann zwischendurch gegessen werden. Teenies nahmen in einer Studie, nachdem sie zu Mittag gegessen hatten und satt waren, noch durchschnittlich 293 kcal in Form von verfügbaren Snacks auf.

Die Begriffe Hunger und Appetit werden oft gleichbedeutend verwendet, beide Wahrnehmungen unterscheiden sich aber. Hunger ist das eher unbehagliche, oft auch schmerzhafte Verlangen nach Essen, während Appetit eher eine lustvolle Motivation darstellt, bestimmte Nahrungsmittel zu essen.

Bei übergewichtigen Personen hat man festgestellt, dass diese nur selten aus Hunger essen. Nur jede fünfte Mahlzeit essen sie tatsächlich, weil sie hungrig sind. Meist sind es ganz andere Gründe, besonders häufig fixe Essenszeiten. Männer lassen sich hier von sogenannten „Umgebungsfaktoren" mehr beeinflussen als Frauen. Ungefähr 40 % hören auf zu essen, weil sie „voll" sind.

Wie viele von uns aber tatsächlich ihr Hungergefühl nicht mehr richtig wahrnehmen, wird offensichtlich überschätzt. Bei einer Online-Umfrage, an der 1.131 Personen in Deutschland, Österreich und der Schweiz teilnahmen, berichteten 76 %, dass sie merken, wenn sie echten Hunger haben und nur 6 % wissen nicht, wie sich dieser anfühlt bzw. 18 % sind sich nicht sicher. Von diesen Befragten essen 39 % immer, wenn sie tatsächlich echten Hunger haben. Der Rest isst ohne Hunger, weil gerade Essenszeit ist oder aus Langeweile, Stress, Frust, Gewohnheit oder reiner Lust am Essen. Fast die Hälfte dieser Befragten (47 %) spürt, wenn sie satt ist und hört zu essen auf. Ein weiteres Viertel spürt zwar die Sättigung, isst aber trotzdem weiter, bis fast nichts mehr geht. Der Rest weiß nicht genau, wie sich

Sattsein überhaupt anfühlt (12 %) oder isst immer eine bestimmte Menge und hört dann bewusst auf.

Verändert Hunger das Essverhalten?

Man muss unterscheiden, was man mag und was nicht, das heißt welche Vorlieben man hat und was man tatsächlich zu essen wünscht. Was man lieber mag beziehungsweise essen will, hängt auch ganz wesentlich davon ab, ob man satt oder hungrig ist. Bei Hunger bevorzugt man fettreiche, herzhafte Speisen gegenüber entsprechend fettreduzierten, auch wenn man grundsätzlich beide gleich gerne mag. Ist man satt, will man hingegen lieber fettarme, herzhafte Lebensmittel. Bei Süßem verhält es sich hingegen etwas anders. Prinzipiell sind fettreiche, süße Lebensmittel beliebter als die fettarme Variante. Bei Hunger ist das Verlangen nach beiden Varianten gleich groß. Ist man hingegen satt, mag man fettarme, süße lieber als fettreiche, süße Lebensmittel.

Präferenzen und Aversionen: Warum wir Süßes lieben, Salziges schätzen und Bitteres vorerst ablehnen

Vorlieben und Abneigungen gegen einzelne Speisen sind sowohl angeboren als auch erlernt. Vorlieben für bestimmte Geschmacksrichtungen bei Neugeborenen werden schon in der Schwangerschaft und Stillzeit durch die Ernährung der Mutter mitgeprägt. Durch diese pränatale Prägung oder In-utero-Programmierung lernt das Kind bereits im Mutterleib Geschmackseindrücke kennen, da Aromastoffe über das Fruchtwasser abgegeben und von den Säuglingen geschluckt werden. Auch die Muttermilch enthält Aromastoffe, die von der Ernährung der Mutter abhängen (= postnatale Prägung). Kinder präferieren später diese Lebensmittel, deren Aromastoffe über die Ernährung der Mutter vorhanden waren. Gestillte Kinder sind dadurch für neue Lebensmittel und Speisen empfänglicher. Kinder mit Müttern, die in der Schwangerschaft über einen Zeitraum von drei Wochen jeden Tag 300 ml Karottensaft getrunken hatten, akzeptierten bei der Beikosteinführung Getreidebreie mit Karottengeschmack schneller und aßen auch mehr davon als die Kinder, deren Mütter Wasser tranken. Gestillte Kinder wiederum zeigen deutlich weniger negative Gesichtsausdrücke als nichtgestillte, wenn ihnen zum ersten Mal Obst angeboten wird.

Angeboren ist auf alle Fälle die Vorliebe für die Geschmacksrichtung süß und die Ablehnung für bitter und zu sauer. Hypothesen gehen davon aus, dass süße Nahrungsmittel eine sichere und schnelle Energiequelle (das Gehirn ist auf eine ständige Glukosezufuhr angewiesen) darstellen, während der Bittergeschmack mit riskanten (giftigen) Nahrungsmitteln verbunden ist. Auch sauer wird von Säuglingen anfänglich abgelehnt. Aus diesem Grund werden Früchte, aromatisierte Joghurts oder Säfte viel schneller akzeptiert als Gemüse. Und auch hier gibt es Unterschiede: süß schmeckende Gemüsesorten wie Karotten, Mais und Erbsen sind Kindern lieber als Kohlgemüse, Kohlsprossen oder Karfiol. Während die Süßpräferenz angeboren ist, ist die Akzeptanzschwelle für Süßkonzentration jedoch variabel und durch Erfahrung beeinflussbar.

Die Vorliebe für salzig entwickelt sich erst ab dem vierten Lebensmonat. Diese kann durch die Gabe von salzhaltigem Essen dauerhaft verstärkt werden. Kinder lernen dann bis zum Alter von zwei Jahren, welche Speisen salzig schmecken und lehnen dann solche ab, die wenig oder nicht gesalzen sind. Dies bleibt dann langfristig erhalten. Auch Jugendliche lehnen salzarme Speisen ab, wenn sie als Kinder immer salzhaltige gegessen haben.

In der Praxis bedeutet das, dass sich Säuglinge sehr schnell an gezuckerte Getränke gewöhnen und in der Folge ungesüßten Tee oder Wasser ablehnen. Das Gleiche gilt auch für gesalzene Speisen. Diese Entwicklung findet man besonders im ersten Lebensjahr.

Durch das Vermeiden von Süßem und Salzen in der Beikost von Kleinkindern kann man den Schwellenwert für süß und salzig auf einem niedrigen Niveau halten. Daher sollte wenn möglich auf gesüßte Getränke verzichtet und die Mahlzeiten der Kinder vor allem im ersten Lebensjahr nicht und danach nur moderat gesalzen werden.

Generell gilt bereits für Säuglinge der Spruch „Was Hänschen nicht kennt, …". Neue unbekannte Speisen werden erstmals abgelehnt

(= Neophobie). Dies findet man besonders häufig im zweiten Lebensjahr des Kindes. Je öfter Kinder neue Speisen oder Lebensmittel ohne Zwang (!) angeboten bekommen, desto größer ist die Wahrscheinlichkeit, dass diese probiert und dann auch akzeptiert werden. Untersuchungen bei Kindern haben gezeigt, dass ein Kind sogar 10- bis 16-mal die Gelegenheit bekommen muss etwas zu probieren, bevor es tatsächlich akzeptiert wird. Geduld ist hier gefragt, die sich langfristig aber rechnet. Positiv für die Ausbildung von neuen Vorlieben ist natürlich auch eine angenehme Atmosphäre beim Essen.

Die Entwicklung von Essensvorlieben bei Kindern ist ein Zusammenspiel von genetischen, umweltbedingten und familiären Faktoren. Eltern wenden eine Vielzahl von Strategien an, um ihre Kinder zum Essen zu animieren. Dabei sind nicht alle ideal, einige sogar kontraproduktiv. Wer seine Kinder unter Druck setzt, Essensentzug als Bestrafung oder Essen als Belohnung einsetzt, handelt falsch. Eltern haben gerade in den ersten Lebensjahren Modellfunktion. Ein Kind wird nicht zum Gemüsetiger, wenn zu Hause kaum Gemüse gegessen wird. Gibt es zu Hause nicht regelmäßig Obst, braucht man sich nicht zu wundern, wenn die Kinder, und hier schon die Kleinen, Obst verweigern.

Kinder lernen auch energiereiche Lebensmittel zu bevorzugen, wenn der Konsum von diesen positive postingestive Konsequenzen hervorruft. Das kann eintreten, wenn bei Hunger Lebensmittel mit hoher Energiedichte gegeben werden. Bereits im ersten Lebensjahr können innere Signale von Hunger und Sättigung von äußeren Signalen (= Vorhandensein von schmackhaften Speisen) überlagert werden: deshalb auch hier eine überhöhte Energiezufuhr mit einem Angebot an Lebensmitteln mit niedriger Energiedichte ausgleichen. Verbot und starke Einschränkung des Zugriffs auf bestimmte Lebensmittel erhöhen jedoch die Vorliebe für diese.

Jugendliche sind in ihrem Essverhalten am schwierigsten zu beeinflussen. Sie haben einen hohen Energieverbrauch, insbesondere wenn sie noch zusätzlich sportlich aktiv sind und können demnach „Unmengen verdrücken". Über ihr Essverhalten wollen sie aber auch „in" sein, sie essen lieber mit Freunden als mit der Familie und bevorzugen meist klassisches Fast Food. Gemeinsame, familiäre Mahlzeiten sind aber auch in diesem Alter sehr wichtig, da diese die Qualität der Nahrungsaufnahme positiv beeinflussen können, vorausgesetzt, es gibt zu Hause entsprechend gesundes Essen. Auch in Schulen sollte deshalb immer gesundes Essen angeboten werden. Die Schüler sollten zumindest die Wahl haben. Je attraktiver gesunde Snacks angeboten werden, desto größer ist auch die Wahrscheinlichkeit, dass diese gegessen werden.

Kauen

Neben medikamentösen sind auch nicht-medikamentöse Möglichkeiten vorhanden, um das Sättigungsgefühl zu verstärken. Dazu gehören neben außersensorischen Komponenten, wie längeres Kauen und Geschmack, auch die Konsistenz und Zusammensetzung der Lebensmittel hinsichtlich ihrer Makronährstoffe.

Sensorische Faktoren im Mundbereich, wie die Berührung der Mundschleimhaut durch die Nahrung sowie Geschmack und Geruch, spielen eine wichtige Rolle bei der Sättigung.

Wissenschaftliche Untersuchungen konnten zum Beispiel zeigen, dass durch ein längeres Kauen und langsameres Essen ein stärkeres Sättigungsgefühl ausgelöst wird, als das der Fall ist, wenn zerkleinerte Speisen unter Umgehung des Mundes durch eine Magensonde direkt in den Magen geleitet werden. Durch langsames Essen wird außerdem die Ausschüttung von Sättigungshormonen im Darm erhöht.

Des Weiteren ist eine gewürzte Speise sättigender als eine identisch zusammengesetzte, jedoch nicht gewürzte Mahlzeit. Das sind Beispiele dafür, dass die sensorische Komponente der Nahrung einen entscheidenden Einfluss auf die Sättigung und das nachfolgende Essverhalten aufweist.

Bei einer Studie an gesunden jungen Frauen wurde untersucht, ob ein Kontakt der Nahrung nur mit dem Mund ausreicht, um Sättigung auszulösen. Zu diesem Zweck wurden die Versuchspersonen zufällig in drei Gruppen unterteilt. Die erste Gruppe erhielt ein süß schmeckendes energie-/kalorienreiches Getränk, an dem sie nur schlürfen durfte, um danach die Flüssigkeit wieder komplett auszuspucken. Die zweite Gruppe bekam das gleiche Getränk und musste es komplett austrinken. Die dritte Gruppe, die als Kontrolle diente, wurde aufgefordert nur geringe Mengen an Wasser zu trinken. Zu viel Wasser hätte den Magen gedehnt und somit Sättigungsgefühl ausgelöst. Im Anschluss an diese erste Testphase konnten alle Frauen bei einem Mittagsbuffet nach Belieben essen. Die Studienleiter notierten dabei, wie viel und was gegessen wurde. Die Ergebnisse dieser interessanten Untersuchung zeigten zum einen, dass die Kontrollgruppe, die nur kalorienfreies Wasser getrunken hatte, erwartungsgemäß deutlich mehr beim anschließenden Mittagessen aß. Unerwartet war jedoch, dass die erste Gruppe, die nur schmecken, aber nicht schlucken durfte, hinsichtlich Menge und Energiegehalt des verzehrten Mittagessens keinen Unterschied zur zweiten Gruppe zeigte. Auch das Hungergefühl der „Nur-Geschmack-Gruppe" war nicht signifikant höher als jenes der „Geschmack-und-Verzehr-Gruppe".

Diese Resultate weisen auf bemerkenswerte Art auf die Bedeutung des Kauens bzw. der oralen Stimulation auf das Sättigungsgefühl hin. Nur durch die Stimulation der Sinneszellen im Mund kann die Energieaufnahme reguliert werden. Möglicherweise werden durch diese Reize die Sattheitszentren im Gehirn direkt aktiviert. Möglich ist auch eine durch Reflexbahnen hervorgerufene Freisetzung von Sättigungshormonen im Magen-Darm-Trakt. Seit den klassischen Versuchen (Regulation der Magensaftsekretion und Konditionierungsreflexe) des Nobelpreisträgers Iwan Pawlow (1849–1936) ist ja bekannt, dass allein durch psychologische Komponenten wie Anblick, Geruch und Geschmack eines Essens die Sekretion des Magensaftes stimuliert werden kann. Dieser reflexartige Mechanismus dient vor allem als Vorbereitung für die eintreffende Mahlzeit und unterstützt die Verdauung von vor allem Eiweiß. Außerdem hat längeres Kauen und die damit verbundene Anregung der Magensaftsekretion auch einen protektiven Effekt auf potenzielle, schädliche Eindringlinge, wie Bakterien, aus der Nahrung. Der Speichel enthält, neben Schleimstoffen und Enzymen, die Stärke aufspalten können, auch antiinfektiöse Substanzen, wie das Immunglobulin A, welche effizient Erreger eliminieren können. Das saure Milieu im Magen unterstützt dabei das Abtöten der Erreger, sodass durch eine längere

Verweildauer der Nahrung im Mund das Risiko für Infektionen gesenkt werden kann.

Kauen ist der erste Schritt der Nahrungsaufnahme. Langsames Essen verbunden mit ausreichendem Kauen ist eine oft empfohlene Strategie. Tatsächlich führt ein längeres Kauen zu einer verminderten Energiezufuhr. Wer jeden Bissen 40-mal kaut, verzehrt um 12 % weniger Energie, als wenn nur 15-mal gekaut wird. Wer jeden Bissen zwischen 20- und 30-mal kaut und während des Essens das Besteck öfters beiseitelegt, isst im Durchschnitt 65 kcal weniger, als wenn schnell und ohne Unterbrechung gegessen wird. Grund dafür ist unter anderem ein erhöhtes Sättigungsgefühl durch eine veränderte Ausschüttung von Sättigungshormonen. Die Konzentration der Sättigungshormone steigt und die der Hungerhormone sinkt.

Neben dem Kauen ist auch die Bissgröße wesentlich. Schnellesser nehmen fast immer auch größere Bissen zu sich. Die Bissgröße hängt aber auch mit der Portionsgröße zusammen. Je größer die Portion, desto größer ist auch die Bissgröße. Das zeigt sich schon bei Kindern bis neun Jahre.

Schnelles Essen führt nicht nur zu einer erhöhten Energieaufnahme, sondern erhöht auch die Wahrscheinlichkeit tatsächlich übergewichtig zu werden bei Frauen um das 1,8-fache und bei Männern sogar um das Zweifache. Dieses Risiko steigt noch weiter, wenn gleichzeitig so lange gegessen wird, bis man satt ist.

Geschmack und Konsistenz

Neben dem längeren Kauen, ist auch der Geschmack einer Speise entscheidend für das Sättigungsgefühl bzw. die Energieaufnahme. Der Geschmack gibt vor, wie schnell und wie viel man isst. Von einer Mahlzeit, die einem nicht schmeckt, wird man nicht viel essen, außer man hat keine andere Wahl. Andererseits wird man sich bei leckeren Speisen länger aufhalten. Jedoch nimmt der Geschmack einer Speise während des Essens ab, sodass auch die Lust mehr zu essen geringer wird und das Sättigungsgefühl zunimmt. Wird jedoch eine andere leckere Alternative angeboten, wie bei einem gigantischen Buffet in einem All-inclusive-Club an der Türkischen Riviera, kann der Gusto auf Neues den Appetit wieder ankurbeln.

Zusätzlich zum Geschmack hat auch die Konsistenz einer Speise einen Einfluss auf die kurzfristige Kalorienzufuhr. Einige Studien konnten zeigen, dass flüssiges Essen weniger sättigend ist und schneller konsumiert wird als feste Speisen. Daher wird z. B. ein klassischer Milchshake im Vergleich zu Käse die Kalorienzufuhr wahrscheinlich begünstigen. Kalorienhaltige Softdrinks werden ja schon seit Langem mit Übergewicht und Adipositas in Verbindung gebracht. Ein wichtiger Grund, warum energiereiche flüssige Lebensmittel schlechter sättigend sind, liegt in der fehlenden Stimulation der Mundschleimhaut. Außerdem passieren sie den Magen schneller, sodass die Magendehnung, ein wichtiger Reiz für Sättigung, geringer ausfällt.

In einer ausgefalleneren Studie wurde Freiwilligen während des Betrachtens eines Films im Kino Schokolade in flüssiger, zähflüssiger oder halbfester Form angeboten und die Energiezufuhr während des Films berechnet. Die halbfeste Form resultierte in einer 30 % geringeren Kalorienaufnahme im Vergleich zur flüssigen Form. Grundsätzlich sind daher energiereiche Getränke kontraproduktiv, wenn man abnehmen will. Gut sind Lebensmittel, die man länger kauen muss, insbesondere ballaststoffreiche Nahrung, und solche, die eventuell länger im Magen verweilen.

Makronährstoffe

Sättigend sind auch Lebensmittel mit einem niedrigen glykämischen Index (GI, s. auch Kapitel „Depression und Ernährung"). Der glykämische Index bezieht sich auf die Fähigkeit der Lebensmittel den Blutzuckerspiegel zu beeinflussen. Speisen mit niedrigem glykämischen Index heben den Blutzuckerspiegel langsamer und weniger an als solche mit einem hohen, wie z. B. Weißbrot, weißer Reis oder zuckerhaltige Limonaden. Das spart Insulin und verhindert eine reaktive Unterzuckerung. Daher sind Lebensmittel mit einem niedrigeren GI innerhalb eines Zeitraums von circa zwei bis sechs Stunden nach dem Verzehr sättigender. Aufgrund mangelnder Langzeituntersuchungen existiert jedoch derzeit kein Hinweis, dass eine Kost bzw.

Diät mit niedrigem GI zu einer effizienten Senkung des Körpergewichts führt.

Neben dem glykämischen Index ist bereits seit Längerem bekannt, dass Proteine unter den Nährstoffen das höchste Sättigungspotential aufweisen und protein- und fettreiche Diäten zumindest kurzfristige Erfolge beim Abnehmen zeigen. Neben einer erhöhten nahrungsinduzierten Thermogenese, also Wärmebildung, durch Protein spielen dabei auch eine vermehrte Ausschüttung von Sättigungshormonen und höhere Spiegel an Ketonkörpern, die das Hungergefühl supprimieren können, eine Rolle.

Zusammenfassend konnten mehrere Studien zeigen, dass eine proteinreiche, niederkalorische Kost wirksam beim Abnehmen ist. Proteine finden sich vor allem in tierischen Produkten sowie Hülsenfrüchten. Wenn sich jemand dafür entscheidet, sollte er aber auf eine genügende Versorgung mit gewissen lebenswichtigen Vitaminen und Mineralstoffen, die in einer protein- und fettreichen Kostform weniger enthalten sind, achtgeben.

Das Auge isst mit!

Das Aussehen von Speisen hat einen wesentlichen Einfluss auf das Essverhalten, genauso wie Geruch und Geschmack. Farbe und Portionsgröße beeinflussen vor allem, wie viel man isst.

Große Portionen werden gegessen, obwohl man bereits satt ist und eigentlich mit einer kleineren zufrieden wäre. Schon bei kleinen Kindern um die vier Jahre konnte festgestellt werden, dass größere Portionen bei Snacks wie Apfelmus und Schokopudding auch zu einer höheren Kalorienaufnahme führen. Bei Erwachsenen kann eine Erhöhung der Portionsgröße die Energieaufnahme unabhängig vom Hungerzustand um bis zu 50 % erhöhen. Wer zu Mittag eine große Portion angeboten bekommt, isst damit auch fast 170 kcal mehr. In einer Studie wurde über elf Tage die Portionsgröße bei allen Mahlzeiten um 50 % erhöht. Durchschnittlich wurden dann 423 kcal pro Tag mehr gegessen, unabhängig von Körpergewicht und Geschlecht. Die erhöhte Energieaufnahme erfolgte bei allen Mahlzeiten und bei fast allen Nahrungsmittelkategorien mit Ausnahme von Obst und

Gemüse. Insgesamt kam es zu einer zusätzlichen Energieaufnahme von 4.653 kcal und damit zu einer Gewichtszunahme von 0,6 kg. Besonders anfällig für große Portionen und dementsprechend höhere Energieaufnahme sind Jugendliche, vor allem aber Jungs, insbesondere bei Pizzas, gesüßten Getränken, Pommes frites und salzigen Snacks.

Beeindruckend sind die Ergebnisse einer Studie von 185 Kinobesuchern, die kostenlos Popcorn in verschiedener Größe (medium = 120 g und large = 240 g) und Frische (frisch zubereitet und 14 Tage alt) zur Verfügung bekamen. Diejenigen, die die große Portion frisches Popcorn bekamen, aßen um 45 % mehr als diejenigen, die die mittlere Größe erhielten. Auch vom 14 Tage alten Popcorn wurde in der größeren Portionseinheit um 33 % mehr gegessen als in der mittleren. Daraus ist ersichtlich, dass selbst von weniger schmackhaften Lebensmitteln bei entsprechender Portionsgröße mehr gegessen wird.

Üblicherweise wird eine erhöhte Energieaufnahme aber weder bei der nächsten Mahlzeit noch am darauffolgenden Tag bzw. in den nächsten Tagen durch eine geringere Zufuhr kompensiert. Damit steigen die Energieaufnahme und das Risiko übergewichtig zu werden. Wer regelmäßig große Portionen beispielsweise in Kantinen oder Restaurants erhält, erhöht auch langfristig die selbstgewählte, individuelle Portionsgröße.

Natürlich verleiten auch große Packungseinheiten zum Mehressen. Diese führen dazu, dass man die zugeführte Menge um mindestens 20 % unterschätzt.

Kleine Portionen tragen dazu bei, dass man schlank bleibt oder auch wird. Sie werden auch in ihrem Energiegehalt richtig eingeschätzt, während große Portionen diesbezüglich üblicherweise unterschätzt werden. Das kann bis zu fast 40 % betragen.

Wer auf seine Kalorienaufnahme achten will, soll aus diesem Grund immer kleine Portionen wählen und bereits beim Einkauf von Lebensmitteln kleine Einheiten bevorzugen, was in der Realität nicht sehr leicht fällt, da größere Portionen oftmals preisgünstiger sind. All-you-can-eat-Angebote verlocken deshalb, wie alle Buffets, zum Mehressen. Um kleine Portionen aber nicht noch kleiner wirken zu lassen, sollten diese nicht auf großen, sondern auf kleinen Tellern serviert werden.

Bei Kindern hat die Portionsgröße noch eine besondere Bedeutung. Für Kleinkinder wirken große Portionen oft unüberwindbar. Sie haben lieber kleine Portionen am Teller und lieben kleine Verpackungseinheiten. Das gilt auch, wenn sich Kinder an neue, unbekannte Lebensmittel gewöhnen sollen. Kleine, wiederholte Gaben erhöhen die Chance, dass diese Lebensmittel dann auch gerne gegessen werden.

Aber nicht nur die Portionsgröße, sondern auch die Größe des Geschirrs und Bestecks ist ausschlaggebend. Große Teller, Schüsseln und Löffel führen zum Mehressen. Bietet man am Buffet für Eis kleine oder große Dessertschalen und verschieden große Servierlöffel an, kann man sehr große Unterschiede im tatsächlichen Konsum feststellen. Testpersonen, die große Schalen und kleine Löffel erhalten, essen 31 % mehr Eis als Testpersonen mit kleinen Schalen und kleinen Löffeln. Besonders hoch ist der Eiskonsum bei großen Schalen und großen Löffeln. Hier wird im Vergleich 57 % mehr Eis genommen als mit kleinen Schalen und Löffeln. Der Unterschied zwischen großen und kleinen Servierlöffeln liegt sogar bei 15 %. Dieser Versuch wurde nicht bei üblichen Testpersonen durchgeführt, sondern bei Experten, die bei einer Feier ein Buffet angeboten bekamen. Die unbewusste Beeinflussung erfolgt demnach unabhängig vom Wissensstand.

Ähnliche Ergebnisse konnten bei 68 Versuchspersonen festgestellt werden, die zum Abendessen entweder Pasta in einer großen (6,9 l Volumen) oder mittelgroßen (3,8 l Volumen) Schüssel für mehrere Personen serviert bekamen. Durch die großformatige Schüssel wurden 77 % mehr Nudeln gegessen. Insgesamt aßen die Teilnehmer, denen große Schüsseln vorgesetzt wurden, 364 g, die mit den kleinen Schüsseln hingegen nur 205 g. Die Mehresser fühlten sich allerdings deutlich satter.

Aber auch bei den Gläsern hat die Form einen Einfluss darauf, wie viel man trinkt. Breite, flache Gläser laden zum Mehreinschenken ein. Wer zu einem schlanken, hohen Glas greift, schenkt sich durchschnittlich fast 20 % weniger ein. Barkeeper schenken bei breiten, flachen Gläsern sogar um 37 % mehr ein. Hier lässt sich das Gehirn täuschen, da vertikale Linien im Vergleich zu horizontalen größer wirken. Diesen Effekt kann man ganz gezielt nutzen. Bei kalorienreichen Getränken sollte man also bevorzugt schmale, flache Gläser wählen, bei kalorienfreien wie Wasser jedoch breite, flache, insbesondere wenn man üblicherweise wenig Flüssigkeit trinkt.

Nicht nur die Menge auf dem Teller ist entscheidend, sondern wie sich das Essen zusammensetzt

Neben der Portionsgröße spielt auch die Energiestoffdichte eine Rolle (= Energiegehalt pro 100 g). Eine niedrige Energiedichte bedeutet wenige Kalorien, eine hohe entsprechend viele Kalorien pro 100 g. Zum Beispiel haben 100 g Salami 480 kcal, 100 g Putenschinken hingegen nur 90 kcal, 100 g Kartoffeln haben 79 kcal, 100 g Pommes frites jedoch fast 300 kcal. Besonders niedrig in der Energiedichte sind fettarme und wasserhaltige Lebensmittel wie Gemüse und Obst. So haben die verschiedenen Obstsorten je nach Zuckergehalt zwischen 65 und 10 kcal pro 100 g: Bananen 64 kcal, Feigen 62 kcal, Äpfel 48 kcal, Erdbeeren 31 kcal, Wassermelonen 18 kcal oder Papayas 10 kcal pro 100 g. Beim Gemüse liegt der Energiegehalt bei Spinat, Brokkoli, Rotkraut, Kohlrabi oder Sauerkraut bei ungefähr 18 kcal pro 100 g.

Erhöht sich die Energiedichte, erhöht sich auch die Energieaufnahme und umgekehrt. Eine niedrige Energiedichte ist mit einem höheren Volumen, einer längeren Essdauer, einer erhöhten Kaufrequenz und einer reduzierten Energiezufuhr verbunden. Diese kann bis zu 50 % verringert sein und führt auch dazu, dass man satt ist, wenngleich eine energiedichte Nahrung mehr sättigt und etwas weniger Hunger zwischen den Mahlzeiten aufkommen lässt.

Isst man vor dem Hauptgang eine Portion Salat mit niedriger Energiedichte (d. h. keinen Mayonnaisesalat oder ähnliches) ist man schneller satt und isst beim Hauptgang weniger. Untersuchungen gibt es auch zum „Verdünnungseffekt von Wasser", mit unterschiedlichen Ergebnissen. Gibt man Wasser zu Lebensmitteln (Suppe), verringert sich die Energiedichte und dies kann mehr oder weniger zur Einsparung von Energie führen, da dadurch das Hungergefühl reduziert werden kann.

Bereits bei Kindern zwischen drei und fünf Jahren kann die Energiedichte beeinflusst werden. Gibt man ihnen Gemüsepürees als Vorspeise, erhöht sich nicht nur die Gemüsezufuhr beachtlich, sondern auch die Energiezufuhr beim nachfolgenden Essen kann reduziert werden. Dies funktioniert übrigens auch bei Erwachsenen. „Versteckt" man püriertes Gemüse in Vorspeisen, sinkt die nachfolgende Energieaufnahme. Hunger und Sättigung bleiben aber unbeeinflusst und die Gemüseaufnahme steigt beträchtlich.

Übergewichtige Personen mögen energiedichte Lebensmittel lieber und wählen diese auch öfter aus, was eine Gewichtsabnahme nicht nur schwerer macht, sondern üblicherweise zur weiteren Gewichtszunahme führt. Speziell übergewichtige Frauen fühlen sich nach dem Konsum von energiedichten Lebensmitteln mit einem hohen Fettgehalt und einem niedrigen Protein- und Ballaststoffgehalt einfach zufriedener.

Bei Jugendlichen (im Durchschnitt zwölf Jahre alt) essen Knaben bei freier Auswahl an einem Buffet mit Speisen von unterschiedlicher Energiedichte mehr energiedichte Speisen als Mädchen. Auswahl und Konsum von energiedichten Lebensmitteln sind auch bei jenen Jugendlichen erhöht, die ein höheres Adipositasrisiko haben, weil ihre Mütter bereits vor der Schwangerschaft übergewichtig waren.

Eine niedrige Energiedichte ist auch besonders effektiv, um nach einer Gewichtsreduktion das Gewicht zu halten. Bei Personen, die mehr als 10 % ihres Körpergewichts reduziert hatten und dieses reduzierte Gewicht über fünf Jahre halten konnten, war durch den hohen Konsum von Gemüse und Vollkornprodukten die Energiedichte deutlich niedriger als bei normalgewichtigen oder übergewichtigen Personen.

Das Essverhalten wird bereits beeinflusst, wenn man glaubt, etwas Gesundes zu essen. In einer Studie konnte gezeigt werden, dass Studentinnen, die glauben, „gesunde Kekse" mit einem „hohen Ballaststoffanteil" zu essen, um durchschnittlich 35 % mehr davon verzehren.

Verbote machen erst recht Lust auf Essen

Verbotene Speisen und Getränke machen diese erst so richtig attraktiv. Verbietet man beispielsweise Kindern Süßigkeiten und hält diese von ihnen fern, können sie bei Verfügbarkeit mit dem Angebot nicht umgehen. Diese Kinder werden mit großer Wahrscheinlichkeit beim Kindergeburtstag von Freunden Unmengen an Süßigkeiten verdrücken, letztendlich, mit den nötigen Geldmitteln ausgestattet, heimlich ihr Taschengeld für diese Produktgruppe ausgeben und auch im späteren Leben nicht richtig damit umgehen können. Dies gilt übrigens auch für Fast Food. Auch hier „konserviert" ein Verbot den Wunsch nach Konsum nur dauerhaft. Das verbotene Essen erhält dann eine übermäßige Bedeutung, das ihm gar nicht zusteht. Bereits bei Kindern im Alter von drei bis sechs Jahren erhöht eine beschränkte Verfügbarkeit von „gut schmeckenden Nahrungsmitteln" einerseits das Verlangen, andererseits den Konsum des jeweiligen Produkts.

Bei 4- bis 5-jährigen Kindern konnte festgestellt werden, dass jene Kinder, deren Eltern kaum oder keinen Zucker bzw. süße Lebensmittel erlauben, eine deutliche Vorliebe für die zuckerreichste Limonade aufweisen, wenn diesen Kindern süße Limos mit verschiedenem Zuckergehalt angeboten werden. 55 % dieser Kinder zeigten eine deutliche Vorliebe für die Limonade mit dem höchsten und keines bevorzugte die Limonade mit dem niedrigsten Zuckergehalt. Hingegen präferierten 19 % der Kinder, deren Eltern keine Einschränkungen gegenüber Süßem gaben, die Limonade mit dem niedrigsten Zuckergehalt und 33 % die mit dem höchsten.

Ein Experiment bei über siebzig 5- bis 6-jährigen Kindern brachte das Ergebnis, dass Verbote bei Kindern das Verlangen nach einem bestimmten Lebensmittel steigern und der Konsum nach der Verbotsphase steigt. Hier hat man einer Gruppe von Kindern zuerst alle roten Snacks verboten und einer zweiten keine Einschränkungen vorgegeben. In der zweiten Phase gab es für beide Gruppen keine Restriktion. Gemessen wurde dann unter anderem wie viele rote Snacks tatsächlich verzehrt wurden und wie das Verlagen danach war. Bei Kindern ist ganz eindeutig, dass mit der Höhe der Restriktion oder

der Kontrolle der Eltern die Aufnahme bei Verfügbarkeit jenes Lebensmittels entsprechend ansteigt. Wird aber überhaupt nicht beschränkt, das heißt das Kind kann jederzeit und in beliebiger Menge besonders beliebte Lebensmittel essen, ist auch hier die tatsächliche Aufnahme sehr hoch. Das bedeutet, dass es für Kinder Regeln geben muss, die weder zu liberal noch zu restriktiv sein dürfen.

Wenn Verbote bzw. Restriktionen die Attraktivität für besonders beliebte Speisen und Lebensmittel erhöhen, stellt sich die Frage, ob dies auch bei „unbeliebteren, aber gesunden" Lebensmitteln möglich ist. Diese Frage untersuchte unter anderem das Team um E. Jansen. Es stellte fest, dass diese Wirkung auch bei gesunden Lebensmitteln wie Obst erzielt werden kann. Der Wunsch nach Obst bei Kleinkindern unterschied sich zwar nicht je nachdem, ob man es verboten oder erlaubt hatte, der Konsum aber schon. Die Kinder, denen Obst verboten war, aßen, als sie es wieder essen durften, tatsächlich mehr. Dass dem aber nicht immer so ist, zeigt eine weitere Untersuchung. Hier wurde untersucht, ob die Restriktion oder ein für Kinder besonders optisch ansprechendes Angebot einen Einfluss auf den Konsum hat. Es zeigte sich bei den 4- bis 7-Jährigen, dass die Einschränkung nicht zum Mehressen animiert, Obst in ansprechender Form jedoch sehr wohl.

Auch bei Erwachsenen führen Verbote („das darf ich nicht essen, weil es dick macht, zu viel Fett enthält oder nicht gesund ist") nur zum verstärkten Wunsch diese Lebensmittel oder Speisen zu konsumieren. An Verbotenes wird ständig gedacht, das Risiko für Heißhungerattacken und der Leidensdruck steigen und die allgemeine Befindlichkeit sinkt. Wenn keine medizinische Indikation (z. B. Allergie oder Unverträglichkeit gegen ein bestimmtes Lebensmittel oder einzelne Bestandteile) vorliegt, sollte es keine verbotenen Speisen, Getränke oder einzelne Lebensmittel geben. „Problematische" wie besonders fett- oder zuckerreiche Genüsse sollten nur seltener, in kleinen Mengen und dafür ohne schlechtes Gewissen gegessen werden. Auf alle Fälle steht fest, dass, wenn man besonders beliebte Lebensmittel jeden Tag isst, ihr spezieller Wert abnimmt. Ständige Verfügbarkeit vermindert den besonderen Reiz.

Vorsätze: Warum strenge Vorsätze zum Scheitern verurteilt sind

Gerade wenn es um Ernährung geht, sind gute Vorsätze sehr häufig. Man nimmt sich vor, öfter Obst und Gemüse zu essen, auf Frittiertes, Gebackenes oder Süßes zu verzichten. Diese Vorsätze werden sehr häufig nur kurzfristig eingehalten, sehr schnell über Bord geworfen und im entscheidenden Moment wird bei entsprechender Verfügbarkeit von gesunden Snacks zur ungesunden Variante gegriffen. Strenge Vorsätze sind fast immer zum Scheitern verurteilt. Hier steht das „Alles-oder-nichts-Prinzip" im Vordergrund, man darf nichts essen beziehungsweise nur bestimmte Speisen, Lebensmittel und Getränke. Oftmals führen auch die Lebensumstände dazu, dass diese Vorsätze dann nicht eingehalten werden. Leichter ist es bei flexiblen Vorsätzen. Hier ergeben sich Spielräume und Ausgleichsmöglichkeiten. Man nimmt sich nicht vor gar keine Schokolade mehr zu essen, sondern den Konsum auf beispielsweise eine Tafel pro Woche zu beschränken. Ob diese dann auf einmal oder in kleinen Portionen gegessen wird, obliegt der Entscheidung jedes Einzelnen.

Das Beste zum Schluss

Unabhängig von persönlichen Vorlieben ist der letzte Bissen eines Essens oder die letzte Praline einer Schachtel offensichtlich das Beste. Nachgewiesen wurde dies in einem Schokoladenexperiment. Studenten bekamen im Rahmen eines Geschmackstests verschiedene Sorten von Schokolade. Vollmilch-, Zartbitter-, Nougat-, Karamell- und Mandelschokolade wurden in beliebiger Reihenfolge jeweils in einem Sack zum Zugreifen angeboten. Nach jedem verzehrten Stück gaben die Probanden an, wie ihnen dieses Stück geschmeckt hatte. Insgesamt konnten sie fünfmal zugreifen und nur ein Teil der Teilnehmer bekam dabei die Information, dass das fünfte Stück das letzte sei. Unabhängig von der Sorte beurteilten die Testpersonen, die wussten, dass sie das letzte Stück bekamen, dieses viel besser. Die meisten gaben sogar an, dass die letzte Geschmacksrichtung die beste gewesen sei. Eine mögliche Erklärung dafür wäre, dass man zum Schluss noch einmal das Beste herausholen will und dass, wenn die Endlichkeit bewusst wird, ein entsprechendes Erlebnis positiver bewertet wird.

Was, wann und wo gegessen wird, hängt von vielen inneren (Hunger, Sättigung, Appetit) und äußeren Faktoren wie Verfügbarkeit, Aussehen, Geruch, Portionsgröße, Ambiente der Essumgebung und vielem mehr ab.

Isst man immer das Gleiche, führt der Gewohnheitseffekt dazu, dass man weniger davon isst. Je abwechslungsreicher man sich ernährt, desto langsamer gewöhnt man sich, isst dadurch aber auch mehr. Besonders schnell gewöhnt man sich an fetthaltige Lebensmittel, aber auch an Portionsgrößen. Gewohnheiten sind sehr stabil und eine Veränderung erfordert einen großen Aufwand. Wer sein Ernährungsverhalten ändern bzw. in Richtung gesunde Kost optimieren will, muss sich dessen bewusst sein. Nur eine langsame, schrittweise Änderung führt langfristig zum Erfolg.

Die Vorliebe für die Geschmacksrichtung süß ist angeboren, die für salzig entwickelt sich erst ab dem vierten Lebensmonat, bitter wird vorerst abgelehnt und erst im Laufe des Lebens geschätzt. Spezielle Vorlieben entstehen schon im Mutterleib und während des Stillens durch die Aufnahme von Aromastoffen über das Fruchtwasser und die Muttermilch.

Aversionen gegen einzelne Speisen und Lebensmittel können sich das ganze Leben über ausbilden. Von Anfang an besteht auch eine angeborene Ablehnung gegenüber neuen Lebensmitteln, die erst durch mehrmaliges Anbieten und Probieren abgelegt wird.

Verbotene Speisen und Getränke sind besonders attraktiv und werden sehr häufig geheim und in großen Mengen gegessen oder getrunken. Verzichtet man völlig darauf, läuft man in Gefahr Heißhungerattacken zu bekommen. Auch wenn ein Lebensmittel oder Getränk noch so „ungesund" ist, wenn man es mag, sollte man es nicht vollständig vom Speiseplan streichen, sondern in kleinen Mengen genießen, z. B. an Wochenenden oder an speziellen „Naschtagen".

Je größer die Portion, desto mehr wird gegessen, sowohl bei verpackten Lebensmitteln als auch in Restaurants oder Kantinen und das unabhängig vom Hunger. Auch große Teller und Löffel sowie breite, flache Gläser verführen zum Mehrkonsum. Mehr essen bedeutet auch immer, mehr Energie zu konsumieren. Damit steigt auch das Risiko zuzunehmen.

Wer schnell isst, isst mehr. Langsames Essen, längeres Kauen und ab und zu das Besteck beiseitelegen reduziert die Energieaufnahme und beugt Übergewicht vor.

Außenreizabhängigkeit

Ein Umfeld mit einem reichlichen, üppigen Angebot und leicht verfügbarem Essen führt zum Überkonsum an Kalorien. Genau dies ist bei uns der Fall. Essen ist fast rund um die Uhr, an zahlreichen Orten, ja nahezu an jeder Straßenecke verfügbar. Die Anzahl der sogenannten Fast-Food-Outlets (gemeint sind hier alle Angebote, die Essen unkompliziert und schnell anbieten, ob das klassische Fast-Food-Restaurant, ein Würstel- oder Kebapstand oder die zahlreichen Bäckereien mit ihren Imbissangeboten) nimmt ständig zu. War es früher ein Zeichen schlechten Benehmens auf der Straße zu essen, ist dies heute gang und gäbe. Man isst während des Gehens, in öffentlichen Verkehrsmitteln, beim Autofahren oder immer öfter auch während Besprechungen, man liest dabei Zeitung, sieht fern oder checkt seine E-Mails.

Essen wird so immer mehr zur Nebensache. Wer sich auf sein Essen konzentriert, hat neben einem erhöhten Genusserlebnis noch weitere Vorteile. Durch die Achtsamkeit erinnert man sich länger an das, was gegessen wurde, mit der Wirkung, dass man auch länger satt ist. Offenbar verändern Nebentätigkeiten während des Mittagessens auch das Snackverhalten am Nachmittag. Wer sich beim Essen auf die Speisen konzentriert, ist am Nachmittag weniger hungrig und isst weniger Kekse, als jemand, der neben dem Essen liest. Untersucht wurde das bei Studenten, die sich beim Mittagessen entweder auf das Essen konzentrierten oder währenddessen einen Artikel über Lebensmittel lasen.

Verfügbarkeit – Was wir sehen, wollen wir auch

Was und wann wir essen, entscheidet sehr oft die Verfügbarkeit. Süßigkeiten in der Schreibtischlade verleiten zum Naschen, wer sich Obst auf den Schreibtisch stellt, wird aber auch hier zugreifen. Gibt es in der Kantine oder beim Schulbuffet auch Gesundes griffbereit in Kassanähe, wird man eher zugreifen. Solche kleinen Anstöße, die unsere Entscheidung beeinflussen, werden „Nudge" (= leicht stupsen) genannt. Auf alle Fälle sind Nudges wirksamer als Gebote und Verbote. Im Ernährungsbercich können sie mithelfen, dass ohne Eingriff in die individuelle Entscheidungsfreiheit ein Schritt in Richtung gesunde Ernährung gemacht wird.

Je mehr Obst und Gemüse zu Hause verfügbar ist, die Eltern dieses auch selbst essen und je leichter es für Kinder zugänglich ist, das heißt z. B. in handlichen Stücken angeboten wird, desto mehr Obst und Gemüse wird bereits von Kindern im Vorschulalter gegessen.

Eine Untersuchung hat gezeigt, dass ein entsprechendes gesundes Angebot in der Schulkantine genutzt wird, wenn es leicht und bequem zu erwerben ist. Haben die Schüler die Möglichkeit sich separat für nur gesundes Essen anzustellen, erhöht sich dort der Verkauf von gesunden Speisen um 18 % und der Konsum von ungesunden sinkt.

Gibt es in Schulkantinen regelmäßig Pommes & Co sowie zuckerreiche Desserts, erhöht sich die Wahrscheinlichkeit, dass die Kinder Gewichtsprobleme bekommen. Jedes Angebot an nährstoffarmen, energiereichen Lebensmitteln in Schulen, ob in der Kantine oder bei Automaten, wirkt sich ungünstig auf das Essverhalten der Kinder und somit auf ihr Körpergewicht aus, insbesondere wenn sie dadurch die Möglichkeit haben diese Produkte anstatt einer ausgewogenen Mahlzeit zu konsumieren. Sie essen infolge weniger Obst, Gemüse und Milchprodukte, konsumieren dafür aber mehr gesüßte Getränke und frittierte Speisen, wie z. B. Pommes.

Dass eine leichte Verfügbarkeit zum Mehressen führt, wurde bei 40 Sekretärinnen über vier Wochen getestet. Pralinen wurden jeweils eine Woche direkt am Schreibtisch oder in zwei Metern Entfernung und entweder in einer durchsichtigen oder undurchsichtigen Schale platziert. Jeden Abend wurden die Schalen wieder aufgefüllt und die fehlenden Stücke gezählt. Wie erwartet, wurden pro Tag 2,2 mehr Pralinen gegessen, wenn sie sichtbar waren und 1,8 Stück mehr, wenn sie direkt am Schreibtisch standen. Die Frauen unterschätzten aber ihren Pralinenkonsum konsequent, wenn diese in der Nähe standen und überschätzten ihn, wenn sie weiter weg platziert waren. Damit zeigt sich, dass Nähe und Sichtbarkeit zum Essen verleiten, der tatsächliche Konsum jedoch unterschätzt wird.

Im Bezug auf die Verfügbarkeit ist auch wichtig, wie das Lebensmittelangebot in der Nähe ist, ob es z. B. viele Fast-Food-Restaurants oder andere Möglichkeiten schnell Essen zu kaufen gibt. Wenn das Angebot hauptsächlich aus ernährungsphysiologisch ungünstigen Lebensmitteln besteht, erhöht sich das Risiko, dass man mehr isst, als man braucht und dadurch übergewichtig wird. Dieses Risiko besteht schon bei Kindern. Gibt es ein entsprechendes Angebot in ihrer Wohnnähe, zeigen bereits 6- bis 8-Jährige einen erhöhten Body-Mass-Index.

Auch die Verfügbarkeit von schnellem Essen in Schulnähe verleitet offenbar zum Überkonsum. Je höher die Dichte an Fast-Food-Outlets ist, desto höher ist das Risiko für Übergewicht bei 6- bis 13-jährigen Mädchen und Jungen. Jungen zeigen hier auch einen deutlich höheren Bauchumfang.

Am meisten wird Fast Food konsumiert, wenn ein entsprechendes Angebot ein bis drei Kilometer von zu Hause entfernt ist. Hier sind es vor allem Männer mit niedrigem Einkommen, die häufig zugreifen.

Einfluss des Medienkonsums auf das Essverhalten

Wer neben dem Essen Musik hört, lässt sich dadurch, unabhängig von der Lautstärke oder Art der Musik, der Anzahl der anwesenden Personen oder der Tageszeit, zum Mehressen und -trinken animieren. Angenehme, softe Musik erhöht die Mahlzeitenlänge und bewirkt, dass langsamer gegessen wird. Diesen Effekt findet man auch bei dementen Personen. Hier führt beruhigende Musik während des Essens zusätzlich zu einer Reduktion von Reizbarkeit, Angst und Panik sowie depressiver Stimmung.

Wenn die Musik laut und schnell ist oder generell Lärm in einem Restaurant herrscht, steigt das Unbehagen, man bleibt nicht lange sitzen und verzichtet lieber auf das Dessert, den abschließenden Kaffee oder einen zusätzlichen Drink. Unter diesen Bedingungen isst man schneller und hat das Risiko über die Sättigung hinaus zu essen. Sowohl angenehme als auch laute, unangenehme Geräuschkulissen erhöhen die Nahrungsaufnahme, wenn auch auf unterschiedlichen Wegen.

Ebenso lenkt Fernsehen vom Essen ab. Isst man zu dieser Nebentätigkeit, steigt die Nahrungsaufnahme. Untersuchungen haben gezeigt, dass so zwischen 12 % und 14 % mehr Energie aufgenommen wird und man sich viel weniger daran erinnern kann, was man gegessen hat. Offenbar beeinflusst Fernsehen beim Essen auch noch die nachfolgende Nahrungsaufnahme. Sieht man während der Hauptmahlzeiten fern, erhöht sich das Risiko nach dem Essen mehr Snacks beziehungsweise Kekse zu essen. Wer hat das nicht schon selbst erlebt: ein spannender Krimi oder ein Fußballspiel, man schaut konzentriert zu. Eigentlich braucht man nichts zu essen, aber unbewusst greift man zu Snacks, Chips & Co. Bei Übergewichtigen kommt es sehr häufig vor, dass sie erst dann zu essen aufhören, wenn ein TV-Programm endet oder eine Zeitung fertig gelesen ist.

Gleichermaßen wie beim Fernsehen wird die Nahrungsaufnahme erhöht, wenn man einen audiovisuellen Stimulus erhält. Untersucht wurde das bei normalgewichtigen Frauen. Unabhängig davon, ob sie während der Mahlzeiten fernschauten oder einer Kriminalgeschichte lauschten, aßen sie immer und zwar im selben Ausmaß mehr. Man kann also davon ausgehen, dass auch konzentriertes Radiohören zum Mehressen führt, weil wie bei allen Nebentätigkeiten die Sättigungssignale ignoriert werden.

Jedes fünfte Kind im Kindergartenalter darf während des Essens fernsehen. Bei Alleinerziehern wird seltener gemeinsam gegessen, Kinder spielen beim Essen häufiger und sehen dabei auch öfter fern. Kinder im Vorschulalter (zwischen zwei und fünf Jahren), die mehr als zwei Stunden pro Tag fernsehen oder Videos schauen, haben ein höheres Risiko übergewichtig zu werden.

Fernsehen beziehungsweise die Fernsehdauer hat einen maßgeblichen Einfluss auf das Körpergewicht. Je länger Kinder am Tag fernsehen, desto höher ist die Wahrscheinlichkeit, dass sie Gewichtsprobleme entwickeln und das mit jeder Stunde vor dem Fernseher mehr. Grund dafür ist die damit verbundene eingeschränkte Bewegungsaktivität, dies gilt auch für die Nutzung von elektronischen Medien. Steht der Fernseher im Kinderzimmer, erhöht sich das Risiko zusätzlich, da dadurch die Fernsehdauer steigt.

Je nach täglicher Fernsehdauer verändern sich Essverhalten und Essensvorlieben und das auch langfristig. Wer viel fernsieht, isst weniger Obst, Gemüse, Vollkornprodukte und kalziumreiche Lebensmittel, trinkt aber häufiger gezuckerte Limonaden und konsumiert mehr Fast-Food und Snacks sowie im Erwachsenenalter Alkohol. Je höher die Fernsehdauer pro Tag ist, desto mehr verschlechtert sich das Essverhalten. Bei Jugendlichen sind diese Auswirkungen langfristig feststellbar. Noch Jahre später haben „High-Fernsehkonsumenten" eine schlechtere Nahrungsauswahl als Jugendliche, die zwischen zwei und fünf Stunden oder weniger am Tag vor dem Fernseher verbringen.

Aber nicht nur Fernsehen an sich beeinflusst das Essverhalten, sondern auch die entsprechenden Werbebotschaften. Diese wirken sich in erster Linie auf die Kaufentscheidung, aber auch auf das Essverhalten aus. Eine Untersuchung über einen Zeitraum von fünf Jahren in Amerika mit 3.563 Kindern bis zu zwölf Jahren kam zu dem Ergebnis, dass nicht Fernsehen an sich dick macht, sondern die Werbung. Es wurde in dieser Studie genau dokumentiert, ob die Kinder Privatsender, Bildungskanäle, DVDs oder Videos ohne Werbeeinschaltungen konsumierten. Auffällig war, dass nur der Konsum von kommerziellen Fernsehprogrammen mit Werbeeinschaltungen in Zusammenhang mit einem erhöhten Körpergewicht stand, nicht jedoch der Konsum von Bildungsfernsehen, DVDs und Videos. Da sich die meisten Fernsehwerbungen mit Essen und hier vorwiegend mit gezuckerten Getreideprodukten, Limonaden, Snacks und Fast Food beschäftigen, gehen Forscher davon aus, dass diese Werbung zum Konsum animiert.

Bei Kindern zwischen acht und zwölf Jahren konnte gezeigt werden, dass Werbespots über Lebensmittel vor allem die Jungs zum Mehressen animieren. Aber auch bei Erwachsenen sind geschlechtsspezifische Unterschiede feststellbar. Wie bei den Kindern wurde ein Film mit zwei Werbeunterbrechungen (entweder Lebensmittelspots oder neutrale Spots) gezeigt. Beim Betrachten konnten die Versuchspersonen beliebige Mengen an Snacks (hier Chips und mit Schokolade überzogene Erdnüsse) essen. Frauen, die den Lebensmittelspot sahen, aßen mehr als diejenigen, die den neutralen sahen. Bei den

Männern war es hingegen genau umgekehrt. Neutrale Spots führten hier zu einer höheren Snackaufnahme. Offenbar sind im Kindesalter Jungen und im Erwachsenenalter Frauen besonders anfällig für einen erhöhten Snackkonsum aufgrund von Werbespots.

Interessanterweise beeinflussen Werbeeinschaltungen über Bewegung das Essverhalten und die Stimmung positiv. Vor einem Mittagessen bestehend aus Pasta, Salat und Pudding bekamen Versuchspersonen Werbebotschaften zu sehen, eine Gruppe davon erhielt solche über Bewegung. Anschließend aßen sie ihr Mittagessen, das dann genau dokumentiert wurde. Nach den Bewegungsbotschaften war die durchschnittliche Energieaufnahme signifikant niedriger und zwar um durchschnittlich 60 kcal pro Essen. Die Reduktion der Energieaufnahme stand auch in einem Zusammenhang mit dem Body-Mass-Index. Personen mit höherem BMI schränkten ihre Kalorienaufnahme durch die Bewegungsspots am meisten ein, während durch die üblichen Werbespots bei diesen Personen die Energieaufnahme sogar deutlich anstieg. Die Werbespots über Bewegung machten die Teilnehmer auch relaxter. Sie fühlten sich athletischer, gesünder und besser in Form.

Verwendet man seine Mittagspause nicht nur zum Essen, sondern gleichzeitig zum Computerspielen, fühlt man sich danach weniger satt, kann sich weniger an das erinnern, was man eigentlich gegessen hat und wird auch nachher mehr essen.

Ambiente und Essumgebung

Die Umgebung beim Essen spielt ebenso eine Rolle. Sowohl die Temperatur, die Beleuchtung, der Geruch als auch die Lautstärke um uns haben Einfluss auf das unmittelbare Essverhalten.

Eine angenehme Atmosphäre kann dazu führen, dass mehr gegessen wird. Dies ist beispielsweise bei älteren Menschen oder Kranken (z. B. dementen Personen) erwünscht. Bekommen ältere Personen ihr Essen anstatt in Standardkantinen in Restaurants mit besserem Ambiente, essen sie pro Mahlzeit rund 90 kcal mehr.

Verlängert wird die Essdauer durch gedimmtes, softes Licht, genauso wie durch Hintergrundmusik oder das Hören von Lieblingsmusik. In Restaurants mit softer, warmer Beleuchtung oder Kerzenlicht bleibt man einfach lieber und länger sitzen. Man ist weniger gehemmt, isst öfter eine ungeplante Nachspeise oder nimmt noch einen Extradrink, insbesondere wenn man die Mahlzeit gemeinsam mit anderen einnimmt.

Wie uns Nährwertinformationen beeinflussen

Um die Auswahl von Lebensmitteln zu erleichtern, gibt es eine Anzahl von vorgeschriebenen Kennzeichnungen. In der EU wurde gerade eine neue Kennzeichnungsverordnung (= EU-Verbraucherinformationsverordnung zur Lebensmittelkennzeichnung) beschlossen, die seit 12. Dezember 2011 in Kraft ist, und die unter anderem die verpflichtende Angabe der „Big Seven" (Brennwert, Fett, gesättigte Fettsäuren, Kohlenhydrate, Zucker, Eiweiß, Salz) in Tabellenform bezogen auf 100 g oder 100 ml Lebensmittel gesetzlich vorschreibt. Oft und lange diskutiert wird aber, inwieweit diese Angaben die Konsumenten tatsächlich beeinflussen. Es gibt dazu einige Studien, die untersuchten, ob die Angaben einerseits überhaupt gelesen werden und ob sie andererseits das Kaufverhalten tatsächlich entscheiden. Gut erfasst ist die Situation in New York. New York City war 2008 die erste Stadt, die eine verpflichtende Kennzeichnung der Kalorien als Strategie für die öffentliche Gesundheit in Fast-Food-Restaurants vorschrieb. Ziel war es, den Bürgern so die Gewichtsreduktion zu erleichtern. Eine im Jahr 2007 durchgeführte Studie in New York bei 7.318 Kunden von 275 zufällig ausgewählten Restaurants von elf Fast-Food-Ketten kam zu dem Ergebnis, dass bei jener Kette, die Kalorienangaben beim Point of Sale angab, die Kalorienmenge der eingekauften Produkte um über 50 % niedriger war. Die Autoren der Studie forderten daraufhin eine Kalorienangabe in der Nähe des Verkaufes, da ein Drittel aller Fast-Food-Kunden für eine einzige Mahlzeit Produkte mit insgesamt mehr als 1000 kcal einkaufen und die stetig steigende Energiezufuhr letztlich auch für die Adipositasepidemie verantwortlich ist.

Seit der Kennzeichnungspflicht geben immerhin 27 % von 1.156 erwachsenen Fast-Food-Restaurant-Besuchern an, die Kalorienkennzeichnung zu lesen und sich dadurch in der Auswahl beeinflussen zu lassen. Eine neuere Studie zeigt, dass nun jeder sechste Kunde die Kalorieninformation liest und entsprechend eine kalorienärmere Variante aus dem Speisenangebot wählt. Werden Kalorienangaben auf Speisekarten angeführt, kann dies auch zu einer reduzierten Energiezufuhr führen. Pro Besuch werden dann um durchschnittlich 106 kcal weniger gegessen, aber nur von jenen Personen, die die Kalorienangaben auch lesen und anschließend nutzen. Insgesamt konnte jedoch beim Vergleich des Kaloriengehaltes eines Fast-Food-Einkaufes vor und nach der Kennzeichnungseinführung kein großer Unterschied festgestellt werden. Vor der Einführung (2007) lag der durchschnittliche Kaloriengehalt einer Mahlzeit bei 828 kcal und nachher (2009) bei 846 kcal, wobei bei einzelnen Fast-Food-Ketten durchaus Unterschiede feststellbar waren. Untersucht wurde dies immerhin bei insgesamt 15.798 Kunden.

Eine weitere Untersuchung zeigt ebenso wenig signifikant vorteilhafte Unterschiede bei Nahrungsmittelkaufverhalten und Häufigkeit von Fast-Food-Konsum bei Stammkunden von vier Fast-Food-Restaurants in New York, wo Food Labels verwendet werden, und Newark, wo keine Food Labels Verwendung finden. Die Besucher der New Yorker Fast-Food-Restaurants lassen sich in drei Kategorien einteilen: die erste Gruppe liest die Kalorienangaben überhaupt nicht, die zweite Gruppe beachtet die Kalorienangaben, aber die Informationen werden nicht verwendet und die dritte Gruppe sieht die Angaben und verwendet sie auch. Die Erwachsenen in New York, die angaben, die Kalorienangaben in Fast-Food-Restaurants nicht zu lesen, konsumierten insgesamt häufiger Fast Food sowohl zum Frühstück als auch zum Mittag- und Abendessen. Sie aßen überdies mehr Snacks als diejenigen, die die Kennzeichnung wahrnahmen. Weiters konsumierten sie mehr Kalorien durch Getränke. Die bewussten Kalorienleser, die die Information tatsächlich benutzten, bestellten hingegen öfter Salat. Die Leser dieser Kennzeichnungen sind nicht nur jünger als die Nichtleser, sondern insgesamt schon ernährungsbewusster. Untersucht wurden weiters 379 Kinder und Jugendliche im Alter von 1 bis 17 Jahren, die die Restaurants mit ihren Eltern oder allein, vor und nach der Einführung der Kennzeichnung besuchten. Es wurde bei ihnen kein statistischer Zusammenhang bezüglich der Kalorienaufnahme gefunden. Immerhin bemerkte über die Hälfte der Jugendlichen die Kennzeichnung, aber nur 9 % achteten bei der Bestellung darauf. 72 % der Jugendlichen machten jedoch ihre Kaufentscheidung vom Geschmack abhängig. Letztendlich konnte kein Beweis dafür erbracht werden, dass Kinder und Jugendliche sich durch Kalorienkennzeichnungen in ihrer Auswahl beeinflussen lassen.

Insgesamt kann also sowohl für Kinder und Jugendliche als auch für Erwachsene festgestellt werden, dass die Angaben zwar ein Bewusstsein erzeugen können, letztendlich die Lebensmittelauswahl aber kaum beeinflussen.

Auch Untersuchungen aus Australien und Deutschland zeigen, dass eine Nährwertkennzeichnung keinen Beitrag zu einer Verhaltensänderung liefert.

Anders ist es bei gezügelten, kontrollierten Essern. Diese essen bei der Information, dass sie ein fettfreies Produkt erhalten, sogar mehr. Für sie bedeutet fettfrei oder kalorienreduziert offenbar, dass sie mehr essen können. Dieses Ergebnis fand man auch bei jungen Frauen. Essen diese entsprechend informiert 30 Minuten vor dem Mittagessen ein fett- und energiereduziertes Joghurt, essen sie beim Mittagessen mehr, als wenn sie ein Joghurt mit gleichem Energiegehalt, aber die Information, dass dieses fetthaltiger ist, erhalten. Insgesamt war die Energieaufnahme beim Mittagessen und darauffolgenden Abendessen immer höher, wenn Informationen über den Fett- und Energiegehalt gegeben wurden und sie fettarme Joghurts aßen beziehungsweise annahmen diese zu essen.

Geschmack

Der Geschmack von Speisen beeinflusst unsere Nahrungsaufnahme. Die klassischen Geschmacksrichtungen süß, sauer, salzig und bitter spielen eine große Rolle. Ebenso hat die Textur eines Lebensmittels einen Einfluss darauf, ob etwas besonders gut schmeckt. Dies ist bei cremigen Konsistenzen (Pudding) ebenso der Fall wie bei besonders knackigen, knusprigen Keksen und Knabbereien.

Schmackhafte Speisen werden lieber und öfter gegessen. Hier spielt auch die Erinnerung an einen früheren Genuss eine große Rolle. Erinnert man sich gerne an eine bestimmte Speise / Lebensmittel bzw. den Geschmack daran, ist die Wahrscheinlichkeit höher, dass man wieder zu dieser Nahrung greift. Dies gilt auch beim Einkauf. Üblicherweise greift man zu den gleichen Produkten, probiert man etwas Neues aus, muss es besonders gut schmecken, um es wieder zu kaufen. Die Erinnerung an den Geschmack einer Speise kann aber auch enttäuschend sein. Isst man beispielsweise im Urlaub eine Speise oder ein spezielles Lebensmittel, kann dieses zu Hause (das heißt in einer anderen Umgebung) ganz anders schmecken.

Schmackhaftes wird auch in größeren Mengen gegessen. Eine Übersichtsarbeit hat gezeigt, dass alle überprüften Studien hier zum gleichen Ergebnis kamen. Mit erhöhter Schmackhaftigkeit erhöht sich die tatsächliche Aufnahme. Das kennt jeder von sich selbst. Bei knusprigem Knabbergebäck oder Keksen greift man öfter zu und isst die Packung üblicherweise auch leer, da man aus Erfahrung weiß, dass diese später nicht mehr so knusprig sind.

Das Gefühl nach einem Essen ist unterschiedlich. Nach schmackhaften Mahlzeiten kann man sich satter, aber auch hungriger, weniger voll oder satt fühlen. Auf alle Fälle nimmt nach einer besonders guten Speise (z. B. Schoko-Mousse) der Wunsch bzw. das Verlangen nach Lebensmitteln deutlicher ab als bei neutralen Speisen (z. B. Cottage Cheese). Wer also aus Vernunftgründen, weil er sich besonders gesund ernähren oder auch sein Gewicht reduzieren will, statt besonders schmackhafter Speisen oder Lebensmittel „Geschmacksneutrales" oder weniger „Schmackhaftes" isst (statt fettreichen fettarmen Käse), hat das Risiko, dass der Wunsch zu essen weiter besteht.

Süß wird von allen Altersgruppen sehr gerne gegessen und getrunken. Gesüßte Limonaden sind überaus beliebt und werden vor allem getrunken um die Kalorienaufnahme, jedoch ohne Einbuße des süßen Geschmacks, einzuschränken. Statt Limos trinkt man nicht Wasser, sondern Light-Getränke, offenbar reicht der süße Geschmack aus, um sie gerne zu konsumieren (comfort food). Dennoch beobachtet man bei verschiedenen Speisen mit steigendem Zuckergehalt schon bei einer mittleren Konzentration eine Abnahme der

Schmackhaftigkeit, während bei fetten Speisen die höchste Schmackhaftigkeit erst bei hohen Fettkonzentrationen feststellbar ist. Besonders schmackhaft sind Lebensmittel mit mittlerem Zucker- und hohem Fettgehalt. Wird der Fettgehalt in Lebensmitteln und Speisen reduziert, verringert sich automatisch die Schmackhaftigkeit. Hier steht man vor einem noch ungelösten Problem. Bei der Geschmacksrichtung süß hingegen können bereits seit langer Zeit kalorienhaltige Süßmacher wie Zucker, Honig und andere durch kalorienarme bzw. -freie Süßstoffe ersetzt werden.

Süß oder würzig – wovon essen wir mehr?

Untersucht wurde bei 30 normalgewichtigen Frauen, ob ein herzhafter oder süßer Geschmack mehr sättigt, die Nahrungsaufnahme beeinflusst oder mehr belohnt. Diese bekamen vor einer Mahlzeit, die sie selbst wählen durften, entweder einen süßen, herzhaften oder neutralen Preload. Weder die Sättigung noch die Gesamtmenge an Nahrungsmitteln beim nachfolgenden Essen waren durch die verschiedenen Geschmacksrichtungen unterschiedlich. Jedoch führte der herzhafte Geschmack vorweg dazu, dass der Wunsch und die tatsächliche Aufnahme von besonders fetthaltigen Speisen abgenommen hatten. Lebensmittel mit würzigem Geschmack führen bei Menschen, die zum Überessen neigen, zu einer besseren Regelung des Essverhaltens und können möglicherweise sogar ein Überessen verhindern.

Unterscheiden sich Speisen nur im Geschmack, nicht jedoch in Aussehen, Textur, Energiedichte und Zusammensetzung von Eiweiß, Fett und Kohlenhydraten, gibt es keinen Unterschied bei der durchschnittlichen Essmenge, ob das Gericht nun süß oder würzig ist. Untersucht wurde das bei 64 Studienteilnehmern, die als Testmahlzeit jeweils ein Reisgericht mit süßem bzw. salzigem, herzhaftem Geschmack mit etwas höherem Energiegehalt (+ 14 kcal / pro 100 g beim süßen Reis) zur freien Wahl bekamen. Eine gleiche Aufnahme findet man aber nur, wenn keine der beiden Geschmacksrichtungen besonders bevorzugt wird. Personen, die besonders gerne Süßes haben, essen auch von der süßen Reisspeise fast 100 g mehr pro Mahlzeit. Mehr vom würzigen Reis essen diejenigen, die Herzhaftes besonders lieben, allerdings essen sie von ihrer bevorzugten Geschmacksrichtung nur 60 g pro Mahlzeit mehr. Beide Mahlzeiten dämpfen die Hungergefühle und sättigen gleichermaßen, obwohl man eigentlich davon ausgeht, dass Süßes den Appetit anregen kann und weniger sättigend wirkt.

Geruch

Der Zusammenhang zwischen Geruch und Nahrungsaufnahme ist schon lange bekannt. Vielfältige Gerüche während einer Mahlzeit führen dazu, dass man mehr isst. Je besser Essen riecht, umso lieber ist es uns. Mit vielen Gerüchen verbinden wir auch Erinnerungen. Der Duft nach Zimt, Sternanis oder Bratapfel ist beispielsweise typisch für die Adventzeit und Weihnachten oder der Bratenduft für Sonntage.

Eine Abnahme des Geruchsempfindens, beispielsweise im Zuge des Alterungsprozesses, bei bestimmten Erkrankungen (z. B. Parkinson und Alzheimer) sowie Medikamenteneinnahme, Malnutrition oder aufgrund von Umwelteinflüssen verändert die Ernährungsgewohnheiten und kann zu einer Reduktion der Nahrungsaufnahme führen, da sowohl die Nahrungszubereitung als auch das Essen als weniger angenehm empfunden werden. Die spezifisch sensorische Sättigung bleibt aber unbeeinflusst.

Eine Untersuchung konnte nachweisen, dass die Höhe der Zucker- und / oder Süßstoffaufnahme durch Kaffee und Tee mit der Geruchsabnahme im Alter zusammenhängt. Ein Geruchsverlust im Alter führt zu einer Abnahme des Körpergewichtes. Bei älteren Menschen mit eingeschränkter Geruchswahrnehmung kann deshalb eine vermehrte Aromatisierung des Essens die Größe der Mahlzeit erhöhen.

Schlechte Gerüche unterdrücken die Nahrungsaufnahme. Wenn Essen schlecht riecht, kann das ja ein Hinweis sein, dass es bereits verdorben ist. Dies ist ein wichtiger Schutzmechanismus des Körpers. Auch wenn es in der Essumgebung schlecht riecht, isst man nicht so gerne. Man denke hier an Restaurants mit unangenehmem Küchengeruch (altes Frittierfett, Angebranntes, u. a.).

Kann man sich satt riechen?

Im Internet findet man in letzter Zeit immer wieder Beiträge darüber, dass Forscher durch Studien belegen, dass man sich satt riechen kann. Getestet wurde, ob dies, nach dem Motto „Wer am Herd steht, ist schon satt", tatsächlich möglich ist. Hypothese war, dass eine Übersättigung mit Gerüchen die Esslust bremst. Zwar konnte der Heißhunger durch Überreizung mit Gerüchen verschiedenster Art gedämpft werden, der Appetit verflog aber nicht vollständig. Die populärwissenschaftlichen Empfehlungen, vor Beginn der Mahlzeit kräftig am Essen zu riechen und etwa zwei bis vier Minuten zu warten um so weniger zu essen oder sogar abzunehmen, bedürfen noch weiterer Untersuchungen. Offenbar kann aber auch das 5-minütige Riechen an einem Stück Bitterschokolade den Appetit unterdrücken, so das Ergebnis einer Studie, die aber nur bei zwölf Frauen durchgeführt wurde. Inwieweit man sich tatsächlich satt riechen kann, ist demnach noch längst nicht geklärt und bedarf weiterer wissenschaftlicher Studien.

Essen in Gesellschaft

Interessant ist die Frage wie andere Personen, die mit uns essen, unser Essverhalten beeinflussen. Aus Tierversuchen ist schon lange bekannt, dass sowohl Hühner, Ratten, Mäuse, Welpen als auch Schweine und Primaten in der Gegenwart von anderen Tieren mehr essen beziehungsweise auch wieder zu essen anfangen, wenn sie schon satt sind. Dazu gibt es auch beim Menschen Versuche unter Laborbedingungen sowie Auswertungen von Ernährungsprotokollen, wo neben den verzehrten Lebensmitteln auch Uhrzeit und Anzahl der anwesenden Personen dokumentiert wurden. Je nach Untersuchungsmethode wird in Gesellschaft um 44 % bis fast 100 % mehr gegessen. Nachdem Snacks und Frühstück am häufigsten alleine gegessen werden, ist bei diesen Mahlzeiten der soziale Einfluss am geringsten. Das Abendessen, das Essen in Restaurants und Kantinen, aber auch die Mahlzeiten am Wochenende werden am häufigsten mit anderen eingenommen und fallen entsprechend größer aus.

Unabhängig vom Geschlecht essen Versuchspersonen immer mehr, wenn sie mit anderen ihr Essen einnehmen. So konnte beispielsweise gezeigt werden, dass mit anderen um 94 % mehr Eis oder in einer Cafeteria um 48 % mehr gegessen wird als alleine und eine Auswertung von 700 Ernährungsprotokollen von 18- bis 70-Jährigen zeigte, dass die Mahlzeiten in Gesellschaft um durchschnittlich 44 % größer sind. Die Energiezufuhr wird noch zusätzlich erhöht, wenn Alkohol zum Essen getrunken wird, was häufiger in Gesellschaft erfolgt als alleine.

Je größer die Gruppe, die gemeinsam isst, desto größer wird auch die Nahrungsaufnahme. Bei über 150 Erwachsenen wurden diesbezüglich insgesamt 3.800 Mahlzeiten ausgewertet, die Ergebnisse waren beeindruckend. Im Gegensatz zum Essen allein führte eine Begleitperson dazu, dass ungefähr ein Drittel mehr gegessen wurde. Waren zwei weitere Personen anwesend, stieg der Konsum um 47 %, bei drei um 58 %, bei vier um 69 %, bei fünf um 70 %, bei sechs um 72 % und bei sieben oder mehr sogar um fast das Doppelte. Es scheint aber auch eine Rolle zu spielen, ob man die Begleitperson kennt oder mit Fremden isst. Freunde lenken wahrscheinlich durch Gespräche mehr vom Essen ab, die Mahlzeit ist zudem meist angenehmer, entspannter und länger. Isst man mit Fremden, ist die Ablenkung geringer und es wird üblicherweise nicht mehr gegessen. Es kann aber auch ohneweiters sein, dass man mit mehreren Personen weniger isst, als man alleine essen würde. Dies ist bei Personen, die ihr Essverhalten stark zügeln und überkontrolliert essen, der Fall. Bei ihnen kann es allerdings vorkommen, dass sie nach einem gemeinsamen Essen dann alleine zu Hause oder im Büro „ordentlich" essen.

Bei einem Geschmackstest für Cracker konnte festgestellt werden, dass der Konsum ganz stark vom Essverhalten einer anderen anwesenden Person abhängt. Dazu gab es instruierte Personen, die entweder keine Cracker, wenige oder sehr viele (über 20 Stück) aßen. Unabhängig von ihrem eigenen Körpergewicht aßen die Versuchspersonen um 86 % mehr, wenn sie den Test mit einer Person durchführten, die viele Cracker aß als mit einer, die wenige aß. Diejenigen, die mit Personen zusammen waren, die keine Cracker konsumierten, reduzierten ihre Zufuhr um 42 %.

Sowohl Männer als auch Frauen ändern ihr Essverhalten in Gesellschaft. Mit Freunden wird immer mehr gegessen als mit Fremden. Insbesondere unbekannte Personen des anderen Geschlechtes scheinen hier den stärksten Einfluss zu haben. Sitzen diese mit am Tisch, wird weniger gegessen.

Frauen in männlicher Begleitung wählen viel häufiger energiearme Lebensmittel aus, als wenn sie mit anderen Frauen gemeinsam essen. Offenbar spielt aber auch die Anzahl der anwesenden Herren eine Rolle. Je mehr Männer beim Essen anwesend sind, desto weniger Kalorien werden gegessen. Man kann davon ausgehen, dass durch verschiedene Einflüsse wie Werbung oder Vorbildfunktion von Fotomodels kleine, gesündere Portionen als weiblicher angesehen werden und Frauen demnach glauben, dass sie, wenn sie wenig essen, attraktiver wirken. Männer hingegen lassen sich nicht so leicht in ihrer Kalorienaufnahme beeinflussen, weder vom Geschlecht noch von der Anzahl der Tischgenossen. Mit ihren Freunden essen sie aber mehr als alleine.

Nicht nur Anwesenheit und Anzahl der Personen, mit denen man isst, haben Einfluss, sondern auch das Körpergewicht der Mitesser. Isst man mit einer schlanken Person, die beim Essen ordentlich zugreift, erhöht man auch die eigene Essmenge. Große Essmengen von korpulenten Personen gegessen, führen aber eher dazu, dass man sich zurückhält und weniger isst.

Männer finden übergewichtige Personen, die viel essen, unattraktiv, während sie normalgewichtige Vielesser durchaus als salonfähig und anziehend ansehen. Frauen hingegen finden Normalgewichtige, die wenig essen, am attraktivsten.

Bereits Gewichtshinweise beeinflussen das Essverhalten. Steht in einem Raum eine Waage oder werden Hinweise zur Gewichtsreduktion gegeben, erhöht sich die Aufmerksamkeit auf das, was gegessen wird und es wird tatsächlich weniger konsumiert.

Beobachtet man Kinder beim Konsum von gesunden und ungesunden Snacks, Desserts und Sandwiches, so zeigt sich, dass sie weniger „ungesunde Lebensmittel" zu sich nehmen, wenn die Mutter anwesend ist, jedoch mehr, wenn sie diese mit Freunden einnehmen. Anders ist es bei jungen Mädchen. Diese essen mit Freundinnen weniger ungesunde und mehr gesunde Snacks als mit ihren Müttern.

Hier ist anzunehmen, dass die heranwachsenden Mädchen damit bei Freundinnen einen guten Eindruck hinterlassen wollen. Diesen Effekt findet man bei Jungs kaum.

Kinder beeinflussen sich aber auch gegenseitig, Geschwister stärker als fremde Kinder. Getestet wurde das bei 5- bis 11-Jährigen, denen man Kekse anbot. Die Keksmenge war beim Essen mit den Geschwistern doppelt so hoch als wenn die Kinder alleine waren. Wurde mit fremden Kindern gegessen, wurde allerdings noch weniger verzehrt als alleine. Kinder und Jugendliche essen mit Freunden immer mehr als mit unbekannten Gleichaltrigen, insbesondere Lebensmittel mit einer hohen Energiedichte.

Auch das aktuelle Körpergewicht spielt eine entscheidende Rolle. Kinder mit Gewichtsproblemen essen mit unbekannten Gleichaltrigen viel weniger. Ist beim Essen aber eine andere übergewichtige Person anwesend, erhöht dies die Nahrungsaufnahme, unabhängig davon, ob sie diese Person kennen oder mit ihr befreundet sind. Besonders hoch ist die Energieaufnahme bei dicken miteinander befreundeten Kindern. Selbst befreundete normalgewichtige Kinder essen gemeinsam mehr, als nicht befreundete. Ihre Energieaufnahme liegt aber deutlich unter jener der übergewichtigen. Am niedrigsten ist die Kalorienaufnahme, wenn normalgewichtige mit übergewichtigen, gleichaltrigen fremden Kindern ihre Mahlzeit einnehmen. Essen diese Kinder jedoch mit einem übergewichtigen Freund, steigt die Energieaufnahme gleich um das Doppelte.

Essen Jugendliche regelmäßig mit der Familie, wirkt sich das sehr positiv auf die Ernährungsgewohnheiten aus. Studien zufolge können mindestens fünf gemeinsame Mahlzeiten pro Woche die Aufnahme von Gemüse, kalziumreichen Lebensmitteln und zahlreichen anderen Nährstoffen wie Magnesium, Kalium, Eisen und Zink erhöhen. Es gibt aber noch zusätzliche Auswirkungen. Je häufiger gemeinsame Familienmahlzeiten eingenommen werden, desto geringer ist bei diesen Jugendlichen auch die körperliche Gewalt, sie zerstören, stehlen und trinken weniger und laufen seltener von zu Hause weg. Gemeinsame Familienmahlzeiten fördern die Kommunikation, es wird häufiger über die Schule gesprochen, letztendlich alles wichtige Faktoren für die Entwicklung der Kinder.

Bereits beim Einkaufen lässt man sich beeinflussen. Junge Mädchen kaufen in Gegenwart von anderen Mädchen, die für sie Vorbilder sind, mehr kalorienreiche Lebensmittel ein, wenn das Peer-Mädchen auch zu diesen greift. Greift das Vorbild hingegen zu energiearmen Lebensmitteln, kaufen auch die anderen Mädchen kalorienärmere Varianten.

Ob auch das Aussehen des Servierpersonals eine Rolle bei der Essmenge spielt, wurde in einer Studie bei 80 Studentinnen untersucht. Die Teilnehmerinnen wurden zu einem Geschmackstest eingeladen, bei dem ihnen mundgerechte Snacks in Form von Schokokeksen und Reiskuchen von dünnen und dicken Kellnern gereicht wurden. Um Verzerrungen zu vermeiden, wurden als Bedienpersonal nur dünne Personen ausgewählt, die dann im Versuch durch sogenannte professionelle „Fettleibigkeitsprothesen" auch als dicke Personen auftraten. Tatsächlich animierte fettleibiges Servierpersonal zum Mehressen. Der Einfluss hängt aber davon ab, ob man zu den chronischen „Diätierern" gehört oder keine Diät macht. Die sogenannten „Normalesser" essen mehr Snacks, wenn der Kellner dünn ist, während die, die Diäten machen, mehr essen, wenn der Kellner dick ist. In einem zweiten Experiment wurden vom Servierpersonal als Snack entweder Kekse oder Karotten empfohlen. Auch die Empfehlungen von dickem Personal wurden vor allem von „Diätierern", unabhängig ob diese in Richtung gesunde oder ungesunde Snacks gingen, öfter angenommen als von dünnen Bedienern. Offenbar identifizieren sich die ständig Diäthaltenden mehr mit einem übergewichtigen Kellner.

Offensichtlich hat auch die Temperatur des Essens beziehungsweise der Getränke einen Einfluss darauf, wie wir andere Personen beurteilen, auch wenn es dazu nur ganz wenige Untersuchungen gibt. Bei einem Versuch mit 41 jungen Leuten wurde untersucht, ob es einen Unterschied in der Beurteilung Fremder gibt, wenn sie einander im Fahrstuhl begegnen und entweder einen Becher heißen Kaffee oder einen Eiskaffee zum Halten in die Hand bekamen. Tatsächlich konnten sich die Versuchspersonen, die einen heißen Becher Kaffee hielten, mehr für die fremden Personen erwärmen. Diese wurden als freundlicher, hilfsbereiter und vertrauenswürdiger eingeschätzt.

Bereits der kurze Kontakt mit einer Wärmequelle spielt beim ersten Eindruck, den man von einer Person hat, offensichtlich eine entscheidende Rolle. Ein möglicher Grund dafür könnte sein, dass Erinnerungen an andere mit Wärme assoziierte Gefühle wie Vertrauen und Behaglichkeit, die auch mit Geborgenheit und Sicherheit in Verbindung stehen, aktiviert werden, wenn man eine Tasse heißen Kaffee in der Hand hält. Sicherheits- und Vertrauensempfinden werden ja unter anderem durch physische Wärme und emotionale Zuwendung geprägt. Ob das der Grund ist, warum man Gästen heißen Tee oder Kaffee anbietet oder Geschäftsessen mit warmen Speisen verbindet oder ob damit wichtige Meetings tatsächlich erfolgreicher ablaufen, muss aber noch genauer untersucht werden.

Was uns sonst noch bei der Essensauswahl beeinflusst

Neben vielen Faktoren spielt auch die Erinnerung an vorhergegangene Mahlzeiten oder früher konsumierte Lebensmittel eine wesentliche Rolle. Hat man positive Erinnerungen an spezielle Speisen oder Lebensmittel, isst man diese lieber, häufiger und in größeren Mengen. Verbindet man beispielsweise positive Erinnerungen mit vergangenen Gemüsemahlzeiten, isst man Gemüse lieber und in größerer Menge. Studenten, die sich positiv an einen Gemüsekonsum erinnerten, aßen anschließend bis zu 70 % mehr Gemüse. Dies erklärt auch, warum man spezielle Gemüsesorten oder auch andere Speisen ablehnt, wenn man als Kind zu deren Konsum gezwungen wurde. Die schlechte Erinnerung bezieht sich hier zwar nicht auf den Geschmack, reicht aber aus, dass eine Aversion entwickelt werden kann.

Auch kurzfristig lässt sich die Nahrungsauswahl durch Erinnerungen beeinflussen. Wenn man vor dem Essen kurz darüber nachdenkt, was man an diesem Tag bereits gegessen hat, kann dies das Ernährungsverhalten verändern. In einem Experiment stellten sich die Teilnehmer für fünf Minuten für ihr Essen an. Diejenigen, die aufgefordert wurden in dieser Zeit darüber nachzudenken, was sie bereits gegessen hatten, aßen infolge viel weniger.

Das Gleiche gilt für Zwischenmahlzeiten. Erinnert man sich am Nachmittag an das zuvor gegessene Mittagessen, isst man weniger Snacks, auch von den besonders bevorzugten.

Bereits während des Essens kann eine fehlende Erinnerung zum Mehressen verleiten. Studenten, die während eines Footballspieles Hähnchenflügel serviert bekamen, aßen mehr, wenn die Teller mit den Knochenresten ständig geleert wurden. Blieben diese hingegen auf den Tischen liegen, aßen die Versuchspersonen durchschnittlich nur zwei Hähnchenstücke, sonst im Schnitt sogar fünf. Der Knochenteller erinnert offensichtlich daran, wie viel bereits gegessen wurde und bremst den Appetit.

Schlafmangel und Essverhalten

Allgemein begünstigen die modernen Lebensumstände kürzere Schlafzeiten, unter anderem aufgrund von längeren Arbeitszeiten und der Möglichkeit auch zu später Stunde aktiv zu bleiben (Internet etc.). Chronischer Schlafmangel erhöht das Risiko für kardio-vaskuläre Erkrankungen, Insulinresistenz, also eine schlechtere Wirkung des Insulins an der Zelle, bis hin zu Diabetes sowie Über-gewicht. Außerdem werden bei chronischem Schlafmangel, sowohl bei Nagern als auch bei Menschen, appetitanregende Botenstoffe wie Ghrelin und Orexin vermehrt, Leptin, das wichtigste Sattheits-hormon, dagegen vermindert ausgeschüttet.

In Einklang damit nimmt der Appetit auf vor allem energie- und kohlenhydratreiche Lebensmittel, insbesondere Snacks, zu. Zudem war eine verringerte Schlafdauer in einer Studie an japanischen Erwachsenen mit einem schlechteren Fettprofil im Blut assoziiert. Neben einer kürzeren Dauer wirkt sich auch ein veränderter Schlaf-rhythmus negativ auf die Gesundheit aus. Dies wurde besonders an Schichtarbeitern gezeigt, die ein erhöhtes Risiko für Übergewicht und Stoffwechselstörungen, wie Dyslipidämie und Bluthochdruck im Sinne des metabolischen Syndroms, aufweisen.

Im Gegensatz dazu ging das Fasten während des Ramadanmonats mit leichten Verbesserungen verschiedener Stoffwechselparameter einher, während die Auswirkungen auf die Energiezufuhr bei den verschiedenen Untersuchungen uneinheitlich waren.

Die Störung des Tag-Nacht-Rhythmus und des Schlafverhaltens im Ramadan bewirken auch eine zeitliche Verschiebung verschiedener Funktionsparameter wie z. B. der Leptinausschüttung, der Körperkerntemperatur sowie der Sekretion von Cortisol und Melatonin.

Zahlreiche Untersuchungen aus den letzten 40 Jahren zeigten, dass das circadiane System einen wichtigen Einfluss auf den Energiehaushalt und die Gewichtsregulation aufweist. Einen günstigen Effekt auf das Körpergewicht oder Stoffwechselparameter haben dabei insbesondere das Frühstück, das Essen zu regulären Zeiten sowie eventuell auch eine höhere Mahlzeitenfrequenz.

Aus Untersuchungen ist bekannt, dass eine kurze Schlafdauer mit Übergewicht in Verbindung zu bringen ist und mittlerweile sogar als Risikofaktor für dessen Entstehung angesehen wird. Je kürzer die Schlafdauer, desto größer der Körperfettanteil. Wer seine Schlafdauer verkürzt, isst einfach mehr, vor allem werden mehr Snacks aufgenommen. Drei Stunden weniger Schlaf können ohne Weiteres zu einer zusätzlichen Energieaufnahme von 200 kcal beitragen. Wer pro Nacht statt acht nur vier Stunden schläft, ist bereits beim Frühstück, aber auch beim Abendessen hungriger und isst deutlich mehr. Dieses Mehr kann sich mit bis zu 560 kcal pro Tag zu Buche schlagen. Bei Jugendlichen führen weniger als acht Stunden Schlaf zu einer nachweislich erhöhten Fettaufnahme. Die damit verbundene erhöhte Energieaufnahme kann, wenn auf Dauer zu wenig geschlafen wird, das Risiko für Übergewicht erhöhen. Diesen Zusammenhang findet man bereits bei sehr kleinen Kindern. Schlafen Zweijährige bis zu ihrem siebten Lebensjahr konstant kurz, haben diese eine höhere Körperfettmasse im Vergleich zu Kindern, die immer konsistent lang oder inkonsistent schlafen.

Schlafen Kinder ab dem fünften Lebensjahr weniger als neun Stunden, erhöht sich das Risiko übergewichtig zu werden ganz massiv, insbesondere wenn diese Kinder zusätzlich sehr wenig Bewegung machen.

Kurzfristiger Schlafentzug bewirkt unter anderem, dass Hunger und Appetit steigen, vor allem durch den Anstieg des Appetithormons

Ghrelin und des Stresshormons Cortisol, welches aus der Nebennierenrinde ausgeschüttet wird und sowohl Stoffwechsel als auch Blutdruck ankurbelt. Weiters kommt es zu einem reduzierten Leptinspiegel, einem Hormon, das Informationen über die Energiebalance vermittelt. Doch auch ein Einfluss auf die Wachstumshormone ist möglich. Diese werden hauptsächlich in der Nacht ausgeschüttet und hemmen üblicherweise die Ansammlung von Triglyceriden in den Fettzellen. Andererseits steht natürlich viel mehr Zeit für eine Nahrungsaufnahme zur Verfügung und die durch den Schlafmangel bedingte Müdigkeit führt zusätzlich zu weniger körperlicher Aktivität.

Wenn Essen aus uns etwas Besonderes macht

Bestimmte Lebensmittel oder Speisen haben einen Zusammenhang mit dem sozialen Status. Durch sie kann man sich einer speziellen Gruppe zugehörig fühlen oder einfach dokumentieren, dass man sich etwas leisten kann. Essen wird hier zum Luxusartikel und Statussymbol, genauso wie das Auto, das man fährt. Man kann sich mit verschiedenen Nahrungsmitteln und Speisen von anderen abgrenzen. Früher war es die Verfügbarkeit. Salz oder Zucker waren beispielsweise sehr knapp und konnten nur für viel Geld erworben werden. Wer sich dies leisten konnte, war angesehen. Heute ist das etwas anders. Beinahe alle Produkte gibt es in großen Mengen, dennoch zählen beispielsweise Hummer, Champagner und Austern noch immer zu den Luxusprodukten. Sehr oft steht bei diesen Statussymbol gewordenen Lebensmitteln die soziale Anerkennung beim Verzehr weit vor dem Geschmack. Hier ist nicht selten die Erwartungen anderer zu erfüllen das Motiv der Nahrungsauswahl.

Bestimmte Essformen (z. B. Vegetarismus) lassen auch eine Identifikation mit einer speziellen Gruppe, Ernährungsform etc. zu. Die Motive dafür sind vielfältig. Man kann aus ethischen Gründen auf bestimmte Lebensmittel verzichten oder diese essen oder einfach nur einem Modetrend folgen. Charakteristisch sind hier die unzähligen Diäten, die dann unabhängig vom Körpergewicht durchgeführt werden.

Sind Lebensmittel, Speisen oder spezielle Produkte leicht verfügbar, verführt dies zum Essen. Dies gilt sowohl für besonders empfehlenswerte Produkte wie Obst und Gemüse als natürlich auch für Süßes. Aus diesem Grund sollten sehr zucker- und / oder fettreiche Lebensmittel immer so aufbewahrt werden, dass sie nicht ständig ins Auge fallen.

Ablenkung beim Essen wie Fernsehen, Lesen, Radio hören oder Computerspielen führt zum Mehressen, da Sättigungssignale nicht so wahrgenommen bzw. ignoriert werden. Fernsehen kann überdies durch die inaktive Zeit, die vor dem Fernseher verbracht wird, aber auch durch die Werbung von „ungünstigen" Lebensmitteln zum Übergewicht führen.

In Gesellschaft ändert man sein Essverhalten. Man isst und trinkt üblicherweise mit anderen mehr. Je mehr insbesondere bekannte Personen anwesend sind und je mehr diese auch essen, desto höher ist die Energieaufnahme. Frauen essen in Begleitung von Männern wenig, ebenso bremsen übergewichtige Vielesser die Esslust, während normalgewichtige Vielesser zum Essen animieren. Bei Kindern animieren Geschwister genauso zum Mehressen wie Freunde. Übergewichtige Personen, die viel essen, wirken weniger attraktiv, normalgewichtige Vielesser hingegen anziehend, zumindest für Männer. Für Frauen sind Normalgewichtige, die wenig essen, am attraktivsten. Warme Speisen und Getränke lassen uns andere Personen positiver beurteilen.

Eine angenehme Essumgebung mit softem Licht und guter Musik lässt länger am Esstisch verweilen, führt aber auch dazu, dass mehr gegessen und getrunken wird.

Nährwertangaben haben, wenn überhaupt, nur einen geringen Einfluss auf die Auswahl und den Konsum von Speisen und Lebensmitteln. Die Konsumenten wollen zwar informiert werden, eventuelle Warnhinweise werden wahrgenommen, der Verzehr wird dadurch aber kaum beeinflusst. Geschmack und Preis sind immer noch die wichtigsten Entscheidungsgründe für die Lebensmittelauswahl.

Je besser das Essen riecht, desto lieber und mehr wird gegessen. Schlechte Gerüche auch in der Essumgebung verderben den Appetit.

Erinnerungen beeinflussen lang- und kurzfristig die Nahrungsauswahl. Speisen und Lebensmittel, an die man sich gerne erinnert, weil sie gut schmecken oder bei einem besonderen Anlass gegessen wurden, isst man lieber, häufiger und in größeren Mengen. Denkt man vor der Auswahl eines

Essens oder Snacks darüber nach, was man bereits gegessen hat, isst man infolge weniger.

Wer wenig schläft, unabhängig vom Lebensalter, isst am nächsten Tag mehr, vor allem steigt der Snackkonsum. Verantwortlich dafür ist eine Erhöhung des Hungers durch verschiedene hormonelle Einflüsse und natürlich die vermehrte Energiezufuhr, da mehr Zeit zum Essen zur Verfügung steht. Zusätzlich sinkt durch die Müdigkeit die Bewegungsaktivität.

Essen beeinflusst unsere Gefühle und unsere Gefühle beeinflussen unser Essverhalten

„Die Speisen haben vermutlich einen sehr großen Einfluß auf den Zustand des Menschen, wo er jetzo ist. Der Wein äußert seinen Einfluß mehr sichtbar, die Speisen tun es langsamer, aber vielleicht ebenso gewiß."

Georg Christoph Lichtenberg (1742–1799)

Ernährung und Nahrungsaufnahme sind viel mehr als die Zufuhr von Energie, Makro- und Mikronährstoffen. Essen beruhigt, tröstet, vertreibt Langeweile und ist Ersatz für vieles. Vielen Menschen bereitet Essen immer weniger Lust, sondern mehr und mehr Frust. Kaum jemand kann das Essen noch wirklich genießen. Viele essen mit schlechtem Gewissen, weil ihr tatsächliches Essverhalten nicht mit den unzähligen Diäten oder Ernährungsempfehlungen übereinstimmt und sie Lebensmittel und Speisen in „gut" und „schlecht" unterteilen. Genießen tritt in den Hintergrund, wobei Genuss für eine positive Sinnesempfindung steht und sowohl mit geistigem als auch körperlichem Wohlbehagen in Verbindung steht, wie es auch „gesunde Genießer" glauben. Im Zusammenhang mit Essen ist der Begriff Genuss vor allem mit überragendem Geschmack, einer angenehmen Stimmung und schöner Atmosphäre inklusive entsprechenden Zeitressourcen verbunden.

Die Genussempfindung ist subjektiv und somit individuell unterschiedlich, insbesondere wenn es ums Essen geht. Neben dem „gesunden Genießer" ist der „zurückhaltende Genießer" der zweithäufigste Genusstyp. Dieser kann das potenzielle Risiko beim Genuss nicht ausblenden und erlaubt sich diesen deshalb nur in Maßen. Reduziertes oder fehlendes Genusserleben findet man aber häufig auch bei Personen mit psychischen und somatischen Erkrankungen und kann ein Symptom seelischer und körperlicher Beeinträchtigung oder Mitursache dafür sein. Wenn der gesundheitliche Wert der Speisen in der

Wichtigkeit vor dem Essvergnügen steht und Genuss sogar verpönt ist, spricht man von Orthorexia nervosa. Hier werden bestimmte Speisen und Lebensmittel aus gesundheitlichen Gründen nicht mehr gegessen und Essen zwanghaft unter den Aspekt Gesundheit gestellt. Betroffene verbringen immer mehr Zeit damit, einen individuellen Ernährungsplan zusammenzustellen und diesen auch strikt einzuhalten. Die Anzahl der zugeführten Nahrungsmittel sinkt stetig und begrenzt sich schließlich immer mehr. Diese Form des „Foodamentalismus" resultiert aus der Überbetonung des Gesundheitsaspektes bei gleichzeitiger Vernachlässigung des Vergnügungsfaktors.

Bezüglich der Lust am Essen finden sich schon in der frühpubertären Phase geschlechtsspezifische Unterschiede. Für Buben gehört laut einer Untersuchung von 11- bis 16-Jährigen Essen zu den schönsten Dingen des Lebens. Sie fühlen sich nach einer Mahlzeit besonders wohl und fit. Mädchen hingegen sehen Essen sehr oft als mögliche Bedrohung, verbunden mit körperbezogenen Ängsten und Kontrollwünschen. Für Frauen steht Esslust eher im Zusammenhang mit negativen Gefühlen wie Scham, Schuld, Kontrollverlust und Angst, verursacht durch das vorherrschende Schönheitsideal und den Wunsch nach einem Schlanksein, das in Verbindung mit Askese bzw. kulinarischer Restriktion steht. Für Männer ist die unbekümmerte Hingabe ans Essen hingegen mit Zufriedenheit, Freude und Wohlbefinden verbunden.

Besonders häufig findet man die „gezügelten Esser". Diese steuern ihre Nahrungsaufnahme vorwiegend durch mehr oder weniger rigide Kontrolle. Hier findet man neben sehr gesundheitsbewussten Personen auch all jene, die wiederholte Reduktionsdiäten durchführen. Es besteht in diesem Zusammenhang ein besonderes Risiko für einen Kontrollverlust, der primär zur überhöhten Energieaufnahme, aber auch langfristig zur Entstehung von Essstörungen führen kann.

Wenn Essen nicht nur Lebensfreude oder Genuss bedeutet, sondern auch schlechtes Gewissen und Schuldgefühle hervorruft, dann sind dafür nicht nur die Verfügbarkeit von Lebensmitteln oder die Einstellung zu Essen und Körpergewicht, sondern auch die Informationen über Ernährung und Diäten in diversen Medien und Büchern sowie Beratungsempfehlungen mitverantwortlich.

Emotionen verändern das Essverhalten

Emotionen verändern das Essverhalten und das Essverhalten wiederum hat Einfluss auf die emotionale Stimmungslage, das heißt Essen kann Emotionen regulieren. Es kann Angst oder Stress reduzieren, Kummer eindämmen oder aber glücklich machen.

Emotionen, Angst oder Stress sind für viele Menschen Auslöser für veränderte Ernährungsgewohnheiten. Sie können das Ernährungsverhalten beeinflussen und die Nahrungsaufnahme fördern oder hemmen. Intensive Emotionen, wie beispielsweise Angst, wirken hemmend auf die Esslust und den Geschmack der Speisen, während positive, wie beispielsweise Freude, den Geschmack der Nahrung erhöhen. Die Motivation zu essen ist aber bei negativen Emotionen höher, da hier das Essen Ablenkung schafft, entspannt und dazu beiträgt sich besser zu fühlen.

Emotionen sind außerdem Einflussfaktoren für die Lebensmittelauswahl. Ärger und Auseinandersetzungen führen beispielsweise zu einem erhöhten Konsum fett- und zuckerreicher Snacks und zu einem verringerten Verzehr von Gemüse und Hauptmahlzeiten. Frauen und Männer reagieren unter Emotionen und Stress oft anders. Während Frauen häufiger unter Stress hungern, zählen Männer öfters zu den Stressessern. Chronischer Stress im Alltag erhöht einer Studie zufolge die Präferenz für energiereiche Nahrungsmittel (Zucker und Fett), die Essgeschwindigkeit und die Größe der Bissen sowie die abdominale Fetteinlagerung. Frustessen findet man besonders häufig bei Frauen. Sie wollen sich eher schlechte Stimmung „vom Leib essen", während sich Männer mit Essen eher belohnen. Bei beiden Geschlechtern wird Essen auch als Angstbewältigungsstrategie eingesetzt. Offenbar wird gegessen, weil man nicht zwischen den internen Reizen, die mit der Angst und jenen, die mit dem Hunger verbunden sind, unterscheiden kann. Eine psychosomatische Theorie der Adipositas geht auch davon aus, dass Übergewichtige durch das Essen Angst bzw. Beschwerden reduzieren, und dass bei ihnen Essen an sich schon dazu führt, dass sie sich glücklicher fühlen. Dies legt nahe, dass eine diätische Intervention allein nie zum Erfolg führen kann, insbesondere da bei übergewichtigen Personen schon während des

Essens negative Emotionen wie Anspannung und Müdigkeit nachlassen und stark Übergewichtige glücklicher werden.

Nahrungsmittelauswahl und Emotionen

Umgekehrt können die Nahrungsmittelauswahl und somit auch das Ernährungsverhalten emotionale Effekte beeinflussen. Ungewohnte Gerichte oder kleine Portionen können sich negativ auf die Gemütsverfassung auswirken. Nahrungsmittel mit hoher Energiedichte, wie beispielsweise süße oder fettreiche Lebensmittel, verbessern die Stimmung und vermindern Anzeichen von Stress. Andererseits führt eine energiereiche Nahrung insbesondere bei Frauen zu negativen emotionalen Reaktionen, da diese als für ihre körperliche Attraktivität bedrohlich wahrgenommen wird. Je höher der Energiegehalt der Speisen ist, desto ungesünder und „gefährlicher" werden sie eingestuft. Ihr Konsum löst vor allem Wut, Angst, Scham und Trauer aus, insbesondere bei übergewichtigen Frauen. Glücklich machen diese Frauen vor allem energiearme Lebensmittel.

Emotionen verändern sowohl die Ernährungsgewohnheiten, als auch die tatsächliche Nahrungsauswahl. Intensive Emotionen hemmen vor allem die Nahrungsaufnahme. Negative Emotionen wie Ärger erhöhen insbesondere den Verzehr von fett- und zuckerreichen Snacks.

Essen macht nicht nur satt, sondern kann Angst oder Stress reduzieren, Kummer eindämmen oder auch glücklich machen.

Macht Essen glücklich?

Glück ist das Erleben von positiven Emotionen durch die Befriedigung von Bedürfnissen und trägt, wie auch Freude und Genuss, zum emotionalen Wohlbefinden und zur subjektiven Lebensqualität bei. Glücklichsein ist neben genetischen und umweltbedingten Faktoren hauptsächlich von der psychischen Gesundheit und sehr wesentlich von einem gesunden Lebensstil abhängig. Die Nahrungsaufnahme wirkt hier als „self-gifts". Die Frage ist aber, ist es das Essen an sich, sind es einzelne Mahlzeiten, Lebensmittel, Speisen oder Nährstoffe, der Zeitpunkt der Nahrungsaufnahme, verschiedene sensorische Eigenschaften oder doch das Umfeld bzw. ein gewisser Lerneffekt? Dazu gibt es zahlreiche Ernährungsmärchen und -mythen. Der französische Philosoph und Gastrosoph Jean Anthelme Brillat-Savarin (1755–1826) geht davon aus, dass die Entdeckung einer neuen Speise das Glück der Menschheit mehr fördert als die Entdeckung eines neuen Sterns. Ob Essen tatsächlich glücklich macht, wird in Studien mittels Befindlichkeitsfragebögen untersucht und diese erlauben in der Tat einige grundsätzliche Aussagen.

Bei den Mahlzeiten und der Mahlzeitenzusammensetzung hat sich gezeigt, dass bereits das Frühstück einen großen Einfluss zu haben scheint. Wer frühstückt, ist im Gegensatz zu Frühstücksverweigerern glücklicher und gelassener, insbesondere wenn reichlich Kohlenhydrate und wenig Fett gegessen werden und das vorwiegend bei Frauen. Sie macht eine Getreidemahlzeit am Morgen glücklicher und gelassener. Diese sättigt auch mehr und erhöht die Zufriedenheit mit dem Gewicht. Verglichen wurden hier Getreide und Muffins. Auch Männer sind durch mehr Kohlenhydrate glücklicher und weniger gestresst, jedoch unabhängig von der Fett-, Protein- und Energiezufuhr. Wer wenig Zeit zum Frühstücken hat bzw. sich nimmt, kann auch zu einem Getreideriegel greifen. Bei beiden Geschlechtern kann dieser in der Früh die Aufmerksamkeit erhöhen, glücklicher und weniger besorgt machen.

Das Frühstück sollte aber nicht zu groß ausfallen. Wer viel frühstückt, fühlt sich nicht besser, sondern im Gegenteil – die Stimmung verschlechtert sich.

Bei Schülern hat sich gezeigt, dass eine Frühstücksvariante mit einem niedrigen glykämischen Index verglichen mit einer Variante mit einem hohen glykämischen Index glücklicher und weniger nervös macht und auch zur erhöhten Aufmerksamkeit führt.

Vergleicht man Kohlenhydrate mit Eiweiß, das heißt eine kohlenhydratreiche (66 E% = Energieprozent) und eiweißarme (4 E%) mit einer kohlenhydratärmeren (41 E%) und eiweißreicheren (27 E%) Kost, macht auch die kohlenhydratreiche Kost glücklicher. Diese bewirkt zusätzlich mehr Gelassenheit bei der Durchführung von Rechenaufgaben.

Machen Diäten glücklicher?

Viele Menschen sind sehr unglücklich über ihr Körpergewicht. Frauen sind häufiger unzufrieden damit, sie schätzen sich wesentlich dicker ein, als sie tatsächlich sind, und versuchen öfter das Körpergewicht zu reduzieren als Männer. Unzufriedenheit mit dem eigenen Körpergewicht, Überbetonung von Körpergewicht und Schlankheit werden jedoch als Risikofaktoren für die Entstehung von Essstörungen angesehen, von denen Frauen signifikant häufiger betroffen sind als Männer. Tatsächlich sind Normalgewichtige ebenso unzufrieden wie Übergewichtige und Adipöse. Wenn abgenommen wird, erhöht sich unabhängig vom Gewichtsreduktionserfolg das psychische Wohlbefinden und die Zufriedenheit.

Protein- und fettreiche Diäten sind zwar wirksam beim Abnehmen, können sich aber unter Umständen negativ auf das Gemüt auswirken. In einer Untersuchung von Brinkworth und seinen Mitarbeitern aus Adelaide wurden 106 übergewichtige Probanden ein Jahr auf einer kohlenhydratarmen (Energieverteilung: 4 % Kohlenhydrate, 35 % Protein sowie 61 % Fett) oder einer relativ fettreduzierten, niederkalorischen Kost (Energieverteilung: 46 % Kohlenhydrate, 24 % Protein, 30 % Fett) gehalten. Nach zwei Monaten war eine deutliche Verbesserung der Stimmung in beiden Gruppen messbar. Am Studienende jedoch ging dieser positive Effekt in der Low-Carb-Gruppe wieder verloren. Im Gegensatz dazu zeigte die Low-Fat-Gruppe hinsichtlich verschiedener psychischer Parameter wie Ängstlichkeit,

Depressivität, Feindseligkeit oder Müdigkeit eine konstante Verbesserung.

Was könnten Gründe für den nachteiligen Effekt einer kohlenhydratarmen, fett- und proteinreichen Diät auf die Psyche sein? Einerseits spielt hier sicher die geringere Zufuhr von Glukose, Traubenzucker, eine wichtige Rolle. Glukose ist der zentrale Energielieferant des Gehirns. Sie wird zwar im Körper gebildet, jedoch konnten zahlreiche Studien zeigen, dass auch die Glukosezufuhr einen bedeutsamen Einfluss auf die Kognition hat. Daneben kann es bei einer kohlenhydratarmen Kost auch zu einer Beeinträchtigung der Lebensqualität kommen. Wir sind es gewohnt Nudeln, Reis und Brot zu verzehren. Sie bilden die Basis unserer Ernährung. Wenn man akut umstellt, kann das Missgunst schaffen. Wer will sich denn quälen? In ähnlichen Studien, wo Probanden auf eine „unbequeme" Kost gesetzt wurden, findet man relativ häufig auch hohe Drop-out-Raten, also der Anteil der Versuchspersonen, die die Studie abbrechen, ist groß. Schließlich könnten, neben der Unlust auf diese Kostform, weiters auch verminderte Serotoninspiegel in der kohlenhydratarmen Gruppe eine Rolle bei der unverändert schlechten Stimmung zu Studienende gespielt haben (s. Kapitel „Welche Nahrungsmittel und Nahrungsinhaltsstoffe beeinflussen unser Befinden wirklich?").

Kohlenhydratreiche versus kohlenhydratarme Diäten

Unabhängig davon, ob man während einer Diät viele oder wenige Kohlenhydrate und Fett isst, verbessert sich die Stimmung. Bei einer kurzfristigen Durchführung bis zu acht Wochen steigert sich das Wohlbefinden hauptsächlich innerhalb der ersten zwei Wochen ohne einen Unterschied zwischen den verschiedenen Diätformen.

Bei langfristiger Durchführung (ein Jahr) gibt es jedoch sehr wohl Unterschiede, je nachdem ob man mehr oder weniger Kohlenhydrate isst. Eine kalorienreduzierte, fettarme und kohlenhydratreiche Diät zeigt im Vergleich zu einer sehr kohlenhydratarmen und fettreichen Diätform positive Auswirkungen bezüglich der Stimmung. Reichlich Kohlenhydrate (Nudeln, Kartoffeln, Reis, Brot) und wenig Fett machen bei gleichem Gewichtsreduktionserfolg weniger depressiv und niedergeschlagen.

Kohlenhydratarme Diäten machen auch müder, nachweisbar ist das nach einer Durchführung von zwei Wochen. Dies steht offenbar mit einer höheren Blutketonkörperkonzentration (beta-Hydroxybutyrat) in Verbindung. Damit kann wiederum der Wunsch nach Bewegung, die für eine erfolgreiche Gewichtsreduktion unerlässlich ist, abnehmen.

Nicht nur Kohlenhydrate haben einen Einfluss auf das Befinden, sondern auch die tägliche Fettzufuhr. In einer Studie wurde untersucht ob Auswirkungen auf die Befindlichkeit festgestellt werden können, wenn man zuerst einen Monat die Fettzufuhr von 41 E% erhält und diese dann im nächsten Monat auf 25 E% senkt. Im Vergleich dazu erhielt eine Kontrollgruppe bis zu Studienende weiterhin 41 E% Fett. Tatsächlich nahmen Angst und Feindseligkeit bei denen zu, die weniger Fett bekamen, Angst und Anspannung sanken dagegen nur in der fettreichen Diätgruppe. Offenbar kann eine Absenkung des Fettgehaltes in der Ernährung negative Auswirkungen auf die Stimmung haben. Die Aussagekraft ist aber sehr limitiert, da nur zehn Personen in der Interventionsgruppe und neun in der Kontrollgruppe untersucht wurden.

Fasten macht glücklich, aber hungern stresst

Ändert man sein Ernährungsverhalten, kann dies auch Einfluss auf die Stimmungslage haben. Es kann unheimlich stressen, wenn man eine Diät einhalten will oder muss. Unruhe, üble Laune und Gereiztheit sind nicht selten die Folge. Ganz extrem ist es bei völliger Nahrungskarenz. Hier ist aber entscheidend, ob dies freiwillig geschieht (wie beispielsweise beim Fasten oder beim Hungerstreik) oder ob kein Essen zur Verfügung steht und tatsächlich gehungert wird. Beim freiwilligen Verzicht ist die Stimmung positiv, geht in Richtung Euphorie und gute Laune, man fühlt sich gut und ist sogar stressstabiler. Hungergefühle sind, wenn überhaupt, nur am Anfang vorhanden. Die verbesserte Stimmungslage wird mit einer erhöhten Verfügbarkeit von Serotonin im Gehirn und endogenen Opioiden und Endocannabinoiden in Verbindung gebracht. Fasten induziert eine neuroendokrine Aktivierung, es kommt zu einer erhöhten Produktion von neurotropen Faktoren, die wiederum die Stimmungslage verbessern. Am besten geeignet ist ein medizinisch überwachtes, modifiziertes Fasten mit einer Nahrungsaufnahme von 200–500 kcal/d über einen Zeitraum von 7 bis 21 Tagen.

Ganz anders ist die Situation beim unfreiwilligen Nahrungsentzug, stehen hier doch negative Gemütsverfassungen im Vordergrund. Dieses Hungern tritt heute bei Umweltkatastrophen, Kriegen und in Ländern mit besonderer Armut auf. Es stresst, macht Angst und Unlust, aber auch aggressiv oder depressiv. Bei längerer Dauer führt es zu einer emotionalen Instabilität, zu Übellaunigkeit und Teilnahmslosigkeit (Apathie). Beeindruckend wurde dies 1944 in der sogenannten „Minnesota-Studie" nachgewiesen. Wehrdienstverweigerer kamen für ein Jahr in ein Hungercamp und erhielten über 24 Wochen nur die Hälfte der sonst üblichen Nahrungsmenge. Sie litten unter Schlafproblemen, Beschwerden im Magen-Darm-Trakt, Haarausfall, Sehstörungen, Kreislaufproblemen, Kopfschmerzen und Blutdruckabfall. Die Herzfrequenz und die Körpertemperatur sanken, der Grundumsatz (= jene Energiemenge, die man in Ruhe zur Aufrechterhaltung der Lebensfunktionen braucht) sogar um 40 %. Ihre Schmerzempfindlichkeit stieg, sie verloren an Muskelmasse, hatten eine verminderte Arbeitsfähigkeit und Ausdauerleistung. Die geistige Leistungsfähigkeit, die Konzentration und das sexuelle Interesse verschlechterten sich. Neben den Stimmungsschwankungen kam es zu Depressionen, erhöhter Reizbarkeit, Interesselosigkeit, Angst, Apathie, hysterischen Reaktionen, Hypochondrie und Introvertiertheit. Alle diese Symptome bildeten sich aber nach Normalisierung des Essverhaltens wieder zurück. Begründbar sind diese Auswirkungen durch den unterschiedlichen physiologischen und neuropsychologischen Ablauf beim Hungern im Unterschied zum Fasten. Durch den zusätzlichen Stress wird noch mehr Eiweiß abgebaut und mehr Magnesium verbraucht. Die eintretenden Stimmungsänderungen sind abhängig von der Ausgangslage, die beim Hungern immer viel schlechter ist als beim Fasten, welches man gerne tut und auf das man sich freut. Wer aber unter Zwang fastet, wird auch mit negativen Stimmungsänderungen konfrontiert werden.

Frühstücken macht gelassener und glücklicher, insbesondere wenn Getreide in Vollkornform (Müsli, Vollkornbrot, ungesüßter Getreideriegel) gegessen wird. Frauen sollten zusätzlich auf eine hohe Fettmenge verzichten.

Fasten führt zu positiver Stimmung und guter Laune, ja sogar zur Euphorie, aber nur, wenn es freiwillig durchgeführt wird. Ein unfreiwilliger Nahrungsentzug hat immer negative Auswirkungen auf die Stimmung, aber auch auf die Leistungsfähigkeit und viele körperliche Parameter. Fasten sollte man immer ohne Zwang und unter professioneller Begleitung.

Welche Nahrungsmittel und Nahrungsinhaltsstoffe beeinflussen unser Befinden wirklich?

Es gibt viele Nahrungsmittel, die einen positiven Einfluss auf die Stimmung haben. Im Englischen werden sie als „comfort food" bezeichnet. Sie müssen schmackhaft sein, die richtige Zusammensetzung an Inhaltsstoffen und eine angenehme Konsistenz haben. Der größte Effekt scheint diesbezüglich bei Schokolade gegeben, aber auch Pudding, weiche Kekse und Kuchen zählen zu diesen Nahrungsmitteln.

Schokolade als Trostpflaster?

Emotionale Esser zeigen sehr häufig ein gesteigertes Verlangen nach Schokolade und essen dementsprechend mehr davon. Offenbar eignet sich Schokolade besonders dazu negative Gefühle zu reduzieren, positive oder neutrale Gefühle bleiben jedoch unbeeinflusst. Der Effekt tritt unmittelbar ein und ist deshalb auch auf die Schmackhaftigkeit von Schokolade zurückzuführen. Dies bestätigt auch ein Versuch, bei dem Schokolade so präpariert wurde, dass ihre Schmackhaftigkeit nicht mehr vorhanden war. Diese Schokolade verbesserte die negativen Gefühle nicht. Neben dem besonderen Geschmack wird immer wieder diskutiert, welche Inhaltsstoffe wirklich Verlangen auslösen bzw. die Stimmung verbessern. Vorliebe und starkes Verlangen werden oft durch die pharmakologisch wirksamen Substanzen der Kakaobohne erklärt. Wahrscheinlich handelt es sich um die Kombination von Methylxanthinen mit Koffein und Theobromin. Milchschokolade und dunkle Schokolade verbessern die Stimmung und die kognitive Funktion, weiße Schokolade zeigt hingegen keinen Effekt. Vergleicht man Milchschokolade, weiße Schokolade, Kakaokapseln und Placebokapseln auf ihre Wirkung, das Verlangen nach Schokolade zu befriedigen, so zeigt sich, dass Milchschokolade das Verlangen am wirksamsten vermindert. Das bestätigt, dass die Schmackhaftigkeit alleine keinen so großen Effekt auslösen kann wie die Kombination der Inhaltsstoffe. Ein Unterschied zwischen Milch- und dunkler Schokolade scheint hingegen nicht gegeben, der Konsum beider macht glücklicher. Hier spielt offensichtlich die persönliche Vorliebe eine Rolle.

Koffein und Theobromin können aber erst ab einer bestimmten Menge (mehr als 50 g) und circa eine Stunde nach dem Konsum stimmungsverbessernd wirken. Viel schneller wirken sich neurochemische Mechanismen aus. Hier wird durch den hohen Kohlenhydratanteil und den geringen Proteinanteil relativ rasch Serotonin im Gehirn gebildet, ein Botenstoff, der uns glücklich macht.

Schokolade verbessert also die Stimmung sehr rasch und das schon in kleinen Mengen. Bei einem Laborexperiment waren bereits Mengen von 5 g (= ½ Rippe Schokolade) wirksam. Die positiven Effekte auf die Stimmung nach dem Schokoladekonsum vergehen aber sehr rasch wieder.

In einem Experiment wurde untersucht, ob Schokolade oder ein Apfel unterschiedliche Auswirkungen auf Hunger und emotionalen Zustand haben. Sowohl der Apfel als auch die Schokolade reduzierten Hungergefühle, steigerten die Aktivität und führten zu einer gehobenen Stimmung, wobei die Auswirkungen bei den Schokoladeessern höher waren. Es gab aber auch Studienteilnehmer, die nach dem Konsum von Schokolade Schuldgefühle hatten. Bei ihnen war der positive Effekt des Schokokonsums insgesamt viel geringer.

Bei depressiver Verstimmung wird auch immer mehr Schokolade konsumiert, sowohl von Frauen als auch von Männern. Diese essen im Vergleich zu Personen, die keine depressive Verstimmung aufweisen, um 56 % mehr davon.

Stimmung und die Gier nach Kohlenhydraten

Seit den Untersuchungen von Wurtman in den späten 80er- und frühen 90er-Jahren weiß man, dass es die Gier nach Kohlenhydraten (Carbohydrate Craving) wirklich gibt. Diese ist geschlechts- und jahreszeitenspezifisch. In Monaten mit wenig Sonnenstrahlung ist das Verlangen nach Süßem höher. Weiters ist es häufiger bei Frauen und hier sehr oft in Abhängigkeit vom Monatszyklus zu finden. Carbohydrate Craving ist sehr häufig auch Teil des prämenstruellen Syndroms. Charakteristisch sind die wiederholten Anfälle von erhöhter Kohlenhydratzufuhr in Verbindung mit einer depressiven Stimmung. Sehr häufig findet man diese Gier auch bei Übergewichtigen, die durch den vermehrten Konsum von Kohlenhydraten ihr Gewichtsproblem kaum in den Griff bekommen.

Carbohydrate Craver fühlen sich vor dem Verzehr von Kohlenhydraten gestresst, nachdem sie diese gegessen haben aber zufrieden, glücklich und relaxt.

Tryptophan und Serotonin

Jeder hat einmal Lust auf etwas Süßes. Der eine häufiger, täglich, vielleicht sogar stündlich, der andere in einem angemessenen Zeitintervall. Dieses Verlangen hängt unter anderem auch mit der Wirkung des Serotonins zusammen. Serotonin ist ein Neurotransmitter, der aus der essenziellen Aminosäure Tryptophan gebildet wird.

Als lebenswichtige Aminosäure ist Tryptophan nicht nur wichtig für die Bildung des Serotonins, sondern auch unentbehrlich für die Proteinsynthese in der Zelle. Tryptophan kommt unter den Aminosäuren in relativ niedriger Konzentration in der Nahrung vor, ein Umstand, der die besondere Bedeutung dieses Nährstoffs für den Menschen unterstreicht. Es existiert mittlerweile sogar eine eigene wissenschaftliche Zeitschrift, die sich ausschließlich mit dem Tryptophan befasst, das „International Journal of Tryptophan Research". Neben der Protein- und Serotoninsynthese ist Tryptophan auch wichtig für die Bildung von Kynurenin, aus welchem Stoffwechselprodukte gebildet werden, die unter anderem einen Einfluss auf die Informationsübertragung an Synapsen aufweisen.

Von vorrangiger Relevanz für dieses Buch ist die Bedeutung des Tryptophans als Ausgangssubstanz des Serotonins. Serotonin kommt in verschiedenen Stellen des Körpers vor. Die höchsten Mengen werden im Darm gebildet, wo Serotonin unter anderem einen Einfluss auf die Darmbewegungen ausübt. Ein gestörter Stoffwechsel des Serotonins wird seit einigen Jahren mit dem Reizdarmsyndrom in Verbindung gebracht. Dieses gehört zu den häufigsten psychosomatischen Erkrankungen. Reizdarm-Patienten leiden meist unter Blähungen, Verstopfungen im Wechsel mit Durchfall sowie Bauchschmerzen. Körperliche Belastungen und Stress können die Schmerzen im Darm noch verstärken.

Im Nervensystem ist Serotonin ein wichtiger Botenstoff, der sowohl bei der Regulation der Nahrungsaufnahme als auch bei der psychischen Befindlichkeit eine wichtige Rolle spielt. Nicht umsonst wirkt eine große Gruppe der Antidepressiva über die Verstärkung der Serotoninwirkung im Gehirn. Serotonin ist ferner auch in die Regulation des Schlafes involviert. Dies ist über zweierlei Mechanismen erklärbar. Zum einen basiert die schlaffördernde, „relaxierende" Wirkung des Serotonins auf direkten Effekten auf die Schlafregulationszentren im Gehirn. Mengen von 1 g Tryptophan sind bereits in der Lage die Einschlafdauer zu verkürzen und das Gefühl von Schläfrigkeit zu erhöhen. Andererseits ist Tryptophan bzw. Serotonin Ausgangssubstanz des „Nachthormons" Melatonin.

Melatonin ist ein Hormon, das praktisch bei allen Lebewesen nachgewiesen werden kann – vom Einzeller bis zum Menschen. Die Rotation der Erde um ihre eigene Achse und damit der tägliche Wechsel von Hell und Dunkel gehören zu den konstantesten Maschinerien unserer Erde. Viele Spezies haben daher Eigenschaften entwickelt, um sich diesem Hell-Dunkel-Wechsel optimal anzupassen. Zu einem dieser Anpassungsmechanismen gehört auch die Produktion von Melatonin, welches hauptsächlich in der Nacht ausgeschüttet wird und die Information „dunkel" als ein hormonelles Signal an den Körper vermittelt. Melatonin wird daher auch als „Hormon der Dunkelheit" bezeichnet. Die Ausschüttung des Melatonins aus der Zirbeldrüse wird durch die innere Uhr gesteuert. Für Melatonin wurden an verschiedenen Stellen des Zentralnervensystems und in den Organen Bindungsstellen nachgewiesen. Im Tierreich hat Melatonin unter anderem einen Einfluss auf die Reproduktion und die Sexualentwicklung. Zu physiologischen Wirkungen des Melatonins beim Menschen ist noch relativ wenig bekannt. Es hat auf jeden Fall besagte schlaffördernde Wirkung, und es scheint Informationen über den Hell-Dunkel-Wechsel oder von der inneren Uhr auf periphere Organe und deren physiologische Funktionen zu übertragen. Daneben zeigen zahlreiche tierexperimentelle Untersuchungen, dass Melatonin krebshemmend wirkt und das Nervensystem vor schädlichen Einflüssen schützen kann. Zusätzlich weist es eine stimulierende Wirkung auf das Immunsystem auf und beeinflusst vor allem durch Regulation der Gefäßweite den Wärmehaushalt und den Blutdruck. Die Melatoninausschüttung wird bei Lichtintensitäten ab 200 Lux zunehmend unterdrückt. 200 Lux entsprechen ungefähr einer leichten Zimmerbeleuchtung. Das ist auch der Grund, warum bei Schichtarbeitern die Melatoninausschüttung supprimiert ist.

Melatonin ist auch ein Chronobiotikum, welches für die Stabilität und Harmonisierung der circadianen Rhythmen wichtig ist. Daher kann Melatonin bei Symptomen des Jetlags eingesetzt werden.

Tryptophan gilt nicht zu Unrecht als ein entspannender und harmonisierender Nährstoff, der uns glücklich macht. Dies hängt nicht nur mit dem Melatonin zusammen, sondern vor allem mit der Bildung des Serotonins im Gehirn. Limitierend für die Serotoninsynthese ist dabei nicht nur die Zufuhrmenge von Tryptophan über die tägliche Nahrung, sondern auch dessen Transport vom Blut ins Gehirn. Tryptophan wird aufgrund seiner Fettlöslichkeit im Blut an Proteine gebunden transportiert. Nach Ablösen aus der Proteinbindung wird es über die Blut-Hirn-Schranke durch ein Shuttleprotein transportiert. Dieses befördert jedoch nicht nur Tryptophan, sondern auch andere Aminosäuren, wie Tyrosin, Phenylalanin, Leucin, Isoleucin und Valin. Nach Einschleusen in das Gehirn wird Tryptophan von den Nervenzellen verstoffwechselt und steht dann für die Proteinsynthese, aber auch für die Bildung von Melatonin und Serotonin zur Verfügung.

Bei proteinreichen Mahlzeiten wird weniger Tryptophan ins Gehirn aufgenommen. Der Grund dafür ist folgender: Tryptophan kommt im Vergleich zu anderen Aminosäuren in Nahrungsproteinen in geringeren Mengen vor, sodass nach einer proteinreichen Mahlzeit der Blutspiegel der anderen Aminosäuren höher ist als der des Tryptophans. Die anderen Aminosäuren konkurrieren dann mit dem Tryptophan um den Transport mit dem „Shuttletaxi" ins Gehirn. Da Tryptophan den anderen Aminosäuren mengenmäßig unterlegen ist, hat es geringere Chancen ins Gehirn aufgenommen zu werden.

Die Güte der Aufnahme erhöht sich jedoch bei einer kohlenhydratreichen Mahlzeit, da es hier zu einer vermehrten Insulinausschüttung kommt. Insulin stimuliert die Aufnahme der anderen Aminosäuren in die Muskulatur. Tryptophan bleibt davon ausgenommen, da es hauptsächlich an Albumin gebunden ist und in dieser Form nicht in die Muskelzellen transportiert werden kann. So steht mehr Tryptophan für das Gehirn zur Verfügung.

Stress bzw. eine Aktivierung des Stressnervensystems, Sympathikus, bewirkt ebenfalls eine vermehrte Aufnahme von Tryptophan ins Gehirn. Erklärbar ist das durch die vermehrte Freisetzung von freien Fettsäuren als Energielieferanten ins Blut, die in weiterer Folge das Tryptophan von der Bindung ans Albumin verdrängen. So steht mehr freies Tryptophan für den Transport ins Gehirn zur Verfügung. Ähnlich wie nach der Sympathikusaktivierung ist es, wenn fettreiche Mahlzeiten gegessen werden. Es kommt zu einer Erhöhung freier Fettsäuren im Blut, die Tryptophan von der Albuminbindung verdrängen. Das so freigesetzte Tryptophan wird vermehrt ins Gehirn transportiert und steht nun vermehrt für die Synthese von Serotonin in den Synapsen zur Verfügung.

Interessant ist in diesem Zusammenhang, dass Alkohol das Verhältnis zwischen Tryptophan und den konkurrierenden Aminosäuren senkt. Diese Ratio von Tryptophan zur Gesamtmenge an Tyrosin, Phenylalanin, Leucin, Isoleucin und Valin ist, wie bereits erwähnt, entscheidend für die Tryptophanaufnahme ins Gehirn. Untersuchungen zeigten, dass Alkohol dieses Verhältnis bei Gesunden um bis zu 25 % senken kann, sodass möglicherweise nach Alkoholabusus die Serotoninsynthese im Gehirn bis zu einem bestimmten Grad gestört sein kann. Das könnte ein Grund für die Verbindung zwischen erhöhtem Alkoholkonsum und Aggressionen sein.

Neben der Aminosäureratio bzw. der Aufnahme ins Gehirn, ist ein weiterer limitierender Faktor bei der Bildung des Serotonins aus dem Tryptophan das Enzym Tryptophan-Hydroxylase. Dieses Enzym beschleunigt die Umwandlung des Tryptophans in 5-Hydroxytryptophan, aus welchem dann Serotonin entsteht. Gelangt extrem viel Tryptophan ins Gehirn, wird das Enzym gesättigt bzw. es erreicht seine maximale Aktivität. Eine weitere Steigerung der Produktion von Serotonin wird in diesem Fall nicht mehr erreicht. Die Aktivität dieses Schlüsselenzyms der Serotoninsynthese kann außerdem bei einem Magnesium- oder Vitamin-B$_6$-Mangel vermindert sein. Entzündungsfördernde Cytokine können den Abbau des Tryptophans über andere biochemische Wege begünstigen, sodass weniger Tryptophan für die Serotoninsynthese zur Verfügung steht. Das mag auch ein Grund dafür sein, dass Patienten mit chronischen Entzündungen, wie Rheumatismus, häufiger an Depression leiden.

Außerdem ist ständiger, negativer Stress ein Faktor, der die Serotoninsynthese beeinträchtigt, da bei lang andauerndem Stress hohe Konzentrationen an dem Stresshormon Cortisol den Abbau des Tryptophans begünstigen. Kurzer Stress hingegen kurbelt die Serotoninbildung im Gehirn an, ein Mechanismus, der auf die wichtige Bedeutung dieses Botenstoffs bei Belastungen hindeutet. Hält der Stress länger an, kommt es zu einem Serotoninmangel, welcher wiederum das Entstehen einer depressiven Stimmung begünstigt. Aus diesem Grund ist möglicherweise gerade bei Stress der Tryptophanbedarf erhöht, um eine adäquate Serotoninsynthese aufrechtzuerhalten. Genügend Serotonin wiederum kann uns wieder in den grünen Bereich holen und vor depressiver Verstimmung schützen. Erniedrigte Tryptophan- bzw. Serotoninspiegel scheinen demnach ein wichtiges Bindeglied zwischen lang andauerndem Stress und Depressionen darzustellen (s. auch Kapitel „Depression und Ernährung").

Unser Körper versucht auf natürliche Art einen Serotoninmangel zu kompensieren, indem die Lust Süßes zu essen gesteigert wird. Dadurch wird die nachfolgende Aufnahme von Kohlenhydraten, also Schokolade, Zuckerl & Co, erhöht. Dies bewirkt wiederum eine vermehrte Aufnahme der Aminosäure Tryptophan ins Gehirn.

Die Aktivierung des Tryptophan-Serotonin-Systems nach dem Verzehr von insbesondere kohlenhydratreichen Speisen ist daher mit gewissen Veränderungen unserer allgemeinen Stimmungslage verbunden. Es ist eine Art des Wohlbefindens und der leichten Schläfrigkeit. Man ist weniger schmerzempfindlich und ängstlich, zusammengefasst: Man ist einfach „besser drauf".

Nehmen wir einmal an, Sie werden Zeuge folgender Szene: Gehen drei Leute in eine Bar. Der Kellner fragt sie: „Kann ich Ihnen etwas bringen?" Der Erste fragt zurück: „Ist das Getränk sicher?" Der Zweite antwortet euphorisch: „Eine Runde für alle!" Der Dritte stänkert: „Hast du ein Problem, Alter?!"

Insbesondere dem Dritten kann mit Ernährung geholfen werden. Der Erste zählt zu den Neurotikern, der Zweite zu den Extrovertierten und der Dritte zur großen Gruppe der „unter Strom stehenden" Streitsüchtigen. Das Fallbeispiel entstammt einer Übersichtsarbeit von Debbie S. Moskowitz von der McGill University, Montreal, Kanada. Diese charakterisiert die zänkische Persönlichkeit durch folgende Eigenschaften:

Ich antworte nicht auf Fragen und Kommentare.
Ich kritisiere andere.
Ich rede laut.
Ich mache sarkastische Kommentare.
Ich diskreditiere andere.
Ich ignoriere andere Kommentare.
Ich bin ungeduldig.

Den meisten von Ihnen wird dieser Typus bekannt vorkommen, sei es im Job, wenn Sie unterwegs sind oder, wenn Sie Pech haben, auch zu Hause.

Die Gruppe um Debbie Moskowitz konnte zeigen, dass der zänkische Charakter durch eine angemessene Ernährung „gedämpft" werden kann (jedenfalls bis zu einem bestimmten Grad). Die Forscherin supplementierte klassisch Streitsüchtige mit Tryptophan und konnte zeigen, dass dadurch ihr ungehaltenes Verhalten verbessert werden kann. Testpersonen, die in ihrer Studie einen hohen Score auf einer Ärger-Feindseligkeit-Skala aufwiesen, bekamen in zwei 9-Tages-Sitzungen zunächst Tryptophan und dann ein Placebopräparat. Diejenigen, die Tryptophan bekamen, zeigten danach bessere Scores als die Placebogruppe.

Tryptophan ist jedoch nicht nur für das Wohlbefinden, sondern auch für das Gedächtnis wichtig. Nehmen wir einmal an, Sie sind mit Ihrem Partner, Ihrer Partnerin irgendwo am Land unterwegs und suchen eine Adresse. Leider haben Sie kein Navigationsgerät und keine Landkarte an Bord, sodass Sie jemanden auf der Straße um Auskunft bitten. Dieser erzählt Ihnen ausschweifend mit „Händen und Füßen" den Weg zu Ihrem Ziel. Danach setzen Sie Ihre Fahrt fort. Jetzt stellt sich die Frage: Wer merkt sich die Wegbeschreibung besser, Mann oder Frau? Üblicherweise nimmt der „Mann" das Ruder an sich und dirigiert den Wagen zum Ziel, jedoch nicht immer über den schnellsten Weg und manchmal auch nach weiteren „Infostopps". Klüger wäre es jedoch, wenn er die Sache seiner Partnerin überlassen würde. Zahlreiche Studien konnten zeigen, dass Frauen bei standardisierten Tests des Kurzzeitgedächtnisses, in denen sie sich gleich nach Vorgabe an 15 oder 30 Wörter erinnern sollten, besser abschnitten als Männer. Jedoch benötigten Frauen für die bessere Gedächtnisleistung Tryptophan. Wurden die Tryptophandepots experimentell entleert, schnitten die Frauen nicht besser ab als die Männer. Beim Langzeitgedächtnis, das etwa 30 Minuten nach Vorgabe von Wörtern bestimmt wird, wurden hingegen keine geschlechtsspezifischen Unterschiede gefunden. Sowohl Frauen als auch Männer schnitten bei diesem Test schlechter ab, wenn bei ihnen das Tryptophan entleert wurde.

Was könnte man als Mann daraus lernen? Überlass das Dirigieren nächstes Mal deiner Partnerin und versorge sie vorher sicherheitshalber mit einer „kleinen süßen Aufmerksamkeit". Generell zeigten verschiedene Studien, dass Frauen auf einen Tryptophanmangel stärker mit schlechter Stimmung reagieren als Männer. Das mag ein Grund dafür sein, warum das weibliche Geschlecht eher zu Trostspendern neigt, so gesehen eigentlich ein körpereigener „Schutzmechanismus". Insbesondere wirkt sich eine suboptimale Tryptophan/Serotonin-Versorgung bei einer Vorgeschichte für Depression aus.

Schokolade wirkt aufgrund ihrer Schmackhaftigkeit sofort und man fühlt sich gleich besser. Dazu kommen neurochemische bzw. pharmakologische Mechanismen, die über eine längere Zeit wirksam sind, aber nur bei einem Konsum ohne Schuldgefühle.

Tryptophan ist die Ausgangssubstanz für den Botenstoff Serotonin, welches unter anderem für unser Wohlbefinden wichtig ist. Tryptophan gilt daher nicht zu Unrecht als ein „Entspannungsmolekül", das uns glücklich macht. Es ist auch für die Gedächtnisfunktion wichtig. Bei proteinreichen Mahlzeiten wird weniger Tryptophan ins Gehirn aufgenommen. Zu viel Alkohol stört unter Umständen die Aufnahme von Tryptophan ins Gehirn.

„Unter Strom stehende" Persönlichkeiten können durch Tryptophan bis zu einem bestimmten Grad entspannen. Ständiger negativer Stress beeinträchtigt den Serotoninstoffwechsel im Gehirn.

Depression und Ernährung

Der Begriff „Depression" kommt aus dem Lateinischen und stammt von „deprimere" (= niederdrücken, unterdrücken) ab. Gemeint ist damit eine allgemeine seelische und körperliche gedrückte Stimmung, verbunden mit einem Gefühl der Resignation und tiefen Trauer. Die Freude und das Interesse an der Umwelt und den Mitmenschen gehen verloren. Außerdem fühlt man sich häufig wertlos und leidet an Schuldgefühlen. Im schlimmsten Fall kommen Suizidgedanken auf. Für viele depressive Menschen ist die Verminderung der Lebensenergie und des Antriebs eine der schlimmsten Plagen. Fast jede Aufgabe, die man angehen bzw. beginnen will, kommt einem wie ein unüberwindlicher Fels vor. Es kostet ungeheure Mühe selbst die kleinsten Dinge des Lebens zu bewältigen.

Eine Depression beeinträchtigt somit unser ganzes Leben, unser Denken, unsere Gefühle, unseren Körper bis hin zu den sozialen Beziehungen. Es belastet nicht nur uns, sondern auch unsere nächsten Familienangehörigen, die damit leben müssen. Sie führt uns in eine Dunkelheit und Apathie, aus der wir nicht herauskommen. Sie verhindert, dass wir auch die schönsten Ereignisse im Leben, wie z. B. eine Hochzeit, genießen können, wie es uns Lars von Trier in seinem eindrucksvollen Werk „Melancholia" vorgeführt hat. Eine Depression ist das schwarze Loch der Seele.

Ausführlich beschäftigte sich der Allianz-Report „Depression – wie die Krankheit unsere Seele belastet" 2011 mit dieser Thematik. Bekannte Persönlichkeiten, die an einer Depression litten, waren Ernest Hemingway (1899–1961), Virginia Woolf (1882–1941) oder Vincent van Gogh (1853–1890), aber auch der vielversprechende zeitgenössische Schriftsteller David Foster Wallace (1962–2008), der, bevor er 2008 Selbstmord beging, über seine Depression Folgendes schrieb: „Alles ist Teil des Problems, und es gibt keine Lösung. Für den Betroffenen ist es eine Ein-Mann-Hölle."

Shekhar Saxena vom „Department of Mental Health" der Weltgesundheitsorganisation fasst die globale Bedeutung der Depression eindrucksvoll zusammen: „Unsere Zahlen zeigen, dass Depression im Jahr 2030 in den Industrieländern die am weitesten verbreitete

Krankheit sein wird." Platz 1 in der Statistik braucht keine weitere Erklärung. Die Depression wird demnach in naher Zukunft den kardiovaskulären Erkrankungen diesen Rang abgelaufen haben. Sie kostete die Volkswirtschaft im Jahr 2008 in Deutschland bis zu 22 Milliarden Euro.

Wichtig ist zu wissen, dass die Depression eine Krankheit ist und nicht eine Form des Versagens, der Willensschwäche oder der traurigen Persönlichkeit. Sie ist eine Krankheit wie die Angina Pectoris, der Diabetes oder der Schlaganfall. Nur, dass in diesem Fall die Ursachen weniger bekannt sind. Eine Depression kann lebensbedrohlich werden, insbesondere wenn Selbstmordgedanken aufkommen, und sollte daher frühzeitig diagnostiziert und behandelt werden.

Es werden verschiedene Faktoren bei der Entstehung der Depression diskutiert, dazu gehören genetische Faktoren, wie vor allem eine familiäre Häufung depressiver Erkrankungen, oder auch biologische, wie Störungen in der Ausschüttung von Botenstoffen wie Serotonin, Noradrenalin, des Hormons Cortisol oder Entzündungsfaktoren. Außerdem sind psychosoziale Ereignisse, Traumatisierungen, wie der Tod von nahestehenden Personen, Kindheitstraumata oder Missbrauchserfahrungen bei der Entwicklung der Depression beteiligt. Schließlich ist ständiger, an der Substanz zehrender Stress eine wichtige Ursache. Diese pathologische Überaktivität des Stresssystems kann unbehandelt auch das Risiko für andere Krankheiten wie Bluthochdruck und damit assoziiert Herzinfarkt und Schlaganfall erhöhen, sowie das Entstehen eines Diabetes begünstigen.

Die Depression wird üblicherweise von einem Arzt diagnostiziert. Sie ist grundsätzlich mit den Hauptsymptomen

* gedrückte Stimmung und Niedergeschlagenheit
* Interessenverlust und Freudlosigkeit
* Energie- und Antriebslosigkeit

sowie verschiedenen Nebensymptomen (s. Tabelle 1) assoziiert. Je mehr Haupt- und Nebensymptome vorhanden sind, desto schwerer ist die depressive Episode. Die WHO hat ein Screeningverfahren, die sogenannte WHO-5, entwickelt, mit dem der Verdacht auf eine Depression gestellt werden kann (s. Tabelle 2). Der Vorteil liegt in der einfachen und schnellen Bearbeitungs- und Auswertungszeit.

Hierfür müssen einfach fünf Fragen beantwortet werden. Jeder Antwort sind bestimmte Zahlenwerte zwischen 0 und 5 zugeordnet, die dann am Schluss addiert werden. Liegt der erreichte Gesamtpunktewert bei weniger als 13 Punkten, kann der Arzt unter weiterer Befragung und Einbeziehung genauerer Diagnoseschemata eine Depression feststellen.

Depressionen sind gut therapierbar. Dafür stehen insbesondere moderne stimmungsaufhellende Medikamente, sogenannte Antidepressiva, aber auch verschiedene bewährte Formen der Psychotherapie sowie Stressbewältigungsverfahren und Entspannungstechniken zur Verfügung.

Schweregradeinteilung	Hauptsymptome	Nebensymptome
	Gedrückte Stimmung Interessenverlust, Freudlosigkeit Verminderung des Antriebs	Verminderte Konzentration und Aufmerksamkeit Vermindertes Selbstvertrauen und Selbstwertgefühl Negative und pessimistische Zukunftsperspektive Suizidgedanken, erfolgte Suizidhandlungen oder Selbstverletzungen Schuldgefühle und Gefühle von Wertlosigkeit Schlafstörung Verminderter Appetit
	Erfüllte Kriterien	**Erfüllte Kriterien**
Leichte depressive Episode	2	1–2
Mittelgradige depressive Episode	2	3–4
Schwere depressive Episode	3	≥ 5

Tabelle 1. Kriterien der depressiven Episode (Internationale Klassifikation der Krankheiten – ICD-10).

(Quelle: Elstner S, et al.: Depression in der hausärztlichen Praxis, Med Klin. 2007;102:141–50.)

Bitte bei jeder Aussage angeben, welche Rubrik am besten beschreibt, wie Sie sich in den beiden letzten Wochen gefühlt haben						
In den letzten beiden Wochen …	Die ganze Zeit	Meistens	Etwas mehr als die Hälfte der Zeit	Etwas weniger als die Hälfte der Zeit	Ab und zu	Zu keinem Zeitpunkt
… war ich froh und guter Laune	5	4	3	2	1	0
… habe ich mich ruhig und entspannt gefühlt	5	4	3	2	1	0
… habe ich mich energisch und aktiv gefühlt	5	4	3	2	1	0
… habe ich mich beim Aufwachen frisch und ausgeruht gefühlt	5	4	3	2	1	0
… war mein Alltag voller Dinge, die mich interessieren	5	4	3	2	1	0

Tabelle 2. WHO-5 (Index der Weltgesundheitsorganisation [WHO] zum Wohlbefinden).

Punktberechnung

Der Rohwert kommt durch einfaches Addieren der Antworten zustande. Der Rohwert erstreckt sich von 0 bis 25, wobei 0 geringstes Wohlbefinden / niedrigste Lebensqualität und 25 größtes Wohlbefinden / höchste Lebensqualität bezeichnen.
Quelle: http://www.who-5.org

Ernährung, Entzündung und Depression

Neben Stress, genetischen und soziopsychologischen Faktoren scheint auch eine erhöhte, chronische Entzündungsaktivität Depressionen zu begünstigen. Bei depressiven Patienten findet man relativ häufig Moleküle, die auf eine erhöhte Entzündungsaktivität hindeuten. Diese Moleküle sind insbesondere Interleukin 1 und 6, sowie der Tumor-Nekrose-Faktor-alpha. Sie werden auch als Cytokine bezeichnet und spielen eine wichtige Rolle bei der Immunabwehr. Bei chronischen Entzündungsprozessen, wie sie zum Beispiel klassischerweise beim entzündlichen Rheumatismus auftreten, sind diese Stoffe ebenfalls erhöht. Neben diesen entzündungsfördernden Cytokinen findet man bei Depressiven auch relativ häufig eine vermehrte Ausschüttung des

C-reaktiven Proteins, abgekürzt mit CRP. Ein erhöhter Blutspiegel an CRP deutet auf einen akuten oder chronischen Entzündungsprozess hin. Wenn depressive Patienten medikamentös behandelt werden, sinkt ihr Cytokinspiegel wieder, sodass ein kausaler Zusammenhang zwischen einer erhöhten Entzündungsaktivität und der Entstehung einer Depression durchaus vorstellbar ist. Rheumapatienten leiden auch verhältnismäßig häufig an Depressionen und depressiven Verstimmungen. Der Wirkungsmechanismus, wie entzündungsfördernde Cytokine die Entstehung einer Depression begünstigen können, ist noch unbekannt. Diskutiert wird unter anderem eine Beeinflussung der Ausschüttung von gewissen Botenstoffen, wie Serotonin, die bei der Depression eine wichtige Rolle spielen. Außerdem gibt es Hinweise, dass die Stresshormonachse aktiviert wird. Schließlich ist denkbar, dass durch ständig hohe Cytokinspiegel Nervenzellen geschädigt werden.

Nur, was haben Entzündungen und Cytokine mit Ernährung zu tun? Epidemiologische Untersuchungen aus den letzten Jahren haben diesbezüglich zweierlei gezeigt: Zum einen wurde beschrieben, dass eine ungesunde Kost die Ausschüttung entzündungsfördernder Cytokine stimuliert. Außerdem scheint eine ungesunde Kostform auch mit einem erhöhten Risiko für depressive Verstimmungen einherzugehen.

Was eine schlechte Ernährung ist, braucht wahrscheinlich nicht näher erläutert werden. Kurz gesagt besteht sie aus reichlich Fett und Kalorien. Burger, Pommes, Süßes und ähnliche Kaliber runden die Komposition ab. Gleichzeitig fehlen auf diesem suboptimalen Speiseplan häufig Obst, Gemüse und Fisch bzw. hochwertige pflanzliche Öle. Dieser Ernährungsstil liefert neben viel Fett auch Transfettsäuren, Kohlenhydrate mit einem hohen glykämischen Index, die den Blutzuckerspiegel in die Höhe treiben, und gleichzeitig wenig lebenswichtige Mikronährstoffe sowie Omega-3-Fettsäuren.

Studien aus Harvard und den Niederlanden haben z. B. gezeigt, dass eine Kost mit einem hohen glykämischen Index zu einer vermehrten Ausschüttung des CRP-Moleküls, welches einen sensitiven Indikator für einen Entzündungsprozess darstellt, führt.

Was ist der glykämische Index? Der glykämische Index bezieht sich auf die Fähigkeit der Lebensmittel den Blutzuckerspiegel zu beeinflussen. Für die Bestimmung des GI lässt man zehn bis zwölf Versuchspersonen zunächst 50 g Kohlenhydrate in Form von Glukose (Traubenzucker) verzehren und bestimmt im Anschluss daran über zwei Stunden den Blutzuckerspiegel an der Fingerbeere. An einem anderen Tag wird der Versuch mit dem zu testenden Lebensmittel wiederholt und die Blutzuckerantwortkurve beider Tests in Relation zueinander gesetzt. Ein GI von 100 bedeutet, dass das getestete Lebensmittel eine gleiche Reaktion auf den Blutzuckerspiegel ausgelöst hat wie Glukose. Lebensmittel, die den Blutzuckerspiegel langsamer und geringer anheben, haben einen niedrigeren GI als jene, die zu einem raschen und hohen Anstieg des GI führen. Der GI ist vor allem abhängig von der Kohlenhydratzusammensetzung der Nahrung, also dem Anteil von vor allem Glukose, Haushaltszucker, Stärke und Ballaststoffen im Lebensmittel. Daneben haben auch die Bearbeitung der Lebensmittel, die Verdauung und das Vorhandensein von anderen Nährstoffen einen Einfluss. Lebensmittel mit einem niedrigen GI sparen Insulin und verhindern eine reaktive Unterzuckerung (s. v. a. Kapitel „Depression Aggression"). Letzteres ist unter Umständen mit Unruhe, Nervosität und leichter Aggressivität verbunden. Da ein niedriger GI die Insulinausschüttung günstig beeinflusst und somit die Bauchspeicheldrüse schont, können Diabetiker von einer niedrig-GI-Kost („Glyx-Diät") profitieren. Außerdem kann eine reaktive Unterzuckerung Hungerattacken auslösen. Aus diesem Grund wird eine niedrig GI Kost auch zum Abnehmen eingesetzt (s. Kapitel „Hunger und Sättigung").

Lebensmittel mit einem niedrigen GI gehören generell, mit wenigen Ausnahmen, zur gesunden Ernährung, also das meiste Obst und Gemüse sowie Vollkornprodukte. Andererseits sind viele Lebensmittel, die einen hohen GI aufweisen, auch ernährungsphysiologisch als eher ungünstig zu werten, seien es Süßigkeiten, weißer Reis oder Weißbrot.

Nicht nur der glykämische Index, sondern auch die Art des Fettes in der Nahrung kann die Ausschüttung von entzündungsfördernden Cytokinen beeinflussen. Eine ungesunde Kostform liefert relativ viel gesättigtes Fett aus Butter, Fleisch, etc. sowie Transfettsäuren, aus z. B. Pommes, und wenig „gute" Fette wie vor allem Omega-3-Fettsäuren. Transfettsäuren z. B. erhöhen die Ausschüttung von entzündungsfördernden Cytokinen und CRP. Auf der anderen Seite weisen Omega-3-Fettsäuren aus insbesondere Seefischen eine entzündungshemmende Wirkung auf. In einer multiethnischen Studie wurden vier verschiedene Lebensmittelgruppen hinsichtlich ihrer Fähigkeit Entzündungsaktivität zu fördern oder zu hemmen analysiert. Die Lebensmittelgruppen waren wie folgt unterteilt: 1. Fette, Öle, verarbeitetes Fleisch (wie Wurst), Pommes, salzige Snacks sowie Desserts, 2. Bohnen, Tomaten, raffinierte Getreide (mit einem hohen glykämischen Index), Milchprodukte mit einem hohen Fettanteil, 3. Vollkornprodukte, Obst, Nüsse und grünblättrige Gemüsesorten, 4. Fisch und verschiedene Gemüsesorten. Die Personen, die die erste, klassische ungesunde Kost verzehrten, wiesen erhöhte Spiegel an CRP und Interleukin-6 auf. Andererseits waren die dritte und vierte Gruppe mit einer verminderten Freisetzung des entzündungsfördernden Cytokins, Interleukin-6, assoziiert. Andere Untersuchungen zeigten ähnliche Ergebnisse, auch nachdem verschiedene Faktoren, die einen Einfluss auf das Ergebnis nehmen konnten, wie z. B. der Body-Mass-Index, statistisch eliminiert wurden. Zusammenfassend begünstigt eine Fast-Food-Ernährung, die wenig Omega-3-Fettsäuren, Obst und Gemüse liefert, das Entstehen eines proentzündlichen Blutprofils.

Daraus stellt sich die Frage: Begünstigt eine ungesunde Ernährung auch die Entstehung einer depressiven Symptomatik? Neuere Studien lassen diesen Zusammenhang auf jeden Fall vermuten. In einem Kollektiv von über 10.000 Spaniern zeigte sich z. B., dass diejenigen, die sich nach der mediterranen Kost, die unter anderem reichlich Omega-3-Fettsäuren liefert, ernährten, ein 30 % niedrigeres Depressionsrisiko aufwiesen, als solche, die das nicht taten. Vor allem reichlicher Fleisch- und Wurstkonsum war mit einem höheren Depressionsrisiko assoziiert. In einer anderen Untersuchung der gleichen Arbeitsgruppe um Almudena Sanchez-Villegas von der Universität Las Palmas auf Gran Canaria wurde beschrieben, dass ein hoher Fast-Food-Konsum (Hamburger, Wurst, Pizza) nach einem Beobachtungszeitraum von etwa sechs Jahren mit einem fast 50 % höheren Depressionsrisiko im Vergleich zu Personen, die sich gesund ernährten, verbunden war. Nicht nur bei Spaniern, sondern auch bei Briten steigert klassisches Junkfood das Risiko für eine Depression. Schließlich hat eine Befragung von über 600 Frauen in Baltimore, Maryland, ergeben, dass diejenigen mit depressiven Symptomen viel häufiger Fast Food verzehrten als solche ohne Depressionssymptomatik. Die unzureichende Zufuhr von Omega-3-Fettsäuren, lebenswichtigen Vitaminen und Mineralstoffen könnte dabei eine Rolle spielen. Aber auch die vermehrte Zufuhr von Transfettsäuren, durch Pommes & Co ist wahrscheinlich ursächlich beteiligt.

Was sind Transfettsäuren? Transfettsäuren gehören zur Gruppe der ungesättigten Fettsäuren mit einer oder mehreren Doppelbindungen. Im Unterschied zu anderen ungesättigten, lebenswichtigen Fettsäuren, den cis-Fettsäuren, die eine gewinkelte Form aufweisen, haben Transfettsäuren eine langgestreckte Form. Sie enstammen nur der Nahrung und können nicht, wie gesättigte Fettsäuren, im Körper gebildet werden. Transfettsäuren werden vor allem in vielen Backwaren und Fast-Food-Produkten eingesetzt, weil ihre Herstellung billig ist und sie den Vorteil besitzen, nicht ranzig zu werden.

Transfettsäuren entstehen vorwiegend über drei Wege, und zwar: bei der Verarbeitung von flüssigen Ölen zu festen Fetten wie Backfett und Hartmargarine, beim Erhitzen und Braten von Ölen bei hohen Temperaturen sowie natürlicherweise durch bakterielle Umformung von ungesättigten Fettsäuren im Pansen von Wiederkäuern.

Folgende Lebensmittel enthalten unter Umständen einen höheren Anteil an Transfettsäuren:

Backwaren, Fertigprodukte wie Fertigteige, Fast Food, Snacks, Knabbereien, süße Brotaufstriche, Mikrowellenpopcorn, Bratfette sowie tierische Produkte wie Milch und Milchprodukte (Rahm, Butter, Joghurt, Käse), Rind- und Lammfleisch.

In Österreich gibt es eine Transfettsäureverordnung, die vorschreibt wie hoch der Transfettgehalt in Lebensmitteln sein darf. Diese gilt seit 1. September 2009 und schreibt vor, dass ein Inverkehrbringen von Fetten und Ölen sowie sonstigen Lebensmitteln mit mehr als 2 % Transfettsäuren in Österreich verboten wird. Bei zusammengesetzten Lebensmitteln mit einem Fettgehalt von weniger als 20 % ist ein Transfettsäuregehalt von bis zu 4 % erlaubt. Die Verordnung gilt nicht für Transfettsäuren, die aus Fetten tierischen Ursprungs stammen.

Eine erhöhte Zufuhr von Transfettsäuren wird mit einem gesteigerten Risiko, an Arteriosklerose (Arterienverkalkung) zu erkranken, in Verbindung gebracht. Der Grund dafür ist möglicherweise eine Senkung des HDL-Spiegels. HDL steht für „High Density Lipoprotein", welches vor allem für die Ausscheidung des Cholesterins wichtig ist. Ein hoher HDL-Spiegel wird daher günstig gewertet, wohingegen eine Verminderung der HDL-Konzentrationen mit einem erhöhten Risiko für Arteriosklerose und damit Herzinfarkt und Schlaganfall einhergeht. Weitere diskutierte Gründe für das erhöhte Arteriosklerose-Risiko durch eine Belastung mit Transfettsäuren sind auch eine Erhöhung des „schlechten" LDLs oder der Triglyceride im Blut.

Transfettsäuren erhöhen nicht nur das Risiko für Herz-Kreislauf-Erkrankungen, sondern auch für Depression. Bei Personen, die besonders viele Transfettsäuren zu sich nahmen, war das Erkrankungsrisiko bis zu 48 % höher als bei Teilnehmern, die andere ungesättigte Fettsäuren zu sich nahmen. Interessant war, dass im Durchschnitt nur 0,4 % der aufgenommenen Energie dieser Menschen aus Transfettsäuren bestand, jedoch diese eigentlich vernachlässigbar geringe Menge zu einem fast 50 %igen Anstieg des Risikos an Depressionen zu erkranken führte.

Alles in allem scheint Fast Food das Risiko für Depressionen zu erhöhen. Möglicherweise spielen hier entzündliche Prozesse eine Rolle. Eine chronische milde Form der Entzündung findet man zum Beispiel auch bei Personen mit metabolischem Syndrom. Dieses Erkrankungsbild ist charakterisiert durch eine Störung der Insulinsensitivität, Bluthochdruck, ein ungünstiges Fettprofil mit hohen Triglyceridspiegeln und niedrigen HDL-Spiegeln sowie einem großen Bauchumfang bzw. deutlichem Übergewicht. Das metabolische Syndrom zählt zu der Erkrankung des 21. Jahrhunderts und eine ungesunde Ernährung spielt bei der Entstehung eine wichtige Rolle. Erwähnenswert ist, dass Personen mit metabolischem Syndrom auch eher zu Depressionen neigen. Die Frage stellt sich jedoch, was war vorher da – die Henne oder das Ei, das Syndrom oder die Depression?

Jedoch sollte nicht unerwähnt bleiben, dass die Aussagekraft der zahlreichen Studien zu diesem Thema teilweise begrenzt ist, weil viele Faktoren die Entstehung von Krankheiten, wie Depressionen, beeinflussen. Was Ursache und was Wirkung ist, lässt sich daher nicht immer so genau sagen. So könnte es auch sein, dass depressive Menschen sich einfach schlechter ernähren.

Eine ständig hohe Ausschüttung von entzündungsfördernden Cytokinen scheint das Entstehen einer Depression zu begünstigen.

Eine ungesunde Kost stimuliert die Ausschüttung entzündungsfördernder Cytokine und geht daher unter Umständen mit einem erhöhten Risiko für depressive Verstimmungen einher.

◼ Omega-3-Fettsäuren und Psyche

Omega-3-Fettsäuren sind lebenswichtige Nährstoffe, zu denen die alpha-Linolensäure, welche in gewissen pflanzlichen Produkten, vor allem hochwertigen Ölen und Nüssen, zu finden ist, sowie die langkettige Eikosapentaensäure (EPA) und die langkettige Docosahexaensäure (DHA) gehören. Die beiden Letzteren kommen in Fischen und hier vor allem in hohen Mengen in Seefischen vor. Sie werden im Phytoplankton des Meeres produziert, von Fischen als Nahrung verzehrt und in deren Fettgewebe angereichert. Fische unterscheiden sich teilweise beachtlich in ihrem Gehalt an Omega-3-Fettsäuren. Einen sehr hohen Gehalt an EPA und DHA (zwischen 2,5 und 4 g pro 100 g essbarem Anteil) haben Thunfisch, Hering und Lachs (Salm). Makrele und Sardinen sind aber auch gute Lieferanten für diese essenziellen Fettsäuren. Scholle, Rotbarsch, Kabeljau / Dorsch, Karpfen, Zander haben zwar einen deutlich niedrigeren Gehalt, sind aber dennoch Quellen für EPA und DHA. Auch heimische Saiblinge oder Forellen aus kalten Gewässern enthalten Omega-3-Fettsäuren.

Im Gegensatz zur lebenswichtigen Omega-6-Fettsäure Linolsäure fördern EPA und DHA eher die Bildung von körpereigenen Wirkstoffen, welche gefäßerweiternd und teilweise entzündungshemmend wirken. Sie können bis zu einem bestimmten Grad auch aus der alpha-Linolensäure gebildet werden. Diese Synthese ist insbesondere effektiv, wenn keine zu hohe Konzentration an Linolsäure vorliegt, da beide Fettsäuren um das gleiche, die weitere Bildung von EPA und DHA aus der alpha-Linolensäure gewährleistende Enzymsystem (die sogenannte Desaturase) konkurrieren. Die Aktivität dieses Enzyms wird durch Alkohol oder Mangel an gewissen Nährstoffen wie Zink negativ beeinflusst. Schätzungen gehen davon aus, dass bis zu 10 % der alpha-Linolensäure in EPA umgewandelt wird. Das hängt vor allem vom Verhältnis Linolsäure zu alpha-Linolensäure ab. Das ist ein wichtiger Grund warum auch empfohlen wird dieses Verhältnis zu senken. Die alpha-Linolensäure findet sich reichlich in hochwertigen pflanzlichen Ölen, dabei unter anderem in Rapsöl, aber auch in Walnussöl, Weizenkeimöl und Sojaöl. Walnüsse und Leinsamen sind ebenfalls reich an alpha-Linolensäure. Die absolut höchsten Mengen enthält übrigens Leinöl. Obwohl die alpha-Linolensäure eine wichtige Quelle für EPA darstellt (insbesondere bei Vegetariern), bleibt die gebildete Menge an EPA deutlich unter derjenigen, die durch Fisch aufgenommen werden kann, zurück.

Daher ist alpha-Linolensäure unter praktischen Ernährungsbedingungen kein vollständiger Ersatz für EPA und DHA.

Der Vorteil von Omega-3-Fettsäuren auf die Gesundheit des Menschen wurde erstmalig bei den Inuit („Eskimo") entdeckt. Inuit essen relativ große Mengen an zumeist rohem Fisch mit einem hohen Fettgehalt. Daraus würde man ein erhöhtes Risiko für Krankheiten, die mit hohem Fettverzehr einhergehen – wie beispielsweise Herzinfarkt und Schlaganfall –, annehmen. Jedoch ist das genaue Gegenteil zu sehen. In Studien wurde wiederholt beschrieben, dass koronare Herzerkrankungen, wie Angina Pectoris und Herzinfarkt, bei den in Grönland lebenden Inuit deutlich seltener auftreten als bei der nach westlichen Standards lebenden Bevölkerung in Skandinavien. Der Grund für dieses scheinbare Paradoxon ist die reichliche Aufnahme von Omega-3-Fettsäuren und – im Vergleich zur Lebensweise in westlichen Industrienationen – die geringere Aufnahme von gesättigtem Fett.

Zahlreiche Studien konnten zeigen, dass ein erhöhter Fischkonsum mit einem geringeren Risiko für eine koronare Herzkrankheit einhergeht. Der Fischkonsum der untersuchten Bevölkerung lag bei mindestens 30 g Fisch pro Tag, das heißt die geschätzte tägliche Zufuhr von Omega-3-Fettsäuren betrug mindestens 0,5 bis 0,6 g. 30 g Fisch pro Tag entspricht in etwa einer üblichen Fischmahlzeit pro Woche.

Zusätzlich zu den epidemiologischen Beobachtungen zeigte sich in einer groß angelegten Studie bei Patienten mit zurückliegendem Herzinfarkt, dass ein hochkonzentrierter täglicher „Cocktail" mit Omega-3-Fettsäuren das Sterblichkeitsrisiko um etwa 20 % senken kann. Die Omega-3-Fettsäuren bewirkten dabei vor allem eine Verhinderung des plötzlichen Herztods. Daher empfehlen viele Ärzte auch Omega-3-Fettsäuren aus Fisch oder Fischölen zur Vorbeugung eines Reinfarktes oder als Schutz vor dem plötzlichen Herztod.

Die Omega-3-Fettsäuren EPA und DHA sind jedoch nicht nur immens wichtig für das Gefäßsystem, sondern insbesondere auch für das Gehirn. DHA z. B. findet sich in hohen Mengen im Gehirn. Zusammen mit anderen essenziellen Fettsäuren verbessert es die Fluidität, also die Fließfähigkeit, der Plasmamembran der Nervenzellen und beeinflusst außerdem die Aktivität von Proteinen sowie die Aktivierung von Genen im Erbgut. DHA und EPA fördern ferner die Bildung des „brain-derived-neurotrophic-factor" (BDNF). Dieser ist vor allem für die Neubildung von Nervenzellen und Synapsen wichtig. Dem BDNF kommt damit eine wichtige Rolle bei der Kognition und dem Verhalten zu. Er ist ein Schlüsselmolekül für die psychische Gesundheit. Bei negativem Stress, sozialer Isolation, aber auch bei Depression sind die BDNF-Spiegel niedrig. Tierexperimentelle Untersuchungen haben ferner gezeigt, dass Ratten, die eine ungesunde, fett- und zuckerreiche „Fast Food" Kost angeboten bekamen, deutlich niedrigere BDNF-Spiegel im Gehirn und schlechtere Werte bei Lernprozessen aufweisen. Weiters kann ein Mangel an DHA während der Gehirnentwicklung die BDNF-Synthese von Ratten beeinträchtigen und zu Defiziten in der Gehirnfunktion führen.

Die Vorfahren des Menschen entwickelten sich über Millionen Jahre in Afrika. Seit dieser Zeit erfuhr die Spezies der Hominiden ein beachtliches Wachstum ihres Gehirns. Der Mensch von heute, der Homo sapiens, ist etwa 160.000 Jahre alt. Vor etwa 100.000 Jahren breitete sich der Homo sapiens wahrscheinlich von der Ostküste Afrikas in Richtung Europa und Asien aus. Unser Genom ist seither mehr oder minder gleich geblieben. Es gab geringfügige Anpassungen in der Haut (Pigmentationen, die uns vor UV-Licht schützen) oder auch bei der Spaltung des Milchzuckers, aber im Großen und Ganzen haben wir uns seitens unseres Genoms nur minimal verändert. Diese Überlegung hat Bedeutung für das Verständnis, warum die schnelle Umstellung unserer Ernährungsweise von der klassischen Steinzeitdiät zur Agrarwirtschaft vor 10.000 Jahren und die noch kürzer zurückliegende industrielle Revolution vor knapp 150–200 Jahren, nicht optimal für uns sein konnten. Die molekulare Uhr-Hypothese besagt, dass sich unser Genom nur etwa 0,5 % pro eine Million Jahre verändert. Das ist auch einigermaßen nachvollziehbar, wenn man sich überlegt, dass unsere nächsten Artverwandten, die Schimpansen, eine knapp 98,5 %ige Übereinstimmung ihres Genoms mit dem unsrigen aufweisen. Seit der Sesshaftwerdung und vor allem seit der industriellen Revolution kam es zu einschneidenden Veränderungen in unserem Essverhalten. Das Zuviel an Salz, schnell resorbierbaren Zuckern und energiereichem Fett und der unzureichende Verzehr von Obst, Gemüse und Fisch forderten ihren Tribut – Metabolisches Syndrom, Diabetes, kardiovaskuläre Erkrankungen oder bestimmte Krebserkrankungen, wie Dickdarmkrebs, sind allgegenwärtig und gehören zu den häufigsten Erkrankungen weltweit.

Die Zufuhr der Omega-3-Fettsäuren EPA und DHA könnte besser sein. Diese essenziellen Nährstoffe waren wahrscheinlich wichtig für die Entwicklung des Homo sapiens. Es wird vermutet, dass sich der Homo sapiens an den Küstengebieten im östlichen Afrika entwickelte. Im Vergleich zur Savanne ist die Nahrung in Küstengebieten nicht nur reich an Fisch-Omega-3-Fettsäuren, sondern auch an Jod sowie Vitamin A und D, also Nährstoffen, die für die Entwicklung des Gehirns wichtig sind. Interessant ist in diesem Zusammenhang, dass gerade beim Menschen unserer Zeit die Aufnahme dieser Nährstoffe, insbesondere an Jod und Vitamin D, suboptimal ist.

Aufgrund ihrer immensen Bedeutung für das Gehirn wirken Omega-3-Fettsäuren nicht nur als Schutzfaktoren gegen Arteriosklerose und Herzinfarkt, sondern haben möglicherweise auch eine vorbeugende Wirkung bezüglich psychiatrischer Erkrankungen.

Untersuchungen von Captain Joseph Hibbeln, einem bekannten Psychiater und Lipidforscher aus Washington, USA, zeigten einen Zusammenhang zwischen der Zufuhr von Fisch und der Häufigkeit von Depressionen in der Bevölkerung. In Populationen, die viel Fisch verzehrten, wie in Japan, traten Depressionen viel weniger oft auf als in solchen, wo selten Fisch gegessen wurde, wie zum Beispiel in Deutschland. Auch die postpartale Depression, die bis zu 20 % der Entbindenden betrifft, scheint, wenigstens teilweise, mit der Zufuhr der Omega-3-Fettsäuren zusammenzuhängen. Weiters konnte in mehreren Studien gezeigt werden, dass depressive Menschen niedrigere Spiegel an Omega-3-Fettsäuren aufweisen und dass der Spiegel an den Omega-3-Fettsäuren mit der depressiven Symptomatik korreliert. Hibbeln und seine Mitarbeiter konnten ferner eindrucksvoll zeigen, dass ein hoher Fischverzehr in der Schwangerschaft die soziopsychische Entwicklung der Kinder positiv beeinflusst. Kinder, deren Mütter in der Schwangerschaft mehr als 340 Gramm Fisch pro Woche verzehrten, zeigten im Vergleich zu denjenigen, die keinen Fisch aßen, bessere Werte bei der verbalen Intelligenz, beim prosozialen Verhalten und der Feinmotorik.

Umgekehrt wurde in einigen Studien beschrieben, dass eine vermehrte Zufuhr von Omega-3-Fettsäuren vor Depressionen schützt. Insbesondere scheinen EPA und DHA unterstützend bei einer antidepressiven Therapie zu wirken. Depressive Symptome und eventuell die Dosis der Medikamente und damit auch die Nebenwirkungen können durch die Gabe dieser Fisch-Omega-3-Fettsäuren gemildert werden.

Schließlich existieren schon seit einigen Jahren Hinweise, dass Fisch bzw. EPA und DHA günstige Wirkungen bei Aggressionen aufweisen. In einer Metaanalyse, das ist eine Zusammenfassung und statistische Analyse von gut durchgeführten Studien, hat David Benton von der Swansea Universität, Wales, einer der bekanntesten Forscher auf dem Gebiet der Ernährungspsychologie, beschrieben, dass eine Gabe von DHA und EPA in den meisten Studien das aggressive Verhalten der untersuchten Personen reduzierte.

Die Omega-3-Fettsäuren EPA und DHA aus Fisch sind nicht nur für das Gefäßsystem immens wichtig, sondern insbesondere auch für das Gehirn. Omega-3-Fettsäuren weisen ein antidepressives Potential auf.

Proteine und Psyche

Was sind Proteine?

Die Bezeichnung „Protein" stammt aus dem Griechischen (proteios = erstrangig, von grundlegender Bedeutung) und bringt zum Ausdruck, dass das Leben grundsätzlich die Existenz von Proteinen erfordert. Proteine sind stickstoffhaltige, hochmolekulare Verbindungen, deren Grundbausteine Aminosäuren sind. Von den etwa 300 Aminosäuren, die in der Natur vorkommen, werden zwanzig für die zelluläre Proteinsynthese verwendet. Davon sind neun essenziell oder unentbehrlich und die anderen nicht essenziell. Die essenziellen müssen täglich mit der Nahrung zugeführt werden, wohingegen die nicht essenziellen im Körper gebildet werden können. Proteine erfüllen wichtige Funktionen beim Menschen. Sie sind Bausteine von Enzymen und Zellen, vor allem Muskelzellen haben einen hohen Anteil an Proteinen. Ferner sind sie wichtig für das Immunsystem sowie die Blutgerinnung und -stillung nach Verletzungen. Darüber hinaus sind viele Hormone und Signalstoffe, die für den Informationsfluss in der Zelle verantwortlich sind, Proteine. Schließlich müssen fettlösliche Nährstoffe im Blut an Proteine gebunden transportiert werden. Ein schwerer Proteinmangel äußert sich vor allem in einer Leistungs- und Immunschwäche mit einem erhöhten Infektionsrisiko und Wundheilungsstörungen, und geht generell mit einem gesteigerten Krankheits- und Sterblichkeitsrisiko einher.

Proteinbedarf

Der Gesamtproteinbestand eines Erwachsenen beträgt etwa 10.000 g. Täglich werden ca. 3–4 % davon durch einen kontinuierlich ablaufenden Prozess von Abbau und Synthese umgesetzt.

Derzeit gilt als optimale tägliche Proteinzufuhr für Erwachsene 0,8 g pro Kilogramm Körpermasse pro Tag. Bei dieser Zufuhr ist die sogenannte Stickstoffbilanz (Aufnahme von Protein-N minus Verlust in Harn, Fäzes, Haut) bei vielen Menschen ausgeglichen. Auch darunterliegende Proteinmengen können bedarfsdeckend sein, vor allem wenn es sich um Eiweiß mit einer hohen biologischen Wertigkeit handelt.

Für einen 70 kg schweren Mann wäre der tägliche Proteinbedarf 56 g. Diese Menge ist in etwa in 150 g Sojabohnen, 200 g Emmentalerkäse, 250 g Rind / Schweinefleisch, 250 g weiße Bohnen, 300 g Fisch, 400 g Topfen, 500 g Nudeln, 800 g Vollkornbrot, 2.500 g Spinat oder 2.500 g Karfiol enthalten. Aus dieser Auflistung kann abgeleitet werden, dass vor allem Fleisch, Fisch, Milchprodukte, Hülsenfrüchte und Nüsse, aber auch in geringerem Ausmaß Nudeln und Getreideprodukte eiweißreich sind. Diese Lebensmittel enthalten zwar die neun essenziellen Aminosäuren, jedoch weisen pflanzliche Lebensmittel normalerweise einen geringeren Gehalt an Eiweiß bzw. essenziellen Aminosäuren auf als tierische Erzeugnisse. Eine Ausnahme bilden Hülsenfrüchte wie zum Beispiel Sojabohnen, weiße Bohnen oder Linsen. Außerdem enthalten gewisse Nüsse viel hochwertiges Eiweiß.

Tierische Proteine haben den Vorteil besser verdaut zu werden. Bei pflanzlicher Kost behindern Substanzen wie Ballaststoffe oder Hemmstoffe von Verdauungsenzymen einen vollständigen Aufschluss des Eiweißes.

Neben der Quantität des Proteins ist auch dessen Qualität von Bedeutung. Letztere hängt vor allem vom Verhältnis der einzelnen Aminosäuren zueinander ab. Ein gutes Verhältnis bedeutet eine optimale Grundlage für die Gesundheit des Menschen. Ein Indikator für die Proteinqualität ist die sogenannte biologische Wertigkeit. Für den Menschen wird üblicherweise die biologische Wertigkeit von Eiern (Eigelb plus Eiklar) auf 100 gesetzt und die anderen Lebensmittelproteine darauf bezogen. Je höher die Qualität eines Proteins ist, desto geringere Mengen müssen davon aufgenommen werden, um ausreichend versorgt zu sein. Umgekehrt gilt, je geringer die biologische Wertigkeit eines Proteins ist, desto größere Mengen sind zur Sicherung des Bedarfs notwendig. Die biologische Wertigkeit von Lebensmitteln bewegt sich in einem Bereich von etwa 50 und 60 (beispielsweise Weizen, Mais) und 100 (Vollei). Milch, Milchprodukte, Soja, Fleisch und Fisch haben Werte zwischen 80 und 90. Bezüglich der Proteinqualität sind etwa Kartoffel / Ei und Soja / Ei günstige Kombinationen.

Eine aktuelle epidemiologische Studie untersuchte den Zusammenhang zwischen der Proteinzufuhr und dem Auftreten schwerer depressiver Verstimmungen bei 9.517 Personen. Dabei zeigten sich markante geschlechtsspezifische Unterschiede mit einem deutlich gesteigerten Risiko bei einer hohen Proteinzufuhr bei Frauen, andererseits jedoch einer schützenden Wirkung von Protein bei Männern. Auch dieses Ergebnis könnte mit einem unterschiedlichen Stoffwechsel des Serotonins zusammenhängen.

Eine sehr gute Proteinqualität haben Kombinationen von Kartoffel / Ei und Soja / Ei.

Protein- und fettreiche Diäten sind zwar kurzfristig wirksam beim Abnehmen, können sich unter Umständen aber negativ auf unser Befinden auswirken.

Folat – Folsäure und Psyche

Folat ist der Oberbegriff für ein wasserlösliches B-Vitamin (auch als Vitamin B_9 bezeichnet), für dessen Vitaminwirkung verschiedene Folatverbindungen verantwortlich sind. Differenzieren sollte man die in Lebensmitteln natürlich vorkommenden Folate und die synthetisch hergestellte, in Supplementen und zur Anreicherung von Lebensmitteln eingesetzte Folsäure.

Folat wurde entdeckt, als vor etwa 80 Jahren bei indischen Frauen beobachtet wurde, dass bestimmte Anämien (Blutarmut) in der Schwangerschaft durch Hefeextrakte, die reich an Folat waren, geheilt werden konnten. Die Erstbeschreibung von Folat in der wissenschaftlichen Literatur erfolgte kurze Zeit später im Jahre 1941. Dabei wurden für die Isolation dieses Vitamins knapp vier Tonnen Spinatblätter verwendet. Der Name Folat leitet sich daher auch von „folium" ab, welches aus dem Lateinischen kommt und „Blatt" bedeutet.

Folat ist ein wichtiger Cofaktor für die Teilung und Neubildung von Zellen. Aus diesem Grund äußert sich ein Mangel an Folsäure vor allem in Zellen, die eine hohe Teilungsrate aufweisen. Dazu gehören rote und weiße Blutzellen sowie die Schleimhäute des Magen-Darm- und Harntraktes. Insbesondere in der Schwangerschaft ist Folat sehr wichtig für die Entwicklung des Embryos. Es ist seit einiger Zeit weitläufig bekannt, dass eine ausreichende Folatversorgung in der Frühschwangerschaft das Risiko für schwere Fehlbildungen des Kindes – wie etwa Spina bifida, auch „offener Rücken" genannt – verringern kann. Daher sollten Frauen mit Kinderwunsch und vor allem Schwangere auf eine ausreichende Folatversorgung achtgeben.

Neben der Schutzwirkung in der Schwangerschaft und auf bestimmte Gewebe, wie die Blutzellen, scheint eine ausreichende Folatversorgung auch wichtig zu sein, um das Risiko an Arteriosklerose zu erkranken, zu verringern. Der zugrunde liegende Mechanismus ist folgender: Zusammen mit den Vitaminen B_6 und B_{12} beschleunigt Folat den Um- oder Abbau von Homocystein, einer potenziell toxischen Aminosäure, und bewirkt dadurch eine Reduktion des Homocysteinspiegels. Bei einer unzureichenden Versorgung mit Folat ist der Homocysteinspiegel im Blut daher erhöht. Zahlreiche, jedoch nicht alle Studien haben diesbezüglich nachweisen können, dass Menschen mit einem hohen Homocysteinspiegel ein erhöhtes Risiko aufweisen, einen Herzinfarkt oder Schlaganfall zu erleiden.

Ferner konnten einige Studien zeigen, dass ein Folatmangel möglicherweise zu einer Beeinträchtigung der kognitiven Funktionen im Alter führt (sogenannte „Altersdemenz"). Insbesondere im Alter sind Gedächtnisstörungen relativ häufig. Betroffen sind verhältnismäßig mehr Frauen als Männer sowie Personen mit einer geringen Bildung. Zu weiteren Risikofaktoren gehören vor allem Gefäßerkrankungen (Arteriosklerose) sowie bestimmte genetische Merkmale wie das sogenannte APO-E4-Merkmal. Eine deutliche Beeinträchtigung der kognitiven Fähigkeiten wird als Demenz bezeichnet. Diese wird als chronisch fortschreitender Hirnabbau, der mit dem Verlust erworbener Denkfähigkeiten einhergeht, bezeichnet. Die schlimmste Ausprägung ist die Alzheimer-Erkrankung, die bis heute unheilbar ist und nach manchmal jahrelangem Verlauf tödlich endet. Die genaue Ursache der Erkrankung ist immer noch unbekannt, obwohl die erstmalige Beschreibung bereits über 100 Jahre zurückliegt (1906). Im Gehirn von Alzheimer-Patienten findet sich vermehrt das Amyloid-b-Protein, dem eine zentrale Bedeutung an der Krankheit zugeschrieben wird. Risikofaktoren für die Alzheimer-Demenz sind in erster Linie ein hohes Lebensalter sowie eine genetische Disposition. Aber auch soziale Isolation und Einsamkeit, Depressionen, eine geringere kognitive Reserve (geringes Bildungsniveau) sowie gewisse neurologische Erkrankungen, wie Morbus Parkinson, können das Risiko für Morbus Alzheimer steigern. In den letzten ein bis zwei Jahrzehnten konnten einige, jedoch nicht alle Studien zeigen, dass eine Senkung des Homocysteinspiegels bzw. eine Supplementation mit Folsäure und den Vitaminen B_6 und B_{12} das Risiko für einen kognitiven Abbau im Alter vermindert. An einer der umfangreichsten Studien zu diesem Thema, die in der renommierten Zeitschrift „Lancet" publiziert wurde, nahmen 818 Männern und Frauen mit erhöhten Homocysteinwerten im Alter von 50 bis 75 Jahren teil. Die Personen wurden in zwei Gruppen eingeteilt, wobei die erste Gruppe drei Jahre lang täglich mit 800 Mikrogramm Folsäure supplementiert wurde, während die zweite Gruppe ein Placebopräparat einnahm. In der Folsäuregruppe sank, wie zu erwarten war, der Homocysteinspiegel ab. Interessant war jedoch, dass bei verschiedenen Tests zur Wahrnehmung, Erinnerung und Reaktionsgeschwindigkeit die Folsäuregruppe deutlich bessere Leistungen zeigte als die Placebogruppe.

Folat bzw. Folsäure scheint nicht nur einen gewissen protektiven Effekt vor einem kognitiven Abbau im Alter aufzuweisen, sondern ein Mangel auch an depressiven Störungen beteiligt zu sein. Ein Meilenstein in der Folat-Forschung war diesbezüglich der legendäre Selbstversuch des Hämatologen Victor Herbert (1927–2002). Victor Herbert ernährte sich ab dem Oktober 1961 über einige Monate lang nur von (mehrfach) gekochtem Gemüse. Durch die Hitzeanwendung wurde das Folat in der Kost zerstört. Folat reagiert nämlich empfindlich auf Luftsauerstoff, Licht und Hitze. Außerdem geht durch die Lagerung und Zubereitung (etwa Kochwasser) von Lebensmitteln viel Folat verloren. Aus diesem Grund sollte man frisches Gemüse und Salate verwenden und schonend zubereiten.

Victor Herbert ließ den Folatmangel durch Knochenmarkspunktionen und Blutabnahmen verifizieren. Nach fast fünf Monaten brach er den Versuch ab. Der Folatmangel führte nicht nur zu einer bestimmten Form der Anämie, mit den klassischen Symptomen Müdigkeit, Leistungsschwäche und kognitive Beeinträchtigung, sondern er war auch mit depressiven Symptomen assoziiert. Alle Symptome verschwanden innerhalb kurzer Zeit nach Zufuhr von Folsäure. Dieser Selbstversuch gilt als einer der robustesten Zusammenhänge zwischen Folatmangel und Depression.

In verschiedenen Untersuchungen wurde beschrieben, dass Personen, bei denen ein Folatmangel festgestellt wurde, auch relativ häufig psychische Störungen zeigen. Außerdem scheint bei Depressiven, die einen Folatmangel aufweisen, die Krankheit oft stärker und länger zu verlaufen und ein geringer Folatspiegel ein gutes Ansprechen der antidepressiven Therapie zu verhindern. Umgekehrt konnten Studien zeigen, dass eine additive Gabe von Folsäure zu Antidepressiva die Wirkung der Therapie verbessert. Daher wäre es durchaus sinnvoll den Folat- bzw. Homocysteinstatus bei Depressiven, die schlecht auf die Therapie ansprechen, zu bestimmen.

Reichlich Folat ist in Gemüsearten wie Brokkoli, Kohlsprossen, Spinat und Spargel, Hülsenfrüchten wie Linsen, Erbsen und Bohnen, Getreideprodukten aus Vollkorn, vor allem Weizenkleie und Weizenkeimen, Innereien wie Leber und Nieren, Eigelb und frischem Orangensaft enthalten. Fleisch und Fisch enthalten dagegen geringere Mengen an Folat.

Erwähnenswert ist noch, dass hinsichtlich kognitiver Funktionen nicht nur eine gute Versorgung mit Folat, sondern auch gleichzeitig mit dem Vitamin B_{12} wichtig ist. Eine Beobachtung von 1.302 Senioren zeigte diesbezüglich, dass ein niedriger Vitamin-B_{12}-Spiegel bei normaler Folatkonzentration das Risiko für kognitive Störungen um fast 50 % und bei hohen Folatspiegeln um fast das Fünffache erhöht. Andererseits schützen hohe Folatspiegel bei normaler Versorgung mit Vitamin B_{12} vor einem kognitiven Abbau im Alter. Daher wäre es, insbesondere bei älteren Menschen, wichtig, bei einer Supplementation mit Folsäure auch den Vitamin-B_{12}-Spiegel zu kennen.

Vitamin B_{12} ist ähnlich wie Folat nicht nur wichtig für das Nervensystem, sondern auch für die Zellteilung, vor allem von schnell teilenden Zellen, wie die roten Blutkörperchen. Daher führt ein Vitamin-B_{12}-Mangel auch zu einer Anämie, in diesem Falle einer sogenannten perniziösen bzw. megaloblastischen Anämie, und den damit verbundenen Symptomen.

Außerdem sollte man wissen, dass eine Erhöhung des Homocysteinspiegels bei einem Folat- aber auch bei einem Vitamin-B_{12}-Mangel auftreten kann. Dieser ist am häufigsten bei älteren Menschen mit einer atrophischen Gastritis, bei der über die Jahre die Magenschleimhaut zugrunde gegangen ist, zu sehen. In der Magenschleimhaut wird der sogenannte Intrinsic-Faktor gebildet, der für die Aufnahme von Vitamin B_{12} aus der Nahrung wichtig ist. Aus diesem Grund hilft bei Personen mit fortgeschrittener atropher Gastritis eine orale Supplementation mit Vitamin B_{12} recht wenig. Hier muss die Vitamin-B_{12}-Gabe per Injektion erfolgen.

Eine gute Versorgung mit Folat / Folsäure und Vitamin B_{12} schützt vor einem kognitiven Abbau im Alter.

Bei depressiven Menschen, die einen Folatmangel aufweisen, verläuft die Krankheit oft stärker und länger.

Vitamin D und Psyche

Vitamin D wird im Körper selbst gebildet. Unter dem Einfluss von Sonnenlicht, genauer gesagt von Ultraviolett-B-Strahlung in der Wellenlänge zwischen 280–320 nm, entsteht in der Haut aus dem Cholesterin das 7-Dehydrocholesterol, welches dann in Leber und Niere zum aktiven Vitamin D umgeformt wird. Der in der Leber gebildete Metabolit 25-Hydroxyvitamin-D wird aufgrund seiner langen Halbwertszeit als Statusmarker zur Überprüfung der Vitamin-D-Versorgung herangezogen. Ein großer Teil des Vitamin D im Körper entstammt bei uns normalerweise der körpereigenen Produktion und nur ein geringerer Teil wird mit der Nahrung aufgenommen. Die Vitamin-D-Synthese-Leistung der Haut nimmt mit dem Alter deutlich ab und kann unter Umständen auf weniger als die Hälfte reduziert sein. Für eine ausreichende körpereigene Synthese von Vitamin D genügen wahrscheinlich etwa zehn bis 30 Minuten Sonnenexposition, am besten täglich auf ungefähr ein Viertel der Hautoberfläche (üblicherweise Gesicht, Hände und teilweise Arme und Beine) im Frühjahr, Sommer und Herbst. Ältere Menschen weisen eine schlechtere Vitamin-D-Synthese in der Haut auf. Ein höheres Risiko für einen Vitamin-D-Mangel haben außerdem vor allem Personen, die selten an der frischen Luft sind, z. B. Pflegebedürftige, aber auch Menschen, die einen Großteil ihres Körpers aus sozioreligiösen Gründen bedecken.

Vitamin D ist nicht nur wichtig für die Mineralisation des Knochens, die Knochendichte und das Wachstum, sondern auch für Muskulatur und Muskelkraft, das Immunsystem und wahrscheinlich auch für das Nervensystem. Bindungsstellen für das Vitamin D wurden in verschiedenen Organen identifiziert, sodass weitere Funktionen dieses Vitamins wahrscheinlich sind. Z. B. sind Vitamin-D-Bindungsstellen in den beta-Zellen der Bauchspeicheldrüse, in denen Insulin produziert wird, nachgewiesen worden und es gibt erste Hinweise, dass Vitamin D – bis zu einem bestimmten Grad – vor Diabetes schützen kann.

Die „Deutsche Gesellschaft für Ernährung" hat in einer aktuellen Analyse den Schluss gezogen, dass „mit überzeugender Evidenz eine

Supplementation von Vitamin D bzw. ein guter Vitamin-D-Status bei Älteren mit einem verringerten Risiko für Stürze und Frakturen einhergeht". Außerdem verringert mit wahrscheinlicher Evidenz eine gute Vitamin-D-Versorgung bei Älteren das Risiko für Funktionseinbußen des Bewegungsapparates. Dazu gehören die Muskelkraft, die Mobilität und das Gleichgewicht. Schließlich senkt eine gute Vitamin-D-Versorgung bei älteren Menschen das Risiko für einen vorzeitigen Tod.

Es gibt Hinweise, dass Vitamin D auch für kognitive Funktionen wichtig ist. Einzelne Studien haben diesbezüglich zeigen können, dass ein niedriger Vitamin-D-Status mit einem höheren Risiko für eine kognitive Beeinträchtigung bei älteren Menschen zusammenhängt. Vor allem scheint Vitamin D vor einem Abfall der kognitiven Funktion im Alter zu schützen, wie z. B. eine Untersuchung bei 858 älteren Briten, die über sechs Jahre beobachtet worden waren, gezeigt hat. Diejenigen mit den niedrigsten 25-Hydroxyvitamin-D-Spiegeln hatten im Vergleich zu denjenigen mit den höchsten Werten ein 60 % höheres Risiko für einen kognitiven Abfall bzw. Beeinträchtigung. Eine andere Studie bei über 5.500 älteren Französinnen zeigte ebenfalls, dass diejenigen mit einer geringeren diätetischen Zufuhr von Vitamin D im Vergleich zu denen, die die empfohlenen Mengen zuführten, bei kognitiven Tests schlechter abschnitten.

Neuere Untersuchungen lassen außerdem vermuten, dass Vitamin D unter Umständen auch vor Depression schützt.

Zusammenfassend spielt Vitamin D nicht nur für Wachstum und Knochen eine wichtige Rolle, sondern ist auch an anderen Prozessen im Körper, unter anderem der Nervenfunktion, beteiligt. Insbesondere bei älteren Menschen scheint Vitamin D für den Erhalt gewisser kognitiver Funktionen wichtig zu sein.

Ein guter Vitamin-D-Status bei Älteren geht mit einem verringerten Risiko für Stürze und Frakturen einher.
Vitamin D schützt vor einem Abfall der kognitiven Funktion im Alter.

Aggression und Ernährung

Aggression ist ein Verhalten des Menschen, welches sich zum Ziel setzt, seine Umwelt und Mitmenschen absichtlich physisch oder psychisch zu verletzen sowie Sachgüter zu beschädigen oder zu zerstören. Aggression ist häufig die Folge von Wut, welche sich wiederum durch ständigen Ärger und Frustrationen entwickelt. Aggressives Verhalten zwischen Menschen gehört nicht nur historisch, sondern auch in unserer Zeit zu einem der drängendsten Probleme des sozialen Zusammenlebens. Die Entwicklung geeigneter Strategien zum Abbau bzw. zur Vermeidung aggressiven Verhaltens bekommt daher zunehmend einen besonderen Stellenwert in unserer Gesellschaft. Einen kleinen Beitrag könnte dazu auch die Ernährung leisten, aber davon später.

Jedes Jahr sterben weltweit etwa 700.000 Menschen aufgrund von körperlicher Gewalt. Aber Zigtausende mehr werden zusätzlich Opfer aggressiven Verhaltens in den eigenen vier Wänden oder außerhalb davon. Psychische und körperliche Gewalt ist demnach allgegenwärtig.

In einer interessanten Übersichtsarbeit von C. Russell und R. M. Russell mit dem Titel „The natural history of violence" wurde die Geschichte der Natur der Gewalt und Aggression behandelt. Diese leiteten ihren Artikel mit einer höchst interessanten Frage ein: Wie würde ein Fremder von einer anderen Galaxie den Menschen über die Jahrhunderte sehen? Den Europäer des Jahres 1900 würde er als eine freundliche, gnädige und offenherzige Kreatur bewerten. Vierzig Jahre später hingegen hätte er ein ganz anderes, höchst malignes Bild vor sich. Und das bei der gleichen Spezies, nur unter ganz anderen Umständen, nämlich massivem Stress. Bereits 1933 hat der bekannte Science Fiction Autor H. G. Wells in seinem Buch „The Shape of Things to Come" dies postuliert. Stress verändert uns und Stress macht uns aggressiv. Und heute, was würde der Fremde aus einer anderen Welt heute zu uns sagen? Er bräuchte nicht lange überlegen. Er würde relativ bald zu dem Schluss kommen, dass die Menschen von heute zunehmend geladen sind, gewissermaßen unter Hochvoltspannung stehen. Heute leben wir eine andere Form von Stress, eine, die sich sowohl nach außen äußert, sei es in der Familie, im Job, im Autoverkehr oder anderswo, uns gleichzeitig aber auch innerlich auffrisst. Wells war Protagonist der Stresstheorie der Aggression. Sozioökonomische Einflüsse, etwa aggressives Gruppenverhalten oder Armut, und individuelle Faktoren, wie zum Beispiel ständige Frustrationen, Demütigungen und Enttäuschungen („Loser-Typ"), Ängste, aber auch Vorbilder, die einen in ihren Bann ziehen, können uns stressen und aggressionsfördernd sein. Insbesondere wenn keine stabile familiäre Basis vorhanden ist, steigt das Risiko aggressiv und gewalttätig zu werden. In der psychoanalytischen Erklärung wird die Aggression als ein angeborener Trieb sowie mit dem Fehlen einer stabilen Identität beschrieben. Fehlen frühkindliche Bindungen, so können negative Gefühle wie Unsicherheit, Ängstlichkeit und Ambivalenz entstehen, die in aggressive Tendenzen übergehen können. Eine sichere, warme Bindung zwischen Eltern und Kind schützt daher vor Aggressionen. So gesehen ist es immens wichtig sein Kind so lange zu „halten", bis es soweit ist, „sich selbst zu halten". Durch diesen Halt baut das Kind eine stabile Basis für das spätere Leben auf. Andererseits ist Gewalt in der Familie ein wichtiger Trigger für Aggressionen. Je positiver das Klima in der Familie von Jugendlichen wahrgenommen wird, desto geringer ist das Gewaltpotential. In mehreren Studien zu Jugendgewalt und innerfamiliärem Gewalterleben junger Menschen wurde beschrieben, dass bereits die Beobachtung von Gewalt im familiären Rahmen einen wesentlichen Einfluss auf die Ausprägung von Gewaltbereitschaft, besonders bei jungen Männern, hat.

Eine andere Schule der Aggressionstheorie bezieht sich eher auf biologische Faktoren, Gene, Hormone und Botenstoffe im Gehirn, und besagt, dass Aggression und Gewalt dem Menschen innewohnen. Wahrscheinlich ist es eine Kombination von all dem.

Interessant ist in diesem Zusammenhang, dass das Gewaltverhalten unter Umständen vorhersagbar ist. In einer Untersuchung von Loeber wurden elf wichtige Einflussfaktoren bei jungen Männern identifiziert, die das Risiko für aggressives Verhalten erhöhen. Dazu gehören: Schuleschwänzen, geringe Motivation zur Schule zu gehen, kriminelles Verhalten vor dem zehnten Lebensjahr, grausames

Gedankengut gegenüber anderen, depressive Stimmung, körperliches aggressives Verhalten, fehlende Empathie bzw. Gefühlsarmut, geringer familiärer sozioökonomischer Status, Empfangen von Sozialhilfe, hoher Stress durch die Eltern und schlechte Nachbarschaft. Je mehr Faktoren zutreffen, desto höher ist die Wahrscheinlichkeit für gewalttätiges Verhalten.

Verblassende Werte und Normen, gesellschaftliche Faktoren wie Leistungsprinzip, Konsumdenken, Egozentrik, aber auch „No-future"-Tendenzen können ein Trigger für aggressives Verhalten sein. Daneben kommt vor allem den Massenmedien, die virtuelle Welten vorgaukeln, eine besondere Rolle zu. Früher, in den „guten, alten Zeiten", wie die Generation 40- bis 50plus sagen würde, gab es außer zwei staatlichen Fernsehkanälen und Videotheken gar nichts, womit man sich ständig berieseln konnte. Man gönnte sich ab und zu einen netten Film im Fernsehen oder im Kino oder stattete hin und wieder der Videothek einen Besuch ab. Gelegentlich amüsierte man sich mit „Tetris" oder anderen einfachst gestrickten, völlig harmlosen Computerspielen. Die medialen Reize hielten sich also in Grenzen. Im Gegensatz zu heute wurde vieles gemeinsam gemacht, sei es ein Kinobesuch oder gemeinsame Spieleabende. Eine Studie der UNESCO, in der das Fernsehverhalten von Kindern in 23 Ländern untersucht wurde, zeigte, dass Schulkinder etwa 50 % ihrer Freizeit vor dem Fernseher verbringen. In England etwa haben 46 % der Kinder einen Fernseher in ihrem Schlafzimmer. Die Daten sprechen für sich.

Verschiedene US-amerikanische Institutionen sind sich darüber einig, dass Gewalt in den Medien aggressives und gewalttätiges Verhalten begünstigt. Jane Brown von der Universität von North Carolina stellte zum Beispiel in einer Übersichtsarbeit die essenzielle Frage: Können die Medien für die Aggression der Jugendlichen zur Rechenschaft gezogen werden? Und ihre Antwort war Ja, wenigstens teilweise. Es ist klar, dass diesbezüglich verschiedene Einflüsse eine Rolle spielen, seien es die Persönlichkeit und der Charakter eines Einzelnen oder auch sozioökonomische und familiäre Verhältnisse, wie die angesprochene Gewalt in der Familie, oder aber auch das Geschlecht. Gewalt in den Medien ist nur ein zusätzlicher Faktor, der unter Umständen das Fass zum Überlaufen bringt. Von den Massenmedien am besten untersucht ist das Fernsehen. Unter Berücksichtigung von mehr als 1000 Publikationen wurde darauf geschlossen, dass das regelmäßige Betrachten von Gewalt im Fernsehen die Wahrscheinlichkeit, dass der Betrachter ängstlich wird, die Realität für Gewalt verkennt oder aber auch selbst gewalttätig wird, deutlich erhöht. Durch Gewalt im Fernsehen werden ängstliche Mitbürger gezüchtet. Allein durch das Betrachten eines furchterregenden Films können Kinder zum Beispiel lang andauernde Angstgefühle vor speziellen Plätzen oder Menschen entwickeln.

Einer Analyse zufolge gehen 5 bis 15 % der Gewalt in den USA auf das Fernsehen zurück. Eine Untersuchung in den USA aus den 1990er-Jahren zeigte, dass gewalttätiges Material in etwa 60 % der Programme zu finden ist. Bis zum 18. Lebensjahr sieht ein Jugendlicher im Fernsehen geschätzte 200.000 gewalttätige Sequenzen. Der Zusammenhang zwischen Gewalt in den Medien und Aggressionen liegt statistisch gesehen deutlich höher als die Korrelation zwischen Calciumzufuhr und Osteoporoserisiko und die Beziehung dieser beiden Faktoren ist gar nicht so weit entfernt von dem starken Verhältnis zwischen Rauchen und Lungenkrebs. Das sollte zu denken geben.

In einer Untersuchung von Jeffrey G. Johnson und seinen Mitarbeitern aus New York, die 2002 in der renommierten Zeitschrift „Science" veröffentlicht wurde, wurden Einzelkinder von 707 Familien über einen Zeitraum von siebzehn Jahren mehrmals zu ihrem Fernsehkonsum und aggressivem Verhalten befragt. Dabei zeigte sich, dass diejenigen, die viel fernsahen, und damit verbunden wahrscheinlich auch öfters gewalttätige Szenen konsumierten, später signifikant häufiger durch aggressives und gewalttätiges Verhalten, wie Raub und Körperverletzung, auffielen. Dieser Zusammenhang blieb sogar statistisch aussagekräftig, nachdem alle anderen möglichen Einflussfaktoren, wie sozioökonomische, umweltbedingte und kulturelle Verschiedenheiten, ausgeschlossen wurden.

In einer Interventionsstudie wurde der unmittelbare Effekt eines gewalttätigen Films auf das Verhalten von 396 sieben- bis neunjährigen Jungen untersucht. Die Kinder wurden in zwei Gruppen, von denen die eine einen gewalttätigen und die andere einen friedlichen Film betrachtete, unterteilt. Danach spielten die Kinder in der Schule

Indoorhockey. Währenddessen beobachteten die Wissenschaftler, die nicht wussten, welchen Film die Kinder gesehen hatten, deren Verhalten. Vor allem diejenigen Kinder, die von ihren Lehrern als eher aggressiv eingestuft worden waren, und den gewalttätigen Film konsumiert hatten, zeigten ein stark aggressives Spielverhalten. Ähnliche Ergebnisse wurden auch bei Vorschulkindern und Jugendlichen, die gewalttätige Videos konsumierten, beobachtet.

Wahrscheinlich sind daher vor allem Kinder und Jugendliche gefährdet, die eine gewisse aggressive Disposition oder ein erhöhtes Risiko für aggressives Verhalten aufweisen. Diese latente Neigung zu aggressivem Verhalten kann möglicherweise durch Gewaltdarstellungen in den Medien aktiviert werden. So kann ein Dominoeffekt entstehen, in dem die Aggression nach außen getragen wird und bei anderen latenten Aggressoren Aggressionen hervorruft.

Zusammenfassend spielen verschiedene biologische und sozioökonomische Faktoren bei der Entstehung übermäßigen aggressiven Verhaltens eine Rolle. Wie sieht es nun diesbezüglich mit dem Essen aus? Hat die Ernährung auch einen Einfluss? Was könnte aggressives Verhalten begünstigen bzw. welche Nährstoffe könnten eine schützende Wirkung haben? Grundsätzlich hat sich unsere Ernährungsweise in einer relativ kurzen Zeitspanne verändert. Bevor wir vor etwa 10.000 Jahren sesshaft wurden, haben sich unsere Vorfahren, die Jäger und Sammler, sehr lange Zeit nur von Obst und Gemüse, Nüssen, Fleisch (Wild) und Fisch ernährt. In einer relativ kurzen Periode kamen dann Milch und Milchprodukte, Getreide, Speiseöle, viel Salz und Zucker und neuerdings alle möglichen Zusatzstoffe von Konservierungsmitteln bis Süßstoffen dazu. Aus dieser schnellen Entwicklung kann vermutet werden, dass die drastische Umstellung auch hinsichtlich Verhalten und Kognition ihren Tribut gefordert haben könnte. „Das kann ja nicht gut gehen!" hätte wahrscheinlich ein Außenstehender die Sache lapidar analysiert. Aber hätte er mit seiner Bemerkung nicht recht gehabt?

Denken Sie einmal darüber nach, was jeden einzelnen von uns prägt? Es ist einerseits unsere Umwelt: die Luft, der Lärm, die Menschendichte, all das beeinflusst uns zum Guten oder Schlechten. Hinzu kommen verschiedene sozioökonomische und psychologische

Faktoren, aber auch die körperliche Aktivität, die eine wesentliche Bedeutung für das Wohlbefinden aufweist. Eine besondere Bedeutung kommt jedoch dem Essen zu, weil es neben Sauerstoff und unter Umständen Umweltgiften, das einzige ist, was wir aufnehmen und was direkt in Kontakt mit unseren Zellen kommt. Was den Zellen angeboten wird, hat einen entscheidenden Einfluss auf uns. Erhält die Zelle nicht die bestmögliche Mischung an Nährstoffen, funktioniert sie klarerweise nicht auf optimalem Niveau, wie ein Motor, der schlechtes Benzin bekommt und daher nicht die höchste Leistung erbringt. Beispiele dafür gibt es genug. Und wenn unsere Zellen ständig mit suboptimaler „Kost" versorgt werden, hat das Konsequenzen.

Vor allem in den letzten zwei bis drei Jahrhunderten kam es zu einschneidenden, leider negativen und besorgniserregenden Veränderungen unserer Ernährungsweise. Dazu gehören 1. eine zu hohe Kochsalzaufnahme bei einer massiven Einschränkung der Kaliumzufuhr, 2. eine Zunahme des Konsums an gesättigtem Fett, 3. eine verminderte Zufuhr an Omega-3-Fettsäuren bei relativ höherer Zufuhr an Omega-6-Fettsäuren, sowie 4. eine Zunahme der Zufuhr von Zucker und Lebensmitteln mit hohem glykämischen Index (s. Kapitel „Depression und Ernährung") und glykämischer Last, die unsere Bauchspeicheldrüse aufs Äußerste belasten.

Diese massive Verschlechterung unserer Ernährung hat die Entstehung der klassischen Zivilisationskrankheiten Übergewicht, Diabetes und metabolisches Syndrom begünstigt. Das metabolische Syndrom ist gekennzeichnet durch Bluthochdruck, schlechte Blutfettwerte, einen großen Bauchumfang (bzw. Übergewicht) sowie eine Insulinresistenz, das heißt einer schlechteren Wirkung des Insulins. Alle vier Faktoren spielen dabei eine entscheidende Rolle. Zu viel Kochsalz begünstigt die Entstehung von Bluthochdruck, zu viel energiereiches Fett führt zu schlechten Blutfettwerten und Übergewicht, und Übergewicht und viel Zucker begünstigen die Entstehung einer Insulinresistenz. Das metabolische Syndrom wiederum steigert das Risiko für Diabetes, Arteriosklerose, Herzinfarkt und Schlaganfall. Erschwerend kommt noch die unzureichende Zufuhr von Obst und Gemüse, welche lebenswichtige Mikronährstoffe und gesundheitsfördernde Substanzen enthalten, sowie Omega-3-Fettsäuren von vor allem Fisch, welche eine schützende Wirkung auf die Gefäße ausüben, hinzu.

Aber nicht nur der Körper wurde durch diese Ernährungsumstellung in Mitleidenschaft gezogen, sondern auch unser Gehirn. Insbesondere die letzten beiden Faktoren, der Mangel an Omega-3-Fettsäuren und die große Zuckerlast, sind wichtige Veränderungen, die einen Einfluss auf unser Verhalten haben können. Es soll daher zunächst die Problematik des Zuckers erörtert werden.

Zuckerschock

Es ist der 27. November 1978, ein Montag. Der Ex-Polizist Dan White klettert durch ein Fenster des Rathauses von San Francisco, um nicht von den Metalldetektoren erfasst zu werden. Dann betritt er das Büro des Bürgermeisters und erschießt ihn kaltblütig aus nächster Nähe. Er lädt nach, verlässt das Büro und ermordet daraufhin den ersten homosexuellen Stadtrat, Harvey Milk. Trotz dieses offenbar gezielten und skrupellos durchgeführten Doppelmordes verurteilte das Gericht den Täter damals nicht wegen Mordes, sondern nur wegen Totschlags. Wie war es dazu gekommen? Der Gutachter Martin Blinder hatte White nämlich als unzurechnungsfähig eingeschätzt. Er sei nicht bei Verstand gewesen, wurde bei der Verteidigung argumentiert, und dabei bezog man sich nicht auf irgendeine schwere psychiatrische Störung, sondern auf eine eigentlich banale, passagere Über- und wahrscheinlich auch Unterzuckerung. Dan White war seit einiger Zeit auf dem Junk-Food-Trip gewesen und hatte vor der Tat große Mengen an Twinkies gegessen und Cola getrunken. Twinkies sind kleine Kuchen mit Cremefüllung. Die enorme Zuckerlast habe die depressive Grundstimmung des Angeklagten verstärkt und zu seiner Tat geführt, wurde als „Entschuldigung" angeführt. Dieses legendäre Argument ging als „Twinkie-Verteidigung" in die Rechtsgeschichte der USA ein. Dan White wurde nach dieser Tat zu einem der meistgehassten Bürger von Frisco. Er wurde ein paar Jahre später entlassen und beging kurz darauf Selbstmord.

Es stellt sich die Frage: Ist tatsächlich etwas an diesem Zusammenhang dran? Kann zu viel oder zu wenig Zucker wirklich aggressiv machen?

Eine Verknüpfung zwischen Zucker und Aggression ist durchaus denkbar, weil, im Gegensatz zu fast allen anderen Zellen im Körper (eine weitere Ausnahme wären die roten Blutzellen), die Gehirnzellen nur Zucker als Energielieferant verwerten können (unter einer längeren Nahrungskarenz kann das Gehirn zusätzlich auch Ketonkörper verwerten). Eine akute Unterversorgung der Nervenzellen mit Zucker ist daher, in Abhängigkeit des Blutzuckerspiegels, mit massiven Störungen assoziiert. Aus diesem Grund ist es verständlich, dass eine Unterzuckerung negative Auswirkungen auf unser Denken und Verhalten aufweist. Von einer Unterzuckerung wird bei Werten unter 50 bis 60 Milligramm pro Deziliter im Blut gesprochen. Die Symptome einer Unterzuckerung werden üblicherweise in zwei Phasen eingeteilt. Als erstes wird als Reaktion auf diesen akuten Notfall das Stressnervensystem, der Sympathikus, aktiviert. Dieser bewirkt ein vermehrtes Schwitzen, Herzjagen und Unruhe. Als Warnmechanismus wird zusätzlich auch das Hungergefühl stimuliert. Wird kein Zucker nachgeliefert, treten relativ rasch zentralnervöse Symptome wie starke Unkonzentriertheit, allgemeine Verlangsamung oder auch Aggressivität auf. Sinkt der Zuckerspiegel weiter ab, kann die Person ohnmächtig werden und ins Koma fallen. Ein „Hypo", eine Hypoglykämie, stellt daher eine massive Bedrohung für den Körper dar. Aus diesem Grund versucht der Organismus den Blutzuckerspiegel immer auf einem Mindestniveau zu halten. Dabei spielen verschiedene Hormone, wie Glukagon, Cortisol oder Adrenalin eine zentrale Rolle. Diese heben im Gegensatz zum Insulin den Blutzuckerspiegel an.

Grundsätzlich ist es nicht notwendig, ständig Zucker zuzuführen, da es einerseits einen Zuckerspeicher im Körper gibt und andererseits der Körper selbst Zucker neu bilden kann. Der Zuckerspeicher in Form des sogenannten Glykogens, der für etwa 12 bis 14 Stunden reicht, befindet sich in Leber und Muskulatur. Die Neubildung von Zucker aus Vorläuferstoffen, wie z. B. der Milchsäure oder Abbauprodukten von Aminosäuren, wird Glukoneogenese genannt und spielt sich vornehmlich in der Leber ab. Beide Prozesse gewährleisten, dass wir nicht unterzuckern und unsere Nervenzellen dadurch eingehen. Trotzdem können im täglichen Leben kurzzeitige leichte Hypos vorkommen. Diese spürt jeder von uns hin und wieder, wenn man z. B. nicht gefrühstückt hat, ohne etwas zu essen länger körperlich aktiv war oder in ähnlichen Situationen. Wir werden ein wenig unruhig, nervös, unkonzentriert und fühlen uns nicht wohl. Diese Zustände sind passager, auch wenn wir keine Nahrung zuführen, da der Körper dann vermehrt das Stressnervensystem aktiviert und die oben erwähnten Hormone ausschüttet, die Zucker aus den Speichern freisetzen und neu bilden.

Bedrohliche Hypoglykämien sind daher am häufigsten mit einer relativ hohen Insulinausschüttung verbunden. Insulin wird aus der Bauchspeicheldrüse freigesetzt und senkt den Blutzuckerspiegel durch Einschleusen von Zucker in Fett und Muskelzellen sowie durch Speicherung oder Verwertung von Zucker in den Zellen. Eine durch Insulin hervorgerufene starke Unterzuckerung ist eine wichtige Komplikation beim insulinpflichtigen (spritzenden) Diabetiker. Zu einer der gefährlichsten Kombinationen gehört dabei viel Bewegung, wenig Essen, Alkohol und Insulin. Alkohol hemmt die Neubildung von Zucker in der Leber. In Kombination mit einem vermehrten Verbrauch von Zucker durch Bewegung und geringer Zuckerzufuhr bei einer normal gespritzten Insulinmenge kann es dabei zu bedrohlichen Hypos kommen.

Einen Hypo kann nicht nur eine relativ hohe Menge an gespritztem Insulin hervorrufen, sondern eventuell auch vermehrt endogen freigesetztes Insulin. Das könnte z. B. der Fall sein, wenn große Mengen Pralinen verzehrt werden oder eben möglicherweise nach einer „Twinkies-Orgie". Diese hohe Zuckerlast bewirkt eine massive Ausschüttung des Insulins, sodass möglicherweise mehr Zucker als notwendig aus dem Blut geklärt wird und es infolge zu einer gewissen Unterzuckerung kommt. Der Mörder Dan White könnte daher an besagtem Novembertag leicht unterzuckert gewesen sein, was ihn wiederum nervös gemacht und seine Sinne verwirrt hat.

Aber kann ein Hypo der Auslöser für einen Mord sein? Die Antwort ist eindeutig nein. So eine Tat hat man vorher schon im Kopf, egal ob man unter- oder überzuckert, hungrig oder voll gegessen ist.

Dieses Urteil war einmalig in der Geschichte der USA, und wird es wahrscheinlich auch bleiben.

Eine weitere Verbindung zwischen Zucker bzw. Unterzuckerung und aggressivem Verhalten wird in der wissenschaftlichen Literatur beim Volk der Qolla-Indianer vermutet. Die Qollas leben in großer Höhe in den Peruanischen Anden und sind für ihre Aggressivität, hohen Mordraten und Familienfehden bekannt. Anthropologen bezeichnen sie teilweise als unbeliebteste Erdenbürger. Da ihre Gewalt häufig jeglicher Rationalität entbehrt, hat der Anthropologe Bolton in den frühen 1970ern die Vermutung aufgestellt, dass die Aggression der Qollas mit der Nahrung zusammenhängen könnte. Da die Qollas „zuckersüchtig" sind und einen unbändigen Appetit zeigen, hat Bolton vermutet, dass sie aufgrund von ständigen reaktiven Unterzuckerungen aggressiv werden. Und in der Tat wurden bei diesem Volk relativ häufig niedrige Blutzuckerspiegel gefunden, wobei die Aggressivsten unter ihnen die geringsten Konzentrationen aufwiesen.

Gestützt wird die Zucker-Aggression-Hypothese durch Untersuchungen aus den 1980er-Jahren von Matti Virkunnen aus Finnland, der zeigen konnte, dass gewalttätige Männer unterschiedlich auf Zuckerbelastung reagieren. Im Vergleich zu gesunden Männern stieg der Zuckerspiegel der Aggressiven schneller an, um dann auch relativ zügig unter den Normwert abzufallen. Männer mit antisozialem Verhalten zeigten ferner eine vermehrte Ausschüttung des Insulins. Außerdem fanden Virkunnen und seine Mitarbeiter einen Zusammenhang zwischen der Dauer der Hypoglykämie und der Anzahl der Straftaten und Verurteilungen. Jedoch fügten die Autoren einschränkend hinzu, dass viele Gewalttätige auch Alkohol tranken und wenig aßen, sodass sie grundsätzlich anfälliger für eine Unterzuckerung waren. Alkohol fördert aggressives Verhalten. Zahlreiche Studien belegen das. Und Alkohol begünstigt Unterzuckerung, sodass ein Zusammenhang zwischen Alkohol-Unterzuckerung und Aggression durchaus plausibel erscheint.

Neben den Studien von Virkunnen konnten auch andere Untersuchungen bei 14- bis 19-jährigen Jugendlichen den Zusammenhang zwischen niedrigen Blutzuckerspiegeln und Aggression bestätigen.

29 % der Aggressiven zeigten eine reaktive Unterzuckerung nach einer Zuckerlast, im Gegensatz zu nur 7 % in der Kontrollgruppe. Eine weitere Untersuchung bei britischen Erwachsenen bestätigte die Unterzuckerung-Aggressionstheorie.

In einer US-amerikanischen Studie bei Schülern zeigte sich, dass diejenigen, die viel zuckerhaltige Softdrinks konsumierten, deutlich mehr durch aggressives Verhalten gegenüber Mitschülern, aber auch in der Familie auffielen, als solche, die weniger Softdrinks tranken. Auch in einer norwegischen Studie bei 15- und 16-jährigen Schülern wurde beschrieben, dass diejenigen, die mehr als vier Gläser Softdrinks pro Tag konsumierten, im Vergleich zu der Gruppe, die weniger trank, eine deutlich schlechtere mentale Gesundheit aufwiesen. Aber nicht nur Softdrinks, sondern auch der Konsum von zu vielen Pralinen kann aggressiv machen. Eine Befragung von fast 7000 Briten zeigte, dass diejenigen, die in ihrer Kindheit – im Alter von zehn Jahren – täglich Süßes verzehrten, im Alter von 34 Jahren deutlich häufiger wegen Gewalt verurteilt wurden als die Gruppe, die weniger oder gar nichts Süßes verzehrte.

Jedoch haben nicht alle Studien einen Zusammenhang zwischen Zucker und schlechter mentaler Gesundheit gefunden. Eine Untersuchung mit 62 Studenten beispielsweise ergab, dass diejenigen, die etwa 400 Milliliter gezuckerte Limonade tranken, deutlich weniger aggressiv waren, als die Studenten, die eine mit Süßstoff versetzte Limonade konsumierten.

Zusammenfassend scheint es einen Zusammenhang zwischen hohem Zuckerkonsum und aggressivem Verhalten zu geben. Der Mechanismus könnte in häufiger auftretenden reaktiven Unterzuckerungen bestehen, die das innere Gleichgewicht stören, sodass Nervosität und Aggressionen entstehen. Denkbar ist vor allem, dass „latente" Aggressoren auf die Unterzuckerung negativ reagieren.

Möglicherweise kommt es durch einen hohen Zuckerverzehr nicht nur zu leichten Hypos, sondern auch zu einer Störung des Serotoninstoffwechsels. Die Thematik Tryptophan / Serotonin wird in einem eigenen Kapitel behandelt.

Eine reaktive Unterzuckerung kann insbesondere bei Lebensmitteln mit hohem glykämischen Index, die den Blutzuckerspiegel und damit das Insulin schnell und intensiv anheben, auftreten. Zu diesen Lebensmitteln gehören neben Zucker und Naschereien insbesondere zuckerhaltige Soft- und Energydrinks, auch Weißbrot, Semmel & Co, weißer Reis, Pommes und Cornflakes, also Nahrung, die bei sehr vielen Menschen täglich auf dem Speiseplan steht, und alles verarbeitete Lebensmittel, die unsere Vorfahren nicht kannten.

Eine reaktive, milde Unterzuckerung mag bei Aggression eine Rolle spielen. Es ist aber auch vorstellbar, dass nicht der Zucker selbst, sondern der Mangel an wichtigen Mikronährstoffen ursächlich für die Verhaltensänderung verantwortlich ist. Wer viel Süßes isst, isst nämlich weniger anderes, vor allem weniger Gesundes, und ist daher möglicherweise nicht optimal mit lebenswichtigen Vitaminen und Nährstoffen versorgt, also das sogenannte „leere-Kalorien-Argument". Umgekehrt müssten daher Mikronährstoffe helfen, aggressives Verhalten zu dämpfen.

In einer randomisierten Placebo kontrollierten Studie, die den höchsten Standards einer wissenschaftlichen Untersuchung entspricht, wurde über vier Monate der Einfluss eines Multivitaminpräparates auf die Gewaltbereitschaft von Kindern im Alter von sechs bis zwölf Jahren untersucht. Dabei zeigte sich eine deutliche Verbesserung des antisozialen Verhaltens der Kinder, welche durch Lehrkräfte in der Schule dokumentiert wurde. Auch bei gewalttätigen Jugendlichen zeigte ein Multivitaminpräparat positive Effekte.

In einer weiteren Untersuchung bei Häftlingen konnte eindrucksvoll gezeigt werden, dass ein Multinährstoffsupplement das gewalttätige Verhalten im Vergleich zu einem Scheinpräparat um 26 % reduzierte. Die holländische Regierung führte daraufhin eine ähnliche Studie durch. Auch in dieser bekamen Häftlinge über eine Periode von ein bis drei Monaten entweder ein ähnliches Supplement, das aus Vitaminen, Mineralstoffen und essenziellen Fettsäuren zusammengesetzt war, oder ein Scheinpräparat. In der Supplementgruppe nahm das gewalttätige Verhalten um 34 % ab, wohingegen die Placebogruppe sogar eine Erhöhung um 13 % zeigte. Es ist jedoch noch unbekannt, welche der vielen Nährstoffe im Supplement besonders wirksam waren. Auch hinsichtlich potenzieller Interaktionen zwischen den Nährstoffen und der optimalen Dosis besteht Unklarheit.

Zu niedriges Cholesterin?

Cholesterin ist ein lebenswichtiger Stoff, der insbesondere für die Integrität von Zellmembranen und die Bildung von Gallensäuren und bestimmten Hormonen, wie Geschlechtshormonen und dem Stresshormon Cortisol, benötigt wird. Andererseits ist allseits bekannt, dass ein hoher Cholesterinspiegel im Blut das Risiko für Arteriosklerose (Arterienverkalkung) und Herzinfarkt erhöht. Cholesterin wird im Organismus selbst gebildet, sodass unser Körper demnach nicht auf eine ständige Cholesterinzufuhr angewiesen ist. Es wird im Blut in Lipoproteinen befördert. Lipoproteine sind Transportverbindungen für Fette im Blut und werden nach ihrer Dichte in verschiedene Klassen eingeteilt. LDL („Low Density Lipoprotein") transportiert das Cholesterin zu den Organzellen, wo es lebenswichtige Funktionen, z. B. als Bestandteil der Plasmamembran, erfüllt. Andererseits begünstigt LDL auch die Ablagerung des Cholesterins in den Gefäßen. Durch zu große Ablagerungen von Cholesterin an den Gefäßwänden werden biochemische Prozesse initiiert, die zur Entstehung der Arteriosklerose führen. Aus diesem Grund wird LDL auch als „schlechtes" Lipoprotein bezeichnet. Das HDL („High Density Lipoprotein") hingegen ist für die Eliminierung des Cholesterins über die Leber und Galle wichtig und scheint auch antioxidative Wirkungen zu entfalten; es wird daher auch als „gutes" Lipoprotein bezeichnet. Eine gesunde Ernährung und reichlich Bewegung erhöhen den HDL-Spiegel und wirken daher protektiv gegenüber Arteriosklerose.

Die Cholesterinzufuhr sollte gemäß den Empfehlungen der Deutschen, Österreichischen und Schweizerischen Gesellschaften für Ernährung (D-A-CH) 300 mg pro Tag nicht überschreiten. Diese Menge findet sich zum Beispiel in einem großen Ei, 2 ½ l Vollmilch, 120 g Butter, 500 bis 600 g Käse mit hohem Fettanteil oder ½ kg Schweineschnitzel. Wer sich zum Frühstück reichlich Käse, Butter und Ei gönnt und mittags noch ein durchschnittlich großes Schnitzel verzehrt, überschreitet sehr wahrscheinlich die Obergrenze der empfohlenen Cholesterinaufnahme.

Eier sind besonders cholesterinreich. Aus diesem Grund wird empfohlen, Eier nicht in übermäßigen Mengen zu verzehren. Das gilt vor allem für Personen mit einem hohen Cholesterinspiegel. Jedoch wird der Zusammenhang zwischen häufigem Verzehr von Eiern und erhöhtem Cholesterinspiegel im Blut in der wissenschaftlichen Literatur widersprüchlich diskutiert. Es gibt sowohl Studien, die einen Zusammenhang feststellen, als auch einige, die diesen anzweifeln. Es ist daher wahrscheinlich, dass Menschen unterschiedlich auf das Nahrungscholesterin reagieren. Bei „Cholesterin empfindlichen" Personen führt unter Umständen bereits ein Ei pro Tag zu einer Erhöhung des Cholesterinspiegels im Blut, wohingegen bei „Cholesterin unempfindlichen" in Extremfällen sogar mehrere Eier und daraus hergestellte Lebensmittel am Tag den Cholesterinspiegel nicht beeinflussen. Ein Grund für diese Unterschiede zwischen diesen beiden „Cholesterintypen" scheinen genetische Variationen bei der Bildung und Funktion von sogenannten Apolipoproteinen zu sein. Apolipoproteine sind Bestandteile der Lipoproteine, die, wie schon erwähnt, für den Transport von Fett im Blut verantwortlich sind.

Sowohl in der wissenschaftlichen als auch populärwissenschaftlichen Literatur werden fast ausnahmslos die negativen Auswirkungen eines zu hohen Cholesterinspiegels thematisiert. Cholesterin gilt, neben einem hohen Blutzucker, als der Labor-Bösewicht Nr. 1 und steht auf der Abschussliste von vor allem Internisten, Allgemeinmedizinern und Ernährungswissenschaftlern. Und das natürlich zu Recht, da ein hoher Cholesterinspiegel, insbesondere des schlechten LDL-Cholesterins, zusammen mit Bluthochdruck, Rauchen und Diabetes zu den Hauptrisikofaktoren für Arterienverkalkung zählt. Andererseits ist eine Senkung des LDL-Cholesterinspiegels mit einem signifikant niedrigeren Risiko für die koronare Herzkrankheit assoziiert.

Kaum jemand hat sich jedoch bisher Gedanken über zu wenig Cholesterin, also eine Hypocholesterinämie, gemacht. Neben einem vermuteten, jedoch noch wenig bestätigten erhöhten Krebsrisiko, werden auch negative Einflüsse auf das Gedächtnis diskutiert.

Wie ist der diesbezügliche Zusammenhang erklärbar? Cholesterin ist, wie bereits erwähnt, ein wichtiger Bestandteil von Zellmembranen und damit auch von Nervenzellen, wo Cholesterin nicht nur in der Zellmembran, sondern auch insbesondere in den Synapsen vorkommt. Synapsen sind Verbindungsstellen zwischen Nerven aber auch zwischen Nerven und Muskeln, wo Informationen von einer Zelle auf die nächste, unter Beteiligung von Botenstoffen, übertragen werden. So läuft etwa eine Information am äußeren Fortsatz einer Nervenzelle (Axon) entlang bis zu ihrem Ende, wo sie in eine Synapse mündet. Die Synapse bildet hier einen winzigen Spalt, der zwischen dem Fortsatz der einen Nervenzelle und der nächsten Nervenzelle liegt. Jede Nervenzelle im Gehirn kommuniziert über einige Tausend Synapsen mit anderen Nervenzellen. Diese extrem hohe Komplexität ist die Voraussetzung um unsere Gedanken- und Gefühlswelt zu gestalten und unser Verhalten zu steuern.

Daher könnte sich ein zu niedriger Cholesterinspiegel auch negativ auf die synaptische Übertragung und damit gewisse Hirnfunktionen unter anderem auf das Verhalten auswirken. Dabei werden in der wissenschaftlichen Literatur schon seit Längerem insbesondere der Zusammenhang zwischen einem niedrigen Cholesterinspiegel und psychischen Veränderungen, seien es Aggressionen oder Depressionen, diskutiert.

Diesbezüglich konnte erstmalig in den frühen 90er-Jahren gezeigt werden, dass Affen, die einen niedrigen Cholesterinspiegel aufwiesen, im Vergleich zu Artgenossen mit höheren Spiegeln, ein gesteigertes Aggressionspotential aufwiesen.

Weiters zeigten mehrere Untersuchungen, dass Menschen mit zu niedrigen Cholesterinspiegeln überdurchschnittlich häufig Selbstmord begehen. Außerdem beschrieben einige Studien aus den 80er- und 90er-Jahren, dass zu Gewalt neigende Personen wie Straftäter, Militärpersonal sowie psychiatrische Patienten relativ häufig niedrige Cholesterinspiegel aufweisen. Schließlich wurde gezeigt, dass ein niedriger Cholesterinspiegel das aggressive Potential von Alkohol verstärkt.

Auch bei jüngeren Menschen kann ein zu niedriger Cholesterinspiegel nachteilige Wirkungen auf das Verhalten und die Kognition aufweisen. Eine Analyse von fast 5.000 US-amerikanischen Schülern im Alter von 6 bis 16 Jahren z. B. ergab, dass diejenigen, die die niedrigsten Cholesterinspiegel (unter 145 mg/dl) aufwiesen, fast 3-mal häufiger von der Schule verwiesen wurden als Schüler mit deutlich höheren Cholesterinspiegeln.

Eine in der wissenschaftlichen Literatur häufig angeführte Hypothese, wie niedriges Cholesterin das Verhalten beeinflussen könnte, bezieht sich auf das Serotonin. Cholesterin ist wichtig für die Wirkungen dieses wichtigen Botenstoffs. Zu geringe Spiegel an Serotonin sind mit Depression, Suizid, aber auch Aggressionen assoziiert. Das konnte in mehreren Studien gezeigt werden. Einige Wissenschaftler postulieren daher den Zusammenhang zwischen antisozialem, aggressivem Verhalten und niedrigen Serotoninspiegeln im Gehirn und unterstützen die Cholesterin-Serotonin-Hypothese für Aggression und Gewalt. Es konnte z. B. gezeigt werden, dass eine akute, experimentell induzierte Verminderung der Aminosäure Tryptophan, welche die Vorläufersubstanz des Serotonins ist, bei insbesondere feindseligen Männern mit erhöhtem aggressivem Verhalten assoziiert ist. Die Bedeutung von Tryptophan / Serotonin für das Verhalten wird in einem eigenen Kapitel behandelt.

Die Verbindung zwischen niedrigen Cholesterinspiegeln, niedrigem Serotonin und aggressivem Verhalten macht evolutionär auch einen gewissen Sinn. Eine Hypothese könnte sein: In Zeiten der Nahrungskarenz, insbesondere in Phasen, wo wenig tierische und damit cholesterinhaltige Quellen verfügbar waren, mussten unsere Vorfahren aktiv und aggressiv werden, um zu Nahrung zu kommen. Damals gab es keinen Supermarkt in der Nähe, wo man sich nach Belieben mit Nahrungsmitteln eindecken konnte. Die Angriffslust unserer Vorfahren wurde unter Umständen durch niedrige Serotoninspiegel als Folge des Cholesterinmangels verstärkt oder induziert, sodass ein biochemischer Mechanismus in Gang gesetzt wurde, der für die Nahrungsbeschaffung von Vorteil war. Der Mangel an gewissen Mikronährstoffen in Zeiten des Hungers könnte ebenfalls eine Rolle bei aggressiverem Verhalten gespielt haben. Andererseits war bzw. ist es kontraproduktiv, wenn sich die Menschen im Überfluss, Wohlstand und auf engstem Raum lebend bekriegen. Hier sollte der Serotoninspiegel hoch gehalten werden, damit, überspitzt formuliert, alle in Harmonie und Zufriedenheit miteinander leben können.

Mangel an Lithium?

Lithium gehört zur großen Gruppe der Spurenelemente. Spurenelemente finden sich in niedrigen Mengen sowohl im menschlichen Körper als auch in der Nahrung. Trotz dieses geringen Vorkommens sind einige dieser Elemente, wie z. B. Eisen, Selen, Zink, Fluor und Jod, essenziell für den Organismus. Dies bedeutet, dass eine ungenügende Zufuhr eine Beeinträchtigung einer physiologisch wichtigen Funktion zur Folge hat, welche durch Supplementierung dieses Elements wiederhergestellt werden kann. Andererseits können alle Spurenelemente in hohen Dosen auch toxische Wirkungen entfalten. Lithium ist wahrscheinlich kein lebenswichtiges Spurenelement, trotzdem werden wichtige Funktionen auf das Gehirn angenommen.

Entdeckt wurde Lithium 1817 vom schwedischen Chemiker Johann August Arfvedson (1792–1841). Der Name stammt vom altgriechischen Wort „lithos" („Stein") ab, da Lithium zuerst im Gestein nachgewiesen wurde. Lithiumverbindungen kommen vor allem in der Industrie in verschiedenen Bereichen zur Anwendung. Dazu gehören unter anderem die Herstellung von Glas, Email und Keramik, Kühlanlagen sowie Batterien. Des Weiteren wird ^{6}Li als Ausgangsreagenz in der Kernreaktion von Wasserstoffbomben eingesetzt.

In der Medizin werden Lithiumsalze erfolgreich seit mehr als sechs Jahrzehnten vor allem in der Vorbeugung der manisch-depressiven Erkrankung (der sogenannten bipolaren Störung) verwendet.

Der Lithiumgehalt im menschlichen Körper wird mit 350 µg geschätzt. Dabei finden sich reichliche Mengen vor allem in gewissen Hirnrealen, aber auch in verschiedenen inneren Organen. Eine genau definierte, physiologische Funktion von Lithium ist bei Lebewesen noch nicht beschrieben worden. Jedoch führt ein experimentell hervorgerufener Lithiummangel bei Versuchstieren zu deutlichen Störungen der Fortpflanzung, des Stoffwechsels und des Wachstums. Daher wird vermutet, dass Lithium unter Umständen auch für den Menschen wichtig sein könnte. Insbesondere aufgrund der positiven Wirkung von Lithiumsalzen in der Therapie von bipolaren Störungen ist eine Beteiligung von Lithium bei neurophysiologischen Funktionsabläufen im Gehirn durchaus denkbar.

Lithium und Psyche

Erstmalig beschrieb der australische Psychiater John Cade im Jahr 1949 die erfolgreiche Behandlung manischer Zustandsbilder mit Lithium. Dies führte zu einer Reihe von Untersuchungen, in denen die Wirksamkeit von Lithium bei der manisch-depressiven Erkrankung getestet wurde. Dabei konnte gezeigt werden, dass bei vielen Patienten bei einer chronischen Lithiumbehandlung weitere manische und depressive Phasen nicht auftraten. Lithium stabilisiert die Gemütslage und nimmt so den Krankheitsschüben die Spitzen. Auch ist seine positive Wirkung bei Depressionen, wo es zur Suizidprävention eingesetzt wird, bekannt.

Daher sind seit längerer Zeit Lithiumsalze ein Medikament der Wahl in der Vorbeugung der manisch-depressiven Erkrankung.

E. B. Dawson und seine Mitarbeiter beschrieben wahrscheinlich als Erste einen potenziellen Zusammenhang zwischen einer geringen Lithiumzufuhr und Verhaltensstörungen bzw. erhöhter Aggressivität bei Menschen. Dabei zeigte sich ein signifikanter inverser Zusammenhang zwischen der Anzahl von Gewaltverbrechen und Hospitalisierungen wegen psychischer Störungen mit dem Lithiumgehalt des Trinkwassers. Fast zwei Jahrzehnte später zeigten Untersuchungen des Spurenelementforschers Gerhard Schrauzer ebenfalls einen signifikanten Zusammenhang zwischen einem niedrigen Lithiumgehalt des Trinkwassers und dem Auftreten von verschiedenen Verbrechen wie Raub und Mord oder Drogenabusus sowie Selbstmorden. Bei einer Nachfolgeuntersuchung fanden die Autoren eine deutlich niedrigere Lithiumkonzentration in den Haaren von Kriminellen im Vergleich zu Kontrollpersonen.

Auch eine neuere österreichische Studie fand einen Zusammenhang zwischen dem Lithiumgehalt des Trinkwassers und der Selbstmordrate. Zu diesem Zweck wurden die Lithiumwerte von über 6.000 Trinkwasserproben aus ganz Österreich mit den Suizidraten der jeweiligen Bezirke verglichen. Dabei stellte sich ein statistisch signifikanter Zusammenhang heraus: Je höher der Lithiumgehalt des Trinkwassers war, desto niedriger war die Suizidrate. Dieser Zusammenhang blieb auch dann signifikant, wenn sozio-ökonomische Faktoren wie das Einkommen oder die psychosoziale Versorgung, welche beide einen Einfluss auf die Suizidrate haben, berücksichtigt wurden. Daher vermuten die Wissenschaftler, dass der Lithiumgehalt im Trinkwasser neben anderen Ursachen ein möglicher eigenständiger Einflussfaktor für Selbstmord sein könnte.

In den 70er-Jahren des letzten Jahrhunderts konnte in einigen Studien bei besonders aggressiven Häftlingen gezeigt werden, dass die Gabe von Lithium im Vergleich zu einem Scheinpräparat das Aggressionspotential der Inhaftierten verbesserte.

In diesem Zusammenhang erwähnenswert ist auch eine Placebo kontrollierte Supplementationsstudie bei ehemaligen Drogenabhängigen, die über vier Wochen täglich 400 µg Lithium, was einer natürlichen diätetischen Menge entspricht, erhielten. Dabei waren in der Lithiumgruppe deutliche Verbesserungen der Stimmungslage zu erkennen, wohingegen Versuchspersonen, die das Placebopräparat einnahmen, keine eindeutigen Veränderungen zeigten.

Ein diätetisch bedingter Lithiummangel beim Menschen ist sehr unwahrscheinlich. Bisher sind, bis auf einen theoretischen Zusammenhang zwischen Lithiummangel und Verhaltensstörungen, auch keine Lithiummangel-Symptome bei Menschen beschrieben worden.

Jedoch sollte berücksichtigt werden, dass die tägliche Aufnahme von Lithium über die Nahrung und das Trinkwasser regional deutlich variieren kann. Untersuchungen zeigten, dass die regionale Variation der Lithiumzufuhr zwischen 200 bis 1.500 µg Lithium liegt. In Österreich (Wien) und Deutschland (München) z. B. liegen die geschätzten Zufuhrmengen bei 300–400 µg/d bei Erwachsenen, wohingegen in Dänemark (Kopenhagen) oder Schweden (Stockholm) geschätzt über 1000 µg Lithium pro Tag zugeführt werden.

Lithium findet sich vor allem in Eiern, Fleisch, Fisch, Milch und Milchprodukten, sowie in Kartoffeln und Gemüse. Das Trinkwasser, aber auch Mineralwässer können unter Umständen zu einer beträchtlichen Versorgung mit Lithium beitragen.

Zusammenfassend scheint Lithium wichtige Funktionen bei neurophysiologischen Vorgängen im Gehirn aufzuweisen. Trotzdem ist Lithium kein Allheilmittel gegen Depressionen, Aggressionen oder in der Prävention von Selbstmord. Hier könnte es nur ergänzend zur primären psychotherapeutischen und ärztlichen Betreuung eingesetzt werden. Von einer Anreicherung im Trinkwasser sollte Abstand genommen werden, da die Studienlage und vor allem die Toxizität einer länger dauernden diätetischen Zufuhr noch zu wenig bekannt sind.

Es scheint einen Zusammenhang zwischen hohem Zuckerkonsum und aggressivem Verhalten zu geben. Als Mechanismus kommen häufiger auftretende reaktive Unterzuckerungen infrage, die das innere Gleichgewicht stören, sodass Nervosität und Aggressionen entstehen. Möglicherweise reagieren insbesondere „latente" Aggressoren auf die Unterzuckerung.

Ein zu geringer Cholesterinspiegel im Blut begünstigt unter Umständen aggressives Verhalten.

Lithium ist ein Spurenelement, welches eine gemütsstabilisierende Wirkung aufweist.

◼ Ernährung und Stress

Stress gehört zu den populärsten Begriffen der Neuzeit und wurde erstmalig vom österreichisch-kanadischen Mediziner ungarischer Abstammung, Hans Selye (1907–1982), in die Wissenschaft eingeführt. Selye definierte Stress als Reaktion des Körpers auf jegliche Anforderung. Diese liegt über dem normalen Maß und belastet bei längerer Einwirkung den Organismus, sei es psychisch oder körperlich. Stress wird daher hauptsächlich mit negativen Gefühlen in Verbindung gebracht. Andauernder Stress, der zu Erschöpfung und dem Gefühl der ständigen Überforderung führt, spielt eine wichtige Rolle bei der Entstehung von Depression.

Es vergeht kaum ein Tag, an dem nicht über zu viel Stress gejammert wird. Dieser kann durch verschiedenste Faktoren ausgelöst werden. Grundsätzlich kann man zwischen Alltagsstress und sogenannten „major life events", also Ereignissen im Leben, die extremen Stress auslösen, wie schwere Krankheiten oder Verlust eines geliebten Menschen, unterscheiden. Alltagsstress erleben wir tagtäglich in mehr oder minder starker Ausprägung. Der an der Substanz zehrende Autoverkehr, die unüberschaubare Flut an Terminen, die alle eine hohe Dringlichkeit aufweisen, lästiger Ärger über viel zu viele Dinge, die erledigt werden müssen und einem das Leben schwer machen, ständige Meinungsverschiedenheiten in und außerhalb der Familie, all das macht Stress und senkt die Lebensqualität. Einer der wichtigsten Stress auslösenden Reize ist Lärm. Insbesondere Stadtmenschen werden fast rund um die Uhr mit Lärm, sei es zu Hause oder unterwegs, bombardiert. Durch ständigen Lärm kann es, je nach Intensität, zu einem Hörverlust und einer generellen Gefährdung der Gesundheit kommen, insbesondere dann, wenn eine ausreichende Erholung, wie vor allem genügend entspannender Schlaf, nicht mehr gewährleistet ist. Gegen die Folgen des Lärms auf das Hörvermögen kann unter Umständen übrigens Magnesium helfen.

Neben Lärm existieren reichlich andere Faktoren, die Stress hervorrufen können. Dazu gehören Einflüsse aus dem Berufsalltag, wie insbesondere Mobbing, extremer Leistungsdruck oder zu wenig Verantwortung, sowie emotionale Faktoren, wie seelische Probleme, aber auch Einsamkeit und damit verbunden Mangel an Körperkontakt. Einsamkeit ist ein massiver Stressfaktor. Umgekehrt können soziale Kontakte, aber auch angenehme Berührungen Stress reduzieren. Von der Evolution aus betrachtet, ist Stress ein wichtiger Notfallmechanismus, der den Körper alarmiert und ihm hilft, am Leben zu bleiben. Durch die Stressreaktion waren Menschen früher in der Lage, adäquat auf Bedrohungen zu reagieren. Energiereserven wurden mobilisiert und das Herz angeregt, um den Organen Sauerstoff zu liefern. Heutzutage fehlen zwar die großen Bedrohungen, dafür gibt es aber zahlreiche „kleinere" Angriffe auf Körper und Seele. Um damit fertigzuwerden, benötigt man entsprechenden Ausgleich und Erholung. Diese dringend notwendigen Entspannungsphasen fehlen in unserer modernen Zivilisation jedoch häufig. In aller Herrgottsfrühe wird man aus dem Schlaf gerissen, dann würgt man in einem Affentempo ohne zu kauen ein Frühstück hinunter, oder man wählt gleich die Minimalvariante und dopt sich mit einem Energydrink aus dem Kühlschrank. Draußen gerät man schnurstracks in den nervenraubenden Morgenstau. Im Job geht der Stress nahtlos weiter. Unmögliches wird verlangt, wenn man Pech hat, wird man noch schnell einmal zur Schnecke gemacht. Das Mittagessen spielt sich ungefähr so wie das Frühstück ab, zwischendurch gibt es eine Ladung Koffein, um das Stressnervensystem noch einmal ordentlich zu pushen. Schließlich ist zwar Dienst- aber lange noch nicht Stressschluss. Zu Hause erwartet einen in gar nicht so seltenen Fällen eine familiär oder beziehungstechnisch aufgewühlte Stimmung oder bei vielen entmutigende Einsamkeit. Alles in allem lässt sich das unter „Stress pur" zusammenfassen. Früher war es vor allem körperlicher Stress, der belastete, der heutige Mensch laboriert jedoch primär an psychosozialem Stress. Mobbing, Überlastung, Anspannung, Unterforderung, Einsamkeit, das alles gehört dazu. Zusammengefasst wird dies auch unter dem Begriff Distress, einem markanten Symptom unserer Zeit.

Bei Stress kommt es zu charakteristischen psychischen, physiologischen und biochemischen Veränderungen. Psychisch empfindet der Gestresste eine innere Spannung und Unruhe. Die Schlafqualität wird beeinträchtigt, unter Umständen kommt Angst auf. Auch das

Gedächtnis kann unter starkem Dauerstress leiden. Das hängt unter anderem mit einer vermehrten Ausschüttung des Hormons Cortisol zusammen. Wenn nichts mehr Freude bereitet und man ziellos, ohne eigene Perspektiven, wie eine ausgelaugte Maschine, die sich nie erholen konnte, sein Dasein fristet, kann sich eine Depression entwickeln oder man schlittert direkt in ein Burn-out.

Die psychischen Veränderungen sind nicht immer klar definierbar oder leicht zu erkennen. Im Gegensatz dazu können die körperlichen Veränderungen besser erfasst werden. Bei Stress kommt es vor allem zu einer Aktivierung des Stressnervensystems, des sogenannten Sympathikus, und der Freisetzung von Stresshormonen, hier insbesondere von Cortisol und Adrenalin, ins Blut.

Der Sympathikus bildet mit dem Parasympathikus und dem Darmnervensystem das vegetative Nervensystem. Dieses zieht zu den inneren Organen, dem Auge und den Speicheldrüsen und beeinflusst dort hauptsächlich die Spannung (Tonus) der glatten Muskulatur. Das vegetative Nervensystem arbeitet ausschließlich autonom, das bedeutet, dass wir es willkürlich nicht beeinflussen können. Der Sympathikus und der Parasympathikus agieren dabei hauptsächlich als Gegenspieler und sind ein besonders wichtiges System, das für die Aufrechterhaltung des inneren Gleichgewichts, der Homöostase, mitverantwortlich ist. Der Parasympathikus übt eher eine dämpfende Wirkung auf den Körper aus. Er bringt ihn zur Ruhe und ermöglicht so die Regeneration. Überdies spielt er eine wichtige Rolle bei der Verdauung. Nicht umsonst wird der Parasympathikus daher als System, welches für „rest and digest" wichtig ist, bezeichnet. Er ist logischerweise sowohl während als auch nach dem Essen und in der Nacht aktiv. Im Gegensatz dazu charakterisiert man den Sympathikus als „flight and fight", also Flug und Kampf. Der Sympathikus wird im Rahmen von körperlichen, aber auch psychischen Belastungen beziehungsweise in Stresssituationen aktiviert. Jedes Mal, wenn wir uns anstrengen, sei es bei einer körperlichen Betätigung oder einer geistigen Anforderung, kommt der Sympathikus ins Spiel. Er sorgt dafür, dass Sauerstoff und Energie bereitgestellt werden, damit die Zellen genügend Treibstoff zum Arbeiten bekommen. Unter dem Einfluss des Sympathikus werden die Atemwege weiter, sodass mehr

Sauerstoff eingeatmet wird; die Herzaktivität wird durch Erhöhung des Pulses und der Schlagkraft stimuliert, damit eine schnellere Verteilung des Sauerstoffs im Körper stattfindet. Der Blutdruck steigt. Außerdem werden Energiereserven in Form von Zucker und Fettsäuren mobilisiert und zu den Zellen transportiert. Das sind alles natürliche Vorgänge, die tagtäglich in Aktion treten, außer man verbringt seine Zeit den ganzen Tag in absoluter Lethargie im Bett. Der Sympathikus ist zwar immer dann, wenn unser Körper aktiviert wird, im Einsatz, seine Aktivität wird aber gleich nach der Belastung wieder zurückgeschraubt. Eine ständige Aktivität des Sympathikus ist nämlich schädlich und kann das Risiko für insbesondere Herz-Kreislauf-Krankheiten erhöhen. Dauerstress bedeutet daher auch eine Daueraktivierung des Sympathikus und kann logischerweise nicht gut für den Körper sein. Da der Sympathikus den Puls und den Blutdruck erhöht, können diese Funktionsparameter als Hinweis auf eine Stressbelastung herangezogen werden. Zusätzlich wird gelegentlich auch die sogenannte Herzratenvariabilität analysiert, um eine eher „sympathikotone" Daueraktivierung zu diagnostizieren. Die Herzratenvariabilität bezieht sich, einfach ausgedrückt, auf die Variation der Zeitabstände zwischen einander nachfolgenden Herzschlägen. Sie wird durch das vegetative Nervensystem beeinflusst. Dabei trägt ein Herz, das wie eine Quarzuhr sekundengenau schlägt, also starr und mit wenig Variation zwischen den Herzschlägen, im Gegensatz zu einem Herzen, das wie eine mechanische Uhr relativ ungenauer „arbeitet", interessanterweise ein höheres Krankheitsrisiko. Das konnten zahlreiche Studien belegen.

Stress bewirkt nicht nur die Aktivierung des Sympathikus, sondern auch eine vermehrte Ausschüttung der klassischen Stresshormone Adrenalin und Cortisol (umgangssprachlich auch Kortison genannt). Adrenalin wird aus dem Nebennierenmark, einem Organ, das am oberen Pol der Nieren liegt, freigesetzt. Es ist ein extrem aufputschendes Hormon und hat ähnliche Wirkungen wie der Sympathikus, das heißt eine Anregung der Atmung und vor allem des Herzens sowie eine vermehrte Mobilisierung von energieliefernden Stoffen ins Blut. Der Spruch „unter Adrenalin stehen", oder „Adrenalinjunkie" spiegelt diesen Umstand hervorragend wider. Adrenalin hat unter den zahlreichen Hormonen die kürzeste Halbwertszeit, was bedeutet, dass es nach der Wirkung innerhalb von Sekunden wieder deaktiviert wird. Das ist immens wichtig, da der Körper sonst langfristig geschädigt werden würde. Vor allem wäre die ständige Blutdruckerhöhung nicht gerade optimal für unser Gefäßsystem.

Cortisol ist das andere bekannte Stresshormon. Dessen Ausschüttung aus der Nebennierenrinde wird über übergeordnete Stressfaktoren aus dem Gehirn stimuliert. Cortisol wirkt ähnlich wie Adrenalin. Es setzt Zucker und Fettsäuren aus den Speichern frei und erhöht, jedoch nicht so potent, den Blutdruck. Cortisol ist eines der beliebtesten Werkzeuge der Stressforscher, weil Stress klassischerweise mit einer vermehrten Freisetzung dieses Hormons einhergeht und Cortisol daher einen recht guten Biomarker für Stress darstellt. Für wissenschaftliche Zwecke wird vor allem die morgendliche Ausschüttung im Speichel bestimmt, da die Cortisolausschüttung zu dieser Tageszeit am höchsten ist. Ein ständig hoher Cortisolspiegel begünstigt die Entstehung von Bluthochdruck und Diabetes. Cortisol hemmt auch verschiedene Arme des Immunsystems, sodass bei Dauerstress und damit verbundener hoher Cortisolausschüttung das Infektionsrisiko steigt. Schließlich ist bekannt, dass eine dauerhafte Stimulation der Cortisolausschüttung zu einer Beeinträchtigung der Nervenfunktionen im Gehirn führt. Daraus können vor allem Störungen der Gedächtnisfunktionen, aber eben auch Depressionen entstehen.

Einfluss von Stress auf das Essverhalten

Wer gestresst ist, isst anders. Mehr oder weniger unbewusst ändern sich dadurch die Nahrungsauswahl und die tatsächliche Energieaufnahme, selbst die Essgeschwindigkeit bleibt nicht gleich. Die tatsächlichen Veränderungen sind aber individuell sehr unterschiedlich und hängen auch vom Ausmaß des Stresses ab.

Stress beeinflusst das Essverhalten auf zwei verschiedenen Ebenen. Einerseits wird bei Stress weniger gegessen (= Stresshungerer), andererseits kann Stress zum Überessen (= Stressesser) führen. Hier kann die Schwere der Stressoren eine Rolle spielen. Leichte stressauslösende Faktoren führen eher zum Überessen, während extreme

Stressoren wie beispielsweise der Tod eines nahen Familienangehörigen zum Hungern führen. Auch das Körpergewicht scheint hier ausschlaggebend zu sein. Übergewichtige neigen bei Überbelastung meist zum Überessen, während Normalgewichtige eher nichts essen. Dies ist bei Frauen sogar ausgeprägter als bei Männern. Es wird davon ausgegangen, dass Übergewichtige bei jeder emotionalen Belastung so reagieren, als hätten sie Hunger. Sie erhöhen die Nahrungsaufnahme, die eine beruhigende Wirkung hat, und beenden so den emotionalen Zustand. Nach akutem Stress wollen Übergewichtige auch häufiger Snacks und süße Desserts als Normalgewichtige. Man kann davon ausgehen, dass Stress bei 80 % aller Menschen das Essverhalten verändert. Fasst man die Untersuchungen zur Wirkung von Stress auf das Essverhalten zusammen, zeigt sich, dass rund ein Drittel aller Menschen in einer Stresssituation mehr isst, fast 20 % haben mehr Appetit, 46 % essen weniger.

Wer sein Essverhalten stark von emotionalen Gefühlen abhängig macht, isst auch bei Stress mehr, insbesondere süße, fette Snacks wie Kuchen oder Schokokekse.

Sehr ängstliche Studenten mit wenig sozialer Unterstützung neigen unter Prüfungsstress zum Überessen. Sie erhöhen ihre Energieaufnahme in der prüfungsreichen Zeit deutlich. Das Mehressen bei Stress ist unabhängig von den erlebten Hungergefühlen, diese verändern sich bei Stress kaum. Man hat also nicht mehr Hunger, dennoch wird mehr gegessen. Wieder ein Beweis dafür, dass die körpereigenen Signale für die Nahrungsaufnahme in unserer Zeit eine untergeordnete Rolle spielen.

Offenbar gibt es bei der Nahrungsauswahl unter Stress auch geschlechtsspezifische Aspekte. Studentinnen greifen bei Stress generell zu mehr Süßigkeiten, Keksen, Snacks und Fast Food und weniger zu Obst und Gemüse. Bei den männlichen Kollegen hingegen nimmt der Konsum von Süßigkeiten etwas ab, genauso wie der Konsum von Obst, Gemüse, Vollkorn- und Milchprodukten. Die beobachtete Abnahme ist aber sehr gering. Der Grund dafür liegt wahrscheinlich in der Tatsache, dass Frauen sich durch Gefühle generell mehr zum Essen und zum Andersessen verleiten lassen. Weiters konnte bei einem Versuch mit Studentinnen festgestellt werden, dass beim

Angebot von Weintrauben, Schokolinsen, Erdnüssen und Kartoffelchips bei der Lösung entweder lösbarer oder unlösbarer Buchstabenrätsel gestresste Frauen vor allem zu den Schokolinsen greifen und nicht gestresste zu den Weintrauben. Der gleiche Versuch bei Männern zeigte aber, dass hier die Nichtgestressten mehr Nüsse und Weintrauben essen.

Stress beeinflusst vor allem das Snackverhalten. Man isst öfter, neigt zum „Herumgrasen" und nascht häufiger, ohne wirklich Hunger zu haben.

Stress ist somit ein Risikofaktor für die Entstehung von Übergewicht. Speziell chronischer Stress steht im Zusammenhang mit einer viszeralen Fetteinlagerung. Verantwortlich dafür ist unter anderem der stressbedingt erhöhte Cortisolspiegel kombiniert mit einer verminderten Sekretion an Wachstumshormonen und Sexsteroiden. Bei chronischem Stress steigt das Verlangen nach energiereichen Lebensmitteln, insbesondere nach fett- und zuckerhaltigen Speisen.

Letztendlich bevorzugen wir bei Stress immer fett- und zuckerreiche Lebensmittel. Dieses Mehressen von Fett und Zucker ist unabhängig vom Stresslevel. Nicht so aber in anderen Ländern mit verschiedenen Esskulturen und Traditionen. In Japan beispielsweise geben Frauen an, unter Stresseinfluss nicht zu Schokolade, sondern zu Reis und Sushi zu greifen.

Wer sein Essverhalten sehr zügelt oder kontrolliert, hat sogar ein größeres Risiko bei Stress zu Fettem und Zuckerreichem zu greifen. Besonders gefährdet sind Frauen, die ihr Essverhalten ständig kontrollieren, um vor allem ihr Körpergewicht unter Kontrolle zu halten oder abzunehmen. Hier lenkt Stress von der Kontrolle ab. Interpersonaler Stress wie Zurückweisung oder Einsamkeit führt besonders häufig zu einem gesteigerten Hungergefühl und einem erhöhten Essbedürfnis.

Stressinduziertes Essen spielt schon bei Kindern eine Rolle. Auch sie erhöhen bei Stress ihre Nahrungsaufnahme. Übergewichtige Kinder essen nach Stress um über 100 kcal mehr als normalgewichtige. Auch bei Kindern konnte festgestellt werden, dass ein gezügeltes Essen das Stressessen fördert.

Im Tierversuch hat sich gezeigt, dass die Tageszeit der Stresseinwirkung einen Einfluss auf das Fressverhalten hat. Bei Ratten hat eine stressige Situation am Morgen größere Auswirkungen auf den Stoffwechsel und den Energiehaushalt als am Abend.

Stress beeinflusst auch den Geschmack

Offenbar schmeckt man unter Stress auch anders. Untersucht wurde das sowohl bei physischen als auch psychischen Stressoren. Die Probanden wurden entweder am Ergometer oder bei Aufgabenlösungen am Computer gestresst und anschließend die verschiedenen Geschmacksrichtungen getestet. Nach mentalem Stress wurde der Nachgeschmack bei „bitter", „sauer" und „süß" im Vergleich zur Kontrollgruppe kürzer und „bitter" weniger intensiv wahrgenommen. Das könnte erklären, warum man dann mit dem Essen, insbesondere von Süßigkeiten, Schokolade und vielem mehr einfach nicht aufhören kann. Intensität und Dauer des Nachgeschmackes waren nach dem körperlichen Stress bei „bitter" und „süß" jedoch gleich, nur „sauer" wurde viel kürzer wahrgenommen. Hier könnte die Zusammensetzung des Speichels und dessen Pufferkapazität eine Rolle spielen.

Welches Essen reduziert Stress tatsächlich?

Süßes, Fettes sowie energiedichte Nahrung insgesamt reduzieren Stress, zumindest subjektiv. Ist dies zusätzlich mit einer reduzierten Eiweißzufuhr kombiniert, hilft dies besonders stressempfindlichen Personen. Der Grund liegt einerseits in der Verschiebung der Konzentrationen von Stresshormonen, aber auch darin, dass fett- und zuckerreiche Lebensmittel einfach viel besser schmecken und als „belohnender" empfunden werden als Obst oder Gemüse. Die aktuelle Datenlage, welche Nahrungsmittel oder welche Mahlzeitenzusammensetzung nun tatsächlich Stress reduzieren, ist aber nicht einheitlich. Untersuchungen haben gezeigt, dass Kohlenhydrate alleine Stress nicht reduzieren, sondern sogar noch verstärken können, da diese den Cortisolspiegel erhöhen. Diese Erhöhung ist bei einer kohlenhydratreichen

Mahlzeit sowohl im Tierversuch als auch bei Menschen viel höher als bei einem Essen mit hohem Fett- und Proteinanteil.

Wer Kohlenhydrate isst, erhöht seine Cortisolkonzentration, während diese durch Fett und Eiweiß weniger beeinflusst wird. Diese Ergebnisse sind aber nicht bei allen Studien gleich. Es gibt auch Studien, die zeigen, dass eiweißreiche Mahlzeiten einen erhöhten Cortisolspiegel hervorrufen.

Andererseits führt eine kohlenhydratreiche, eiweißarme Mahlzeit nach einer akuten Stressbelastung dazu, dass bei stressempfindlichen Personen Stress reduziert und die Stimmung verbessert wird. Hier spielt der Serotoningehalt im Gehirn eine Rolle. Daraus ergibt sich, dass stressanfällige Personen mehr Kohlenhydrate essen und ihren Eiweißanteil in der Kost reduzieren sollten. Das bedeutet weniger Fleisch, Wurst, Eier oder auch Milchprodukte und dafür mehr Getreide, Kartoffeln, Gemüse und Obst. Für diese leicht gestressten Menschen sind auch Bananen, Datteln und Feigen eine optimale Zwischenmahlzeit, da sie viele Kohlenhydrate und etwas Eiweiß enthalten. Ähnlich wirkt Schokolade, auch sie enthält Kohlenhydrate und etwas Eiweiß, aber auch ziemlich viel Fett. Auch Kakao wird eine beruhigende Wirkung zugeschrieben.

Eine ausgewogene Ernährung ist wesentlich, um akuten Stresssituationen gewachsen zu sein. Bei längeren Stressphasen ist auf alle Fälle für eine ausreichende Versorgung an wichtigen Nährstoffen zu sorgen. Wer nicht ausreichend versorgt ist, hat das Risiko, dass die Stressanfälligkeit sogar noch steigt. Wichtige Vitamine für stressige Zeiten sind vor allem die B-Vitamine (vor allem B_1, B_6 und Folsäure), da diese eine bedeutende Funktion im Nervensystem haben. Außerdem ist eine ausreichende Zufuhr von Magnesium, Kalium und Eisen unerlässlich.

Chronischer Stress führt unabhängig vom Stressor zu einer Abnahme des Plasmaspiegels an Magnesium und erhöht den oxidativen Stress im Körper. Aus diesem Grund ist eine ausreichende Zufuhr von Magnesium und Antioxidantien (Vitamin A, C, E) sehr wichtig.

Im Tierversuch konnte auch eine Abnahme von Zink und Eisen im Blut sowohl bei akutem als auch bei chronischem Stress festgestellt werden.

Jede Art von Stress verändert das Essverhalten, indem mehr (Stressesser) oder weniger (Stresshungerer) oder anders gegessen wird.

Stress führt dazu, dass man schneller isst, weniger kaut, größere Bissen nimmt und mehr snackt.

Stressesser essen besonders gerne fett- und zuckerhaltige Produkte, die auch noch leicht verfügbar sind.

Wer leicht gestresst ist, sollte zu Getreide, Kartoffeln, Obst und Gemüse greifen und seinen Eiweißanteil in der Kost reduzieren.

Es gibt Untersuchungen, die belegen, dass das Kauen von Kaugummi in akuten psychischen Stresssituationen beim Stressabbau helfen kann.

Was geistig und körperlich fit hält

„Der Geist ist denselben Gesetzen unterworfen
wie der Körper: Beide können sich nur durch beständige
Nahrung erhalten."

Luc de Clapiers Marquis de Vauvenarques (1715–1747)

Ernährung steht sehr eng mit der körperlichen und geistigen Leistungsfähigkeit und dem persönlichen Wohlbefinden in Verbindung. Eine Unterversorgung mit Makro- und Mikronährstoffen spielt eine große Rolle. Diese ist wiederum von der täglichen Nahrungsauswahl abhängig. Sowohl im Leistungs- als auch im Freizeitsport ist dies schon lange ein Thema, nicht so sehr jedoch am Arbeitsplatz. Auch hier sind täglich Höchstleistungen zu erbringen, die richtige Ernährung hat aber noch nicht die entsprechende Bedeutung gefunden. So hat eine Untersuchung bei Ärzten gezeigt, dass eine unzureichende Ernährung am Arbeitsplatz erhebliche negative Auswirkungen auf das persönliche Wohlbefinden und die professionelle Leistung hat. Zeitmangel und schlechte Verfügbarkeit von gutem Essen sind sehr oft die Hauptgründe für eine inadäquate Zufuhr am Arbeitsplatz.

Schon immer versuchten Menschen ihr Leistungsvermögen mit bestimmten Nahrungsmitteln oder Geheimrezepten zu steigern. So wurde Blut von Stieren getrunken, um deren Kraft zu erhalten oder Walnüsse gegessen, um intelligenter zu werden, da deren windungsreiche Strukturen den Windungen des Gehirns ähnlich sind. Bereits römische Gladiatoren hofften durch große Mengen an Fleisch ihre Muskelkraft zu stärken. Hechtsuppe machte angeblich besonders schnell, aber auch kräftig.

In den letzten Jahren konnten wissenschaftliche Untersuchungen den Nachweis erbringen, dass sowohl die Nahrungszusammensetzung als auch einzelne Nährstoffe die Leistungsfähigkeit verbessern können. Bei den potenziellen ergogenen Wirkstoffen handelt es sich sowohl um isolierte Nährstoffe (spezielle Aminosäuren, L-Carnitin, Coenzym Q_{10}, Chrom, Kreatin) als auch um die verschiedensten Nahrungs- und Genussmittel (Kaffee, Ginseng). Besonders häufig werden diese Stoffe und Produkte von Sportlern verwendet, ihre tatsächlich ergogene Wirkung wird aber noch widersprüchlich diskutiert. Prinzipiell kann man davon ausgehen, dass die körperliche Leistungsfähigkeit im Sportbereich durch eine entsprechende Anpassung der Ernährungs- und Trainingspläne um ca. 15 bis 20 % gesteigert werden kann.

Geistige Leistungsfähigkeit

Zur geistigen Leistungsfähigkeit (Kognition) zählen eine Reihe von verschiedenen Prozessen, vor allem alle Formen des Erkennens und Wissens wie beispielsweise Wahrnehmung, Gedächtnis, Aufmerksamkeit, Aktivierung, Wachsamkeit, Reaktionszeit, Informationsverarbeitung, aber auch komplexe Fähigkeiten wie Problemlösung, Entscheidungsfindung und Intelligenz. Das Gehirn ist dabei die Schaltzentrale. Es macht nur etwa 2 % des gesamten Körpergewichtes aus, beansprucht aber 20 % des gesamten Grundumsatzes.

Unter geistiger Anstrengung steigt der Energieverbrauch des Körpers an. Die Ursache dafür ist nicht nur ein erhöhter Umsatz an Glukose im Gehirn, sondern auch eine unwillkürliche Anspannung der Muskulatur. Dies wurde zum Beispiel in einer Untersuchung bei Versuchspersonen, die mit einer besonders intensiven Form der kognitiven Arbeit, dem Kopfrechnen, konfrontiert wurden, nachgewiesen. Während des Tests zeigten die Teilnehmer eine maximale Aktivität ihrer Unterarmmuskeln, welche mittels einer sogenannten Elektromyographie registriert wurde. Unmittelbar nach dem Test ging die Muskelspannung wieder auf den Ruhewert zurück.

Zahlreiche Studien belegen mittlerweile, dass die kognitiven Fähigkeiten des Menschen auch durch die Ernährung beeinflusst werden können. Verschiedene Nährstoffe und Stoffwechselprodukte können über die Blut-Hirn-Schranke ins Gehirn gelangen und haben somit unmittelbaren Einfluss auf die Gehirnfunktion, vor allem auf das Konzentrationsvermögen, die Gedächtnisleistung, die Lernleistung und den Lernerfolg, aber auch auf die Abrufung von Informationen, die Informationsübertragung, die Wachheit, die Abspeicherung von Informationen und die Entspannungsfähigkeit. Der Einfluss der Ernährung kann akut bereits nach einigen Minuten und Stunden nach der Nahrungsaufnahme erfolgen, aber auch langfristig. Akut werden in erster Linie die Reaktionszeit und die Aufmerksamkeit und dann Gedächtnis und Problemlösung beeinflusst, während sich die Ernährung langfristig auf die Intelligenz auswirkt.

Wenn es um die Lernleistung geht, ist vor allem die Speicherung von Informationen von Bedeutung. Hier unterscheidet man zwischen dem Ultrakurzzeitgedächtnis, dem Arbeits- oder Kurzzeitgedächtnis und dem Langzeitgedächtnis. Das Arbeitsgedächtnis beeinflusst die schulischen Leistungen besonders stark.

Wer gesünder isst, hat auch eine bessere geistige Leistungsfähigkeit. Bei 201 Schülern zwischen 15 und 20 Jahren hat sich bestätigt, dass ein gesünderes Ernährungsverhalten, kombiniert mit häufiger körperlicher Aktivität, die kognitiven Fähigkeiten erhöht. Insbesondere ein hoher Gemüsekonsum wirkte sich bei diesen Jugendlichen positiv auf die kognitiven Fähigkeiten aus, während eine ungesunde Nahrungsaufnahme vor allem bei denen, die ihr Geld für ungesunde Nahrungsmittel und Getränke ausgaben, negative Auswirkungen zeigte.

Es gibt aber bereits Hinweise, dass die Ernährung der Mutter in der Schwangerschaft Einfluss auf die Entwicklung des Gehirns hat. Durch das schnelle Wachstum des Gehirns während des letzten Drittels der Schwangerschaft und im frühen Säuglingsalter reagiert dieses besonders anfällig auf eine unzureichende Ernährung. Auf alle Fälle spielen eine Reihe von Nährstoffen bei der Gehirnentwicklung eine wichtige Rolle, so beispielsweise Jod, Eisen, Zink, Vitamin B_{12}, Folsäure, aber auch Vitamin D. Auch die Omega-3-Fettsäuren, insbesondere die Docosahexaensäure (DHA) ist unerlässlich für die Entwicklung des Gehirns. Ihre Aufnahme in der Schwangerschaft und in der früheren Kindheit beeinflusst die kognitive Leistung im späteren Kindesalter.

Kritisch ist besonders die Zeit bis zum zweiten Lebensjahr. Ein Mangel an einzelnen Mikronährstoffen in dieser Zeit wirkt sich langfristig auf die kognitive Entwicklung aus. So kann beispielsweise ein Mangel an Vitamin A zu einer eingeschränkten visuellen Wahrnehmung und ein Jodmangel in dieser kritischen Zeit der Gehirnentwicklung sogar zu einer reduzierten intellektuellen Fähigkeit führen.

Bereits ein geringer Jodmangel in der Schwangerschaft und im ersten Lebensjahr wirkt sich ungünstig auf die Gehirnentwicklung des Kindes aus. Ein schwerer Jodmangel während der Schwangerschaft führt jedoch zu gravierendem negativen Einfluss auf die Gehirnentwicklung, im extremen Fall kommt es zum Kretinismus.

Auch ein Eisenmangel in den ersten Lebensjahren wirkt sich negativ auf die Entwicklung des Gehirns aus. Diese Defizite können auch durch eine spätere, adäquate Ernährung nicht mehr wettgemacht werden. Eisen hat eine ganz wesentliche Funktion bei der geistigen Leistungsfähigkeit. Es ist im Körper für den Sauerstofftransport verantwortlich und als Bestandteil von Enzymen für die Energiegewinnung wichtig. Daneben ist es unter anderem auch für das Immunsystem und die Informationsübertragung an Synapsen von Bedeutung. Ein Eisenmangel führt zur Anämie (Blutarmut) und verringert die Konzentrations- und Merkfähigkeit, aber auch die geistige und körperliche Belastbarkeit. Bei Kindern im Alter von 12 bis 18 Jahren führt ein Eisenmangel sogar zu einer nachhaltigen Intelligenzstörung. Eine Auswertung von 14 Studien zeigte, dass sich bei 12 Studien bei entsprechendem Mangel durch eine Eisengabe über zwei Monate eine Verbesserung der Merkfähigkeit bei Säuglingen, Kindern und Jugendlichen einstellt. Eine weitere Übersichtsarbeit kam zu dem Ergebnis, dass eine Eisensubstitution sowohl bei schwerem als auch bei leichtem Mangel die Aufmerksamkeit und Konzentration bei Kindern, Jugendlichen und Frauen verbessert. Ein positiver Einfluss auf den IQ (+ 2,5) konnte nur bei einer bestehenden Eisenmangelanämie, auch in diesem Fall bei Kindern und Frauen, festgestellt werden und das vor allem in Ländern, wo dieser schwere Mangel sehr häufig ist (Afrika, Thailand, Indonesien).

Sind Kinder im ersten Jahr ihres Lebens unterernährt, haben sie sehr häufig Probleme mit der Aufmerksamkeit. Besteht innerhalb der ersten zwei Lebensjahre eine Eiweiß-Kalorien-Unterversorgung, kommt es sowohl zu einer kurz- als auch langfristigen Störung der kognitiven Funktion. So entwickelt sich beispielsweise die Sprache langsamer, Intelligenz und Schulleistung generell sind schlechter.

Diskutiert wird aber auch, dass sich leichte Mangelversorgungen an Mikronährstoffen über längere Zeit, die ohne weiteres auch bei uns bestehen können, auf die Intelligenz auswirken können. Bei bestehendem Vitaminmangel kann eine entsprechende Zufuhr einen großen Vorteil bringen, sind Kinder aber ausreichend versorgt, ist der Nutzen, wenn überhaupt, nur sehr begrenzt. Eine Untersuchung bei 6- bis 12-jährigen Schülerinnen zeigte, dass eine niedrig dosierte

Vitamin- und Mineralstoffsupplementierung über drei Monate den IQ nur zwischen zwei und drei Punkten verbesserte, vermutlich auch deshalb, weil der Großteil der Schüler ohnedies gut mit diesen Mikronährstoffen versorgt ist.

Die Anzahl der Studien, die die langfristige Auswirkung auf die geistige Leistungsfähigkeit bisher untersucht haben, ist noch sehr begrenzt. In Entwicklungsländern hat sich gezeigt, dass Säuglinge und Kleinkinder, die Fleisch erhielten, unabhängig vom Eisenstatus eine bessere kognitive Funktion bis zum Schulalter aufwiesen. Aber auch Untersuchungen aus anderen Ländern deuten darauf hin, dass eine Zufuhr von tierischen Eiweißquellen nach dem Säuglingsalter langfristig positive Auswirkung auf die geistige Leistungsfähigkeit hat. Eine Untersuchung in China hat gezeigt, dass bei über 20.000 älteren Chinesen, die in der Kindheit häufiger Fleisch gegessen haben, die kognitive Leistung im Laufe des Lebens besser war.

Frühstück und geistige Leistungsfähigkeit

Studien belegen, dass Frühstücken bei Kindern die kognitive Funktion verbessert, die Merkfähigkeit erhöht, die Benotung von Tests verbessert und sogar die Anwesenheit in der Schule steigert. Kohlenhydratreiche und ballaststoffhaltige Frühstücksmahlzeiten führen zu einer erhöhten Aufmerksamkeit bis zum Mittagessen und verbessern die Lernfähigkeit. Bei Jugendlichen konnte festgestellt werden, dass ein Low-GI-Frühstück im Gegensatz zu einem High-GI-Frühstück oder keinem Frühstück den größten Nutzen bezüglich Gedächtnisleistung und Aufmerksamkeit aufweist.

Auch bei Erwachsenen führt ein kohlenhydratreiches Frühstück zur Verbesserung der kognitiven Fähigkeit. Frühstückszerealien bewirken eine positive Stimmung, bei Tests verbessern sie das räumliche Gedächtnis und bewirken, dass man sich nach der Aufgabenstellung ruhiger fühlt als ohne Frühstück. Wird zur Getreidemahlzeit noch koffeinhaltiger Kaffee getrunken, hat dies zwar anfänglich keinen Einfluss auf die Stimmung oder das Arbeitsgedächtnis, es verbessert aber die Fähigkeit Information zu entschlüsseln. Höhere Dosen an Koffein (4 mg/kg) verhelfen aber zu einer erhöhten Wachsamkeit und die Leistung bei länger andauernden Aufgaben wird verbessert. Weiters kommt es unter anderem zu einer Verbesserung des semantischen Gedächtnisses und des logischen Denkens.

Eine Untersuchung bei jungen Erwachsenen (16 Frauen und 16 Männer) im Alter von 20 Jahren zeigte, dass der Konsum eines Müsliriegels zum Frühstück durchaus mit positivem Befinden, wie dem Gefühl munterer, fröhlicher, geselliger und weniger ängstlich zu sein, in Zusammenhang steht, und dass bei entsprechender Aufgabenstellung mehr Wörter erinnert werden können, als wenn kein Frühstück gegessen wurde. Die Wachsamkeit steigt auch, wenn bei den Frühstücksverweigerern der Riegel als Vormittagssnack gegessen wird. Dies wäre eine Alternative, wenn wenig Zeit oder Gelegenheit für die Zubereitung eines Frühstücks gegeben ist.

Aber auch bei Diabetikern des Typs II bewirkten zusammengesetzte Kohlenhydrate (= Low-GI-Index) zum Frühstück eine bessere kognitive Performance. Diese konnten sich bei Tests mehr Wörter merken, hatten eine verbesserte selektive Aufmerksamkeit, waren aber schlechter in Führungsaufgaben. Verglichen wurden 50 g Kohlenhydrate in Form von Pasta (low-GI) und 50 g Kohlenhydrate in Form von Weißbrot (high-GI).

Offenbar hat bereits die Zusammensetzung des Abendessens bezüglich GI einen Einfluss auf die geistige Leistungsfähigkeit am nächsten Morgen. Dies wurde zwar erst bei 14 Männern untersucht, dennoch zeigte sich bei denen, die ein Low-GI-Abendessen bekamen, am nächsten Tag eine erhöhte Merkfähigkeit. Wie groß der Einfluss des Abendessens aber tatsächlich ist, muss noch weiter untersucht werden.

Kohlenhydrate für optimale Leistung

Kohlenhydrate sind als Treibstoff für den Körper gleichbedeutend wie Benzin oder Diesel für den Motor. Das Gehirn kann seinen Energiebedarf nur durch den Einfachzucker Glukose (Traubenzucker) decken, mit Ausnahme im Hungerstoffwechsel – hier können auch Fettabbauprodukte, sogenannte Ketonkörper, zur Energiegewinnung herangezogen werden. Die Glukose ist wie die Fruktose

(Fruchtzucker) und Galaktose (Schleimzucker) ein Einfachzucker (enthält nur ein Zuckermolekül), auch Monosaccharid genannt. Bestehen diese aus zwei Zuckermolekülen spricht man von Disacchariden. Dazu zählt die Saccharose (= unser Haushaltszucker), der Milchzucker (Laktose), aber auch die Maltose (Malzzucker). Darüber hinaus gibt es noch zusammengesetzte Kohlenhydrate (= Polysaccharide), die aus einer langen Kette von Einfachzuckern bestehen, die im Verdauungstrakt erst abgespalten werden müssen. Zu diesen Vielfachzuckern zählen die Stärke, aber auch die Speicherform der Glukose im Körper, das Glykogen, sowie Inulin und Pektin. Vom Darm in den Körper werden immer die Einfachzucker aufgenommen. Isst man Einfachzucker oder auch Zweifachzucker, gelangen diese sehr rasch ins Blut und erhöhen den Blutzuckerspiegel sehr schnell und hoch. Im Gegensatz dazu werden die Zucker aus den zusammengesetzten Kohlenhydraten nur langsam resorbiert. Durch sie kommt es zu einem langsameren und länger anhaltenden Blutzuckerspiegel und somit zu einer regelmäßigen Versorgung des Körpers mit Energie. Der Einfluss der Kohlenhydrate, speziell der Glukose und des glykämischen Index, auf die Lernleistung wurde am häufigsten untersucht. Bei Kindern führt der Verzehr eines glukosereichen Snacks oder Frühstücks zu einer kurzfristigen Verbesserung der Gedächtnisleistung. Auch Aufmerksamkeit und Reaktionsgeschwindigkeit sind erhöht. Mahlzeiten mit einem niedrigen glykämischen Index erhöhen die Aufmerksamkeit und Gedächtnisleistung, während ein hoher glykämischer Index diese zwar auch erhöht, langfristig fällt hier die kognitive Leistungsfähigkeit aber stärker ab.

Traubenzucker bei Prüfungen

Jedoch sollte nicht unerwähnt bleiben, dass der viel gelobte Traubenzucker, mit dem man sich sehr gerne vor Prüfungen „dopt", nach etwa 45 bis 90 Minuten dosisabhängig eine reaktive Unterzuckerung hervorrufen kann. Diese könnte mit Nervosität, Unkonzentriertheit, schnellem Herzschlag und Heißhunger assoziiert sein (s. auch Kapitel „Aggression und Ernährung"). Und das wäre gerade bei einem Examen kontraproduktiv. Gegen geringe Mengen spricht nichts, höhere Mengen in kurzer Zeit zugeführt sind jedoch nicht zu empfehlen. Das gilt übrigens auch für zuckerhaltige Softdrinks, die einen Zuckeranteil von etwa 100 Gramm pro Liter aufweisen. Sinnvoller sind eher Lebensmittel, aus denen der Zucker langsam aufgenommen wird, wie z. B. Müsliriegel oder Obst. Traubenzucker macht, wenn überhaupt, nur bei kürzeren Prüfungen (bis zu maximal 20–30 Minuten) oder nach körperlichen Aktivitäten und bei Erschöpfung Sinn.

Antioxidantien für mehr Leistung?

Antioxidantien haben ganz wesentliche Aufgaben im Körper. Eine der wesentlichen Funktionen ist ihre Wirkung als Radikalfänger. Sie reduzieren so den oxidativen Stress im Körper, der mitverantwortlich ist für den Alterungsprozess, aber auch für die Entstehung von Krebserkrankungen, Herz-Kreislauf-Erkrankungen und Erkrankungen des Gehirns. Zu den Antioxidantien zählen die Vitamine A, E und C, Carotinoide und die phenolischen Verbindungen in vielen Pflanzen. Ihre Wirkung auf die kognitive Funktion ist aber sehr eingeschränkt. Untersuchungen haben gezeigt, dass ihre Aufnahme, wenn überhaupt, nur sehr geringfügig mit einer Verbesserung der geistigen Leistungsfähigkeit im Zusammenhang steht. Bei Erwachsenen mittleren Alters zeigte sich bei verschiedenen Tests sowohl durch die Aufnahme über die Nahrung als auch durch Supplemente keine Verbesserung.

Flüssigkeitszufuhr

Nicht nur die Ernährung an sich, sondern auch die Flüssigkeitszufuhr ist wesentlich für die Leistungsfähigkeit.

Bei Kindern führt bereits eine leichte Dehydration im Bereich von 1 bis 2 % des Körpergewichtes zu einer signifikanten Abnahme der kognitiven Funktion, insbesondere zu Teilnahmslosigkeit, Verwirrtheit und Reizbarkeit. Durch das Trinken von Wasser können Kinder ihre Kognition verbessern. Ein Versuch bei 7- bis 9-Jährigen zeigte, dass das zusätzliche Trinken von einem Schluck Wasser die visuelle

Aufmerksamkeit bei Tests im Vergleich zu Kindern, die kein Wasser zusätzlich tranken, verbesserte. Nach dem Trinken eines Glas Wassers konnte bei dieser Altersgruppe auch eine Zunahme des Gedächtnisses und der Aufmerksamkeit festgestellt werden. Bei einem über 30-minütigen Test beobachtete man bei Kindern genau, wie lange sie tatsächlich bei der Sache waren und wie lange sie sich anderwärtig beschäftigten, indem sie beispielsweise zappelten, sprachen oder sich umschauten. Im Durchschnitt waren die Kinder, die vorher ein Glas Wasser tranken, 79 % der Zeit tatsächlich bei der Aufgabe, während die anderen sich nur 53 % der Zeit aufmerksam zeigten. Der Effekt des Wassers konnte über den gesamten Zeitraum dieser halben Stunde festgestellt werden.

Auch bei älteren Personen kann ein Flüssigkeitsmangel die Verarbeitungsgeschwindigkeit verlangsamen und zu einer geringeren Aufmerksamkeit und vermindertem Erinnerungsvermögen führen.

Kaffee und Koffein

Der Name Kaffee stammt von „Kaffa" ab, einer Provinz im Südwesten Äthiopiens. Hier wurden wahrscheinlich im 9. Jahrhundert erstmalig die Kaffeebohnen entdeckt. Den Überlieferungen nach fiel dort einem Ziegenhirten auf, dass einige seiner Tiere nachts munter unterwegs waren. Er konnte sich das zuerst nicht erklären, beobachtete dann aber, dass die „aufgeputschten Tiere" von einem ihm unbekannten Strauch mit weißen Blüten und roten Früchten gefressen hatten. Er kostete daraufhin von diesen äußerst mysteriösen Früchten und machte dann fröhlich und völlig überdreht die Nacht durch. Am nächsten Tag kontaktierte er den Prior des nahe gelegenen Klosters und zeigte ihm seinen Fund. Dieser bereitete aus den Früchten einen Aufguss, probierte ihn sogleich und konnte danach nicht schlafen. Bald wusste das ganze Kloster von dieser Wunderdroge. Die Mönche nutzten sie fortan um bis tief in die Nacht zu beten und Gespräche zu führen.

Nach der Entdeckung des Kaffees war dessen Siegeszug rund um den Globus nicht mehr aufzuhalten. Von der islamischen Welt ausgehend breitete sich der Kaffee über Istanbul in Richtung Europa aus.

Kaffee besteht aus einer Vielzahl an Nährstoffen und Wirksubstanzen. Die bekannteste ist Koffein. Außerdem enthält Kaffee Mineralstoffe, hier vor allem Magnesium und Kalium, B-Vitamine wie Niacin, Riboflavin, Pantothensäure und Pyridoxin sowie insbesondere antioxidative Wirksubstanzen, wie gewisse Polyphenole. Diese sekundären Pflanzenstoffe weisen gesundheitsfördernde Eigenschaften auf, da sie freie Radikale unschädlich machen können.

Freie Radikale sind reaktive, zerstörerische chemische Sauerstoff-Verbindungen, die in der Fachsprache häufig mit ROS – für „reactive oxygen species" – abgekürzt werden. ROS werden täglich in geringen Mengen in unserem Körper gebildet. Sie entstehen als Begleitprodukt bei der Energiegewinnung in den „Kraftwerken" der Zelle, den Mitochondrien, und werden auch für das Abtöten von Bakterien durch das Immunsystem benötigt. Neuere Untersuchungen lassen ferner vermuten, dass sie als zelluläre Botenstoffe möglicherweise die Genexpression beeinflussen. Sie scheinen z. B. bei der Verbesserung der Insulinwirkung durch körperliches Training beteiligt zu sein. Ein Abfangen der freien Radikale durch Antioxidantien wie Vitamin C und E wäre daher kontraproduktiv und würde den günstigen Einfluss des Trainings auf die Blutzuckerregulation zunichte machen.

So gesehen sind „normale" Mengen an diesen Verbindungen für verschiedene Funktionen im Körper wichtig. Faktoren wie beispielsweise Umweltschadstoffe, hier vor allem Nikotin, reichlicher Alkoholkonsum und andauernder negativer Stress, stimulieren jedoch die Bildung dieser potenziell aggressiven Verbindungen über das normale Maß hinaus und können daher oxidativen Stress verursachen.

Oxidativer Stress deswegen, weil freie Radikale Sauerstoff-, also Oxygenverbindungen sind. Zu den bekanntesten freien Radikalen gehören das Superoxid-Anionradikal $O_2^{\cdot}$ und vor allem das hochreaktive, potente Hydroxylradikal $OH^{\cdot}$. Oxidativer Stress bewirkt eine Schädigung von Zellen und Biomolekülen, sodass das Risiko für verschiedene Krankheiten gesteigert wird. Dazu gehören in erster Linie Krebs und Arteriosklerose (Arterienverkalkung mit Einengung des Gefäßdurchmessers) aber auch Diabetes. Wahrscheinlich ist ein erhöhter „Radikalangriff" auch an der Entstehung von neurologischen Erkrankungen, wie Morbus Parkinson und Morbus Alzheimer, dem grauen Star und Diabetes beteiligt. Nach einem Zug an einer Zigarette werden z. B. über 100 Billionen freie Radikale freigesetzt. Diese Zahl entspricht ungefähr der Menge an Sandkörnern, die in 1000 Kubikmeter (100 x 10 x 1 Meter) feinem Sandstrand enthalten sind.

Kaffee scheint hier vor allem vor der Entstehung des Typ-II-Diabetes, also des Alters- und / oder Wohlstandsdiabetes, zu schützen.

Der belebende und bekannteste Wirkstoff des Kaffees ist Koffein. Koffein ist die weltweit am meisten konsumierte psychomotorisch stimulierende Substanz. Der Großteil der Weltbevölkerung pusht sich regelmäßig mit diesem stimulierenden Wirkstoff. Außer im Kaffee findet sich Koffein vor allem auch in schwarzem und grünem Tee. Zusätzlich tragen gewisse Softdrinks, wie Cola, und in den letzten Jahren vermehrt Energy- bzw. Powerdrinks, zur Koffeinversorgung bei. Der Mensch von heute ist demnach fast permanent koffeinisiert.

Der Koffeingehalt der einzelnen Getränke variiert zwischen 40 und 150 mg pro Tasse (ca. 150 ml) für Kaffee, 24 und 50 mg pro Tasse für Tee, 20 und 35 mg für Cola (ca. 250 ml) und üblicherweise 80 mg pro Dose für Energydrinks. Schätzungen zufolge nimmt weltweit jeder Mensch ungefähr 70 mg Koffein pro Tag auf. In Österreich und Deutschland bewegt sich die tägliche Koffeinzufuhr für Erwachsene in einem Bereich von 200 und 300 mg.

Koffein vermittelt seine Wirkung über Hemmung des körpereigenen Moleküls Adenosin. Dadurch wird die Ausschüttung von belebenden und aktivierenden Botenstoffen wie zum Beispiel Dopamin oder Noradrenalin stimuliert, deren Freisetzung normalerweise durch das Adenosin unterdrückt wird. Das Resultat ist eine Erhöhung der Aufmerksamkeit und geistigen Aktivität durch das Koffein. Die positiven, belebenden Effekte einer Tasse Kaffee brauchen nicht näher ausgeführt werden. Nach dem Konsum koffeinhaltiger Getränke fühlt man sich produktiv, energiegeladen, konzentriert und selbstsicher. Vor allem aus letzteren Gründen „energetisieren" sich gerne Jugendliche, Yuppies und New-Age-Freaks.

Koffein hat nicht nur positive Wirkungen auf Leistungsfähigkeit und Stimmungslage, sondern es übt auch analgetische, also schmerzstillende, Wirkungen aus. Experimentelle Untersuchungen zeigten, dass Koffein die Aktivierung von Schmerznerven hemmen kann. Jedoch sind die analgetischen Wirkungen des Koffeins im Vergleich zu herkömmlichen schmerzstillenden Mitteln gering. Bekannt sind die analgetischen Wirkungen vor allem bei Kopfschmerzen.

Koffein hat jedoch nicht nur gute Seiten. Es kann in hohen Mengen konsumiert Angstzustände auslösen, dies vor allem bei empfindlichen Menschen.

Es wurde z. B. beschrieben, dass Patienten mit psychiatrischen Erkrankungen, die mehr als 1000 mg Koffein pro Tag konsumierten (entspricht ungefähr zehn Tassen eines mittelstarken Kaffees oder circa 13 Energydrinks), deutliche Angstsymptome zeigten. Nachfolgende Studien, bei denen hohe Koffeindosen an gesunden Versuchspersonen getestet wurden, bestätigten die Verdachtsdiagnose eines „Koffeinismus". Spanische Studenten notierten auf einem Fragebogen ein ansteigendes Angstempfinden in Abhängigkeit von der Koffeindosis (75 bis 300 mg). Dies wurde in einer britischen Studie bestätigt. Die Angst erzeugenden Wirkungen von Koffein konnten jedoch nicht in allen Studien gezeigt werden. Sie sind wahrscheinlich nur bei Konsum von sehr hohen Mengen an Koffein relevant und bei Personen, die zu Panikattacken neigen oder grundsätzlich ängstlicher sind. Jedoch sind Angststörungen in unserer Gesellschaft im Zunehmen, vor allem die sogenannte soziale Phobie. Sie ist gekennzeichnet durch eine übermäßige Furcht vor sozialen Interaktionen, wie Begegnungen mit Fremden, Kontakten mit dem anderen Geschlecht, aber auch Tätigkeiten in der Öffentlichkeit, wie Präsentationen und Reden. Die Angst, gedemütigt und beschämt zu werden bestimmt die Angststörung. Das geht von übertriebener Schüchternheit und Lampenfieber bis zu Panikattacken. Die Folge ist sozialer Rückzug bis hin zur völligen Isolation. Die soziale Phobie betrifft 7 bis 13 % der Bevölkerung in den westlichen Ländern und es gibt deutliche Hinweise, dass sie im Zunehmen ist. Da fast jeder Zehnte an einer sozialen Phobie leidet und andere Angststörungen noch hinzukommen, hat dieser Begleiteffekt des Koffeins sehr wohl eine Relevanz. Jedoch stellt sich die Frage, ob Personen mit Angststörungen nicht instinktiv weniger Koffein konsumieren. Neben Angst und Panikattacken kann Koffein, vor allem bei nicht daran Gewöhnten, den

Blutdruck erhöhen. Dies wurde bei Jugendlichen beschrieben. Koffein kann bei Jugendlichen außerdem zu Schlafstörungen mit morgendlicher Müdigkeit führen. Aus diesen Gründen wäre es gut, wenn vor allem Kinder, aber auch Jugendliche koffeinhaltige Getränke nur in Maßen konsumieren, z. B. zu bestimmten Anlässen. Insbesondere am Abend sollten keine koffeinhaltigen Getränke getrunken werden. Eine Kombination von Energydrinks mit Alkohol, wie sie derzeit bei jungen Menschen sehr populär ist, sollte ebenfalls tabu sein und ist in dieser Kombination mehr als problematisch. Es kann dadurch zu Selbstüberschätzung mit erhöhtem Alkoholkonsum und möglicherweise gesteigertem Risikoverhalten kommen. Der Preis, der dann für die Devise „No Risk – No Fun" bezahlt wird, wäre einfach zu hoch.

Genussmittel und Drogen können nicht nur zur Gewöhnung führen, sondern auch Entzugssymptome hervorrufen. Es ist bekannt, dass Koffeinabstinenz vor allem bei Personen, die beträchtliche Mengen an Kaffee oder möglicherweise auch Energydrinks zu sich nehmen, Entzugssymptome hervorruft. Diese äußern sich häufig in Kopfschmerzen, Konzentrationsschwäche und Müdigkeit, beginnen bereits 12 bis 24 Stunden nach dem letzten Kaffee und erreichen ihren Höhepunkt üblicherweise nach 20 bis 48 Stunden. In der wissenschaftlichen Literatur sind jedoch auch ausgeprägtere Fälle beschrieben worden, bei denen deutliche Entzugssymptome nach 3 bis 6 Stunden auftraten und die Nachwirkungen bis zu einer Woche andauerten.

Koffein und Leistungsfähigkeit

Koffein hat als erwünschte Hauptwirkung die psychostimulierende, zentralanregende Wirkung, es beseitigt unter anderem Ermüdungserscheinungen.

Im Tierversuch zeigte sich bei Ratten, dass eine chronische Koffeinaufnahme das Langzeitgedächtnis der Tiere verbesserte. Der chronische Kaffeekonsum hatte aber auch eine antioxidative Wirkung im Gehirn der Tiere, was eine wichtige Rolle bei der Verhinderung von altersbedingtem Rückgang der kognitiven Funktion spielen kann.

Eine Langzeituntersuchung (über zehn Jahre) bei über 670 Männern, die zwischen 1900 und 1920 geboren wurden, zeigte, dass der Kaffeekonsum die Abnahme der geistigen Leistungsfähigkeit reduziert. Am effektivsten war hier der Konsum von drei Tassen pro Tag.

Eine Übersichtsarbeit zum Thema Koffein kommt zu dem Ergebnis, dass Koffein das Lernen erleichtert, aber nur bei Aufgaben, bei denen Informationen passiv zur Verfügung gestellt werden. Weiters scheint es die Gedächtnisleistung unter suboptimalen Wachheitsbedingungen zu verbessern. Zusätzlich verbessert es die Reaktionsfähigkeit. Keine Wirkung scheint es hingegen auf das Langzeitgedächtnis zu geben. Nachdem Koffein die Müdigkeit reduziert und die Aufmerksamkeit erhöht, hat es seine Bedeutung in besonderen Situationen wie Arbeiten in der Nacht oder bei längeren Autofahrten. Dies konnte auch in einer Studie ermittelt werden, bei der die Fahrtauglichkeit von Probanden über eine Stunde auf Fehlerfreiheit überprüft wurde. Eine Verbesserung der Fahrtauglichkeit und somit ein wesentlicher Beitrag zur Sicherheit im Straßenverkehr konnte bei einer Koffeingabe von 3 mg / kg Körpergewicht festgestellt werden.

Koffein hat aber auch Wirkung auf die körperliche Leistungsfähigkeit. Gezeigt hat sich auch in einem Review von 21 Studien, dass die Kombination von Kohlenhydraten und Koffein die Ausdauerleistung, zwar nur in geringem Ausmaß, verbessert, insbesondere im Vergleich zu einer alleinigen Kohlenhydratgabe. In einer weiteren Übersichtsarbeit konnte festgestellt werden, dass in 11 von 17 Studien Koffein zu einer signifikanten Verbesserung der Leistung bei Mannschaftssportarten und Sportarten mit Kraftaufwand führt, jedoch hauptsächlich bei Elitesportlern, die an keinen regelmäßigen Koffeinkonsum gewöhnt sind. Weitere 6 von 11 Studien zeigten durch Koffein signifikante Verbesserungen beim Krafttraining.

Starke Wirkungen zeigt Koffein vor allem bei Menschen, die wenig Koffein konsumieren, speziell bei Kindern. Das hängt mit der Gewöhnung an das Koffein zusammen. Bei „Kaffeesüchtigen", bei denen ständig die Kaffeemaschine läuft, zeigt Koffein relativ häufig eher zusätzliche Wirkungen auf die Psyche. Damit leistungssteigernde Wirkungen eintreten, sollte eine gewisse Zeit zwischen zwei Tassen vergehen, mindestens 1,5 bis 2 Stunden, unter Umständen auch mehr.

Kaugummi kauen

Das Kauen von Kaugummi reduziert nicht nur Stress, verbessert die Stimmung und kann Angst vermindern, sondern erhöht auch die geistige Leistungsfähigkeit sowohl am Arbeitsplatz als auch außerhalb. Ein besonderer Einfluss besteht auf die Reaktionsschnelle, die Aufmerksamkeit, das räumliche Gedächtnis, das Erinnerungsvermögen und den Abruf von Informationen. Kauen allein kann die Wachheit um 10 % erhöhen, insbesondere die Tagesmüdigkeit kann über eine erhöhte Hirnaktivität reduziert werden. Der genaue Mechanismus ist hier noch unklar. Auch eine Untersuchung bei 133 Personen zeigte einen Effekt unabhängig davon, ob der Kaugummi nach Frucht oder Minze schmeckte.

Kognitive Tests haben das bestätigt. Ob man nun aber vor oder während einer Prüfungssituation kauen soll, ist nicht eindeutig geklärt. Eine Studie kam zu dem Ergebnis, dass nur das Kauen 5 Minuten vor einem Test wirksam ist und dann bis zu 20 Minuten. Kaut man hingegen während des Tests, ist kein Effekt feststellbar. Die Autoren vermuten hier, dass die Kaubewegungen die kognitiven Prozesse stören.

Andere Untersuchungen zeigten, dass Kauen während des Tests die Aufmerksamkeit erhöht, die Reaktionszeiten wurden schneller, insbesondere wenn die Aufgaben schwieriger wurden und die Wachsamkeit nach einer stressigen Situation stieg.

Andererseits gibt es Studien, die keinen Effekt auf zum Beispiel Ergebnisse bei räumlichen Aufgabenstellungen zeigen, unabhängig davon, ob man zuckerfreien oder gezuckerten Kaugummi kaut. Auch eine erhöhte Merkfähigkeit während des Kauens ist nicht einwandfrei nachgewiesen. Bei 101 Probanden konnte hier kein Unterschied festgestellt werden, egal ob gekaut oder ein geschmacklich gleiches Bonbon gelutscht wurde. Sie merkten sich bei einem „word recall task" trotz Kauens beim Lernen und Abfragen nicht mehr Wörter.

Pfefferminzgeruch verbessert die Leistungsfähigkeit

Frühere Studien konnten zeigen, dass Pfefferminzgeruch die Reaktionsfähigkeit von Testpersonen bei verschiedenen Aufgaben verbessert. Außerdem gibt es Hinweise, dass Sportler unter dem Einfluss von Pfefferminzgeruch eine bessere Leistung bei sportlichen Belastungen zeigen.

Diese Resultate waren Anlass für eine Studie, in der die Wirkung von Pfefferminzgeruch auf typische Bürotätigkeiten untersucht wurde. An der Untersuchung nahmen 26 Büroangestellte teil, die unter dem Einfluss von Pfefferminzgeruch, bzw. bei der Kontrollgruppe ohne Geruch, verschiedene Tests durchführen mussten. Getestet wurde z. B. das Tippen von Wörtern am Computer oder die Erinnerung an Begriffe. Dabei zeigte sich, dass unter der Einwirkung von Pfefferminzgeruch die Versuchspersonen deutlich schneller und präziser beim Tippen waren als ohne. Das Erinnerungsvermögen blieb bei den Versuchen jedoch unbeeinflusst.

Was sonst noch einen Einfluss auf die geistige Leistungsfähigkeit haben könnte

Obst und Gemüse

Inwieweit Obst und Gemüse bei der geistigen Leistungsfähigkeit und deren Erhaltung im Alter eine Rolle spielen, ist noch nicht eindeutig geklärt. Die Studienlage ist hier leider nicht eindeutig. Es konnte in den unterschiedlichsten Studien sowohl ein positiver Zusammenhang als auch kein Effekt festgestellt werden.

Bei Kindern spielt der Obst- und Gemüsekonsum auch in Hinblick auf ihre kognitive Funktion eine Rolle. Bei Kindern im Alter zwischen acht und zehn Jahren konnte ein signifikanter Zusammenhang zwischen dem Obst- und Gemüsekonsum und der kognitiven Funktion festgestellt werden. Auch bei gesunden Erwachsenen von 45 bis 102 Jahren konnte ein hoher Obst- und Gemüsekonsum unabhängig von Alter, Geschlecht, Körpergewicht und Bildung mit besseren kognitiven Testergebnissen in Verbindung gebracht werden.

Welche Obst- oder Gemüsesorten besonders effektiv sind, ist noch nicht geklärt. In Frankreich hat man über einen Zeitraum von 13 Jahren bei über 2.500 Personen untersucht, ob ein Zusammenhang zwischen der Aufnahme von Obst und Gemüse und der kognitiven Funktion besteht. Sowohl der gesamte Konsum von Obst und Gemüse als auch der Konsum von Obst allein sowie der Konsum von Vitamin-C-reichen Obst- und Gemüsesorten steht in Zusammenhang mit einem besseren verbalen Gedächtnis. In den Niederlanden waren bei fast der gleichen Teilnehmerzahl die Ergebnisse allerdings etwas anders. Hier zeigte der Gesamtkonsum von Obst und Gemüse keinen Effekt auf die geistige Leistungsfähigkeit, auch nicht über Jahre (1995 – 2002). Werden aber einzelne Obst- und Gemüsesorten analysiert, sieht man eine bessere kognitive Funktion und einen geringeren Rückgang dieser im Laufe der Jahre bei Nüssen sowie Kohl- und Wurzelgemüse. Auch eine Querschnittsstudie bei 1.090 Männern und Frauen kam zu dem Ergebnis, dass der Konsum von Flavonoiden mit einer verbesserten Wortflüssigkeit in Zusammenhang steht, und der Konsum von Obst insgesamt, von Zitrusfrüchten, Äpfeln und Tee mit einer Verbesserung bei kognitiven Tests in Verbindung steht. Berücksichtigt man aber in der statistischen Analyse Störfaktoren wie beispielsweise den IQ mit, sind diese Ergebnisse nicht mehr signifikant.

Es gibt einige Studien, die einen hohen Obst- und Gemüsekonsum als Schutzfaktor für die Abnahme der kognitiven Funktion im Alter und die Entwicklung einer Demenz und Alzheimer Erkrankung nachweisen. Vermutet wird hier der hohe Gehalt an schützenden Mikronährstoffen und sekundären Pflanzeninhaltsstoffen, insbesondere Polyphenolen. Diese sind im Pflanzenreich weit verbreitet und kommen besonders häufig in Früchten, Gemüse, Hülsenfrüchten, Getreide, aber auch in Getränken wie Tee, Kaffee und Wein vor. Zu ihnen zählen unter anderem die sogenannten Flavonoide, Proanthocyanidine, Anthocyane, Catechine und Quercetin.

Bei diesen sekundären Pflanzeninhaltsstoffen scheinen die Flavonoide eine besondere Wirkung auf die Kognition und den Rückgang von altersbedingten Gedächtnis- und Lernbeeinträchtigungen auszuüben. Es deutet viel darauf hin, dass flavonoidreiche Lebensmittel wie Äpfel, Beeren und Zitrusfrüchte hier den größten Effekt bewirken.

Die „SU.VI.MAX-Studie" mit 2.574 Teilnehmern mittleren Alters zeigt, dass die Polyphenolaufnahme insgesamt mit einem besseren verbalen Gedächtnis und einer besseren Sprache verbunden ist. Insbesondere die Polyphenole Catechin, Theaflavin, Flavonol und Hydroxybenzoesäuren sind offenbar dafür verantwortlich. Die Studie zeigte aber auch negative Ergebnisse zwischen den exekutiven Funktionen und der Aufnahme von Dihydrochalcone, Catechine, Proanthocyanidine und Flavonole. Hier bedarf es auf alle Fälle noch weiterer Untersuchungen. Im Tierversuch konnte festgestellt werden, dass die altersbedingte Verminderung der neuronalen Signaltransduktion durch polyphenolische Verbindungen verringert bzw. umgekehrt wird. Weiters belegen Tierversuche, dass Anthocyane aus Heidelbeeren oder Erdbeeren die Blut-Hirn-Schranke überwinden und sich in verschiedenen Gehirnregionen (wie z. B. im Kleinhirn, im Cortex, im Hippocampus oder im Striatum) lokalisieren können, die für das Lernen und die Erinnerungsfähigkeit wichtig sind. In einer Studie an Mäusen führte eine Supplementierung mit anthocyanreichen Heidelbeeren zu einer Reduktion der oxidativen DNA-Schäden im Hirngewebe.

Auch Quercetin weist eine hohe antioxidative Wirkung auf. Bei Versuchen mit Mäusen konnte gezeigt werden, dass Quercetin das erforschende Verhalten, das räumliche Lernen und das Gedächtnis fördert. In einer anderen Tierversuchsstudie führte eine langzeitige Quercetinzufuhr sogar zu einem Rückgang kognitiver Defizite. Dieser sekundäre Pflanzenstoff ist vor allem in Zwiebeln, grünen Blattsalaten, Äpfeln, Brokkoli und grünen Bohnen enthalten. Quercetin kommt hauptsächlich in den äußeren Pflanzenschichten und in den Schalen von Äpfeln oder Birnen vor.

Die „Hordaland Health Studie" kam zu dem Ergebnis, dass bei 70- bis 74-jährigen Personen die Verbesserung der kognitiven Funktionen durch pflanzliche Lebensmittel insgesamt dosisabhängig ist. Die deutlichsten Verbesserungen waren bei einem täglichen Obst-

und Gemüsekonsum von bis zu 500 g beobachtbar, während bei der Zufuhr von Getreideprodukten und Kartoffeln die größten positiven Effekte bei der täglichen Zufuhr von 100 bis 150 g zu verzeichnen waren. Bei den einzelnen pflanzlichen Lebensmitteln zeigten Karotten, alle Gemüsesorten der Familie der Kreuzblütler (Kraut, Kohl, Brokkoli, Karfiol, Kohlsprossen, Kohlrabi, Pak Choi, Chinakohl, Steckrübe, Rettich, Radieschen, Kresse, Kren, Wasabi und Senf), Zitrusfrüchte und ballaststoffreiches Brot die größte Wirkung, während eine erhöhte Aufnahme von Weißbrot sich negativ auswirkte. Auch hier konnte zusätzlich festgestellt werden, dass eine flavonoidreiche Ernährung dosisabhängig eine Verbesserung der kognitiven Funktion bewirkt. Nahmen die älteren Personen pro Tag etwa 10 g Schokolade und ca. 75 bis 100 ml Wein zu sich, zeigte sich die maximale Wirkung. Konsumierten sie sowohl Schokolade und Tee als auch Wein, konnte ein besonders deutlicher Effekt festgestellt werden. Einen sehr hohen Gehalt an Flavonoiden haben Schokolade mit einem hohen Kakaoanteil (dunkle Schokolade), Rotwein und vor allem grüner und weißer Tee.

Curcumin, der gelbe Farbstoff der Gelbwurzen und Hauptbestandteil von Curry, hat aufgrund seines antioxidativen Potentials ebenso einen wesentlichen Effekt auf die Gehirngesundheit und somit auf die Leistungsfähigkeit. Bei älteren Personen führte ein häufiger Curry-Konsum in einer Studie zu einer verbesserten kognitiven Leistungsfähigkeit.

Aus diesem Grund sollte vor allem der Konsum von Obst und Gemüse insgesamt erhöht werden. Ideal ist die Zunahme von nicht stärkehaltigen Gemüsesorten und Obst mit niedrigem glykämischen Index. Dies in Kombination mit Fetten aus Fischen und pflanzlichen Ölen sowie einem geringen Anteil an Lebensmitteln mit Zucker und gesättigten Fettsäuren ist nicht nur für die geistige Leistungsfähigkeit wichtig, sondern spielt auch in der Prävention von kardiovaskulären Erkrankungen, Fettleibigkeit, Diabetes und Demenz eine große Rolle.

Milch und Milchprodukte

Die Frage ist, ob auch Milch und Milchprodukte für die geistige Leistungsfähigkeit eine Rolle spielen. Eine retrospektive Querschnittsanalyse ergab bei 432 Männern und 751 Frauen im Alter von 39 bis 65 Jahren ein interessantes Ergebnis: Fettarme Milchprodukte können eine positive Auswirkung auf das Gedächtnis haben und Stress vermindern, während fettreiche Milchprodukte einschließlich Eis und Sahne mit einem schlechteren psychischen Wohlbefinden (erhöhte Depressivität, Angst, Stress) und schlechterer Gedächtnisfunktion verbunden waren.

Fette

Fette haben ihren Einfluss auf die geistige Leistungsfähigkeit bereits in der Schwangerschaft, aber auch im Laufe des weiteren Lebens und vor allem in der Erhaltung der kognitiven Fähigkeiten im Alter. Von besonderer Bedeutung sind hier die langkettigen Omega-3-Fettsäuren.

Bei den Fetten ist die Fettqualität für die kognitive Leistungsfähigkeit entscheidend. Zahlreiche Studien bestätigen bereits den positiven Zusammenhang zwischen den mehrfach ungesättigten Fettsäuren und der Abnahme der kognitiven Fähigkeit im Alter. Zusätzlich scheinen diese Fettsäuren auch vor der Entstehung von Demenzerkrankungen zu schützen beziehungsweise den Ausbruch der Krankheit um Jahre zu verschieben, was mit einem erheblichen Gewinn an Lebensqualität verbunden ist. Ein hoher Konsum von gesättigten Fettsäuren hat hingegen eine negative Auswirkung auf die geistige Leistungsfähigkeit im Alter und stellt einen Risikofaktor für die Entstehung von Demenz dar.

Ob die langkettige Omega-3-Fettäure DHA (Docosahexaensäure) alleinig für die positiven Effekte im Gehirn verantwortlich ist, sei infrage gestellt. Man kann davon ausgehen, dass auch andere Mikronährstoffe wie Selen, Jod, Zink und diverse Antioxidantien eine Rolle spielen. Da sich diese auch in Fischen und Nüssen finden, werden diese Lebensmittel zum Schutz des Gehirns empfohlen. Belegt ist dies durch prospektive Studien, die zeigen, dass der Konsum von

Fischen und Meeresfrüchten den besten schützenden Effekt vor pathologisch veränderten kognitiven Fähigkeiten im Alter aufweisen.

Nüsse

Untersucht hat man auch die Wirkung von Walnüssen auf die Lern- und Erinnerungsfähigkeit bei Ratten. Walnüsse sind reich an Omega-3-Fettsäuren und haben so eine besondere Funktion für das Gehirn. Im Vergleich zur Kontrollgruppe zeigten die Ratten, die 28 Tage Walnüsse bekamen, eine deutliche Verbesserung der Lern- und Gedächtnisleistung.

Fisch und Meeresfrüchte

Ob Fischkonsum tatsächlich einen Einfluss auf den altersbedingten kognitiven Abbau hat, wurde bereits in mehreren Studien untersucht.

Bei älteren Personen zwischen 70 und 74 Jahren hat der Konsum von Fisch und Meeresfrüchten einen wesentlichen Einfluss auf die kognitive Leistung. Wer mehr als 10 g pro Tag isst, hat eine viel bessere kognitive Funktion als bei einer Aufnahme unter 10 g. Der beste Effekt konnte bei über 2.000 Personen bei einem täglichen Konsum von 75 g beobachtet werden, insbesondere bei unverarbeiteten mageren Fischsorten und fetten Fischen. Grund dafür sind die darin enthaltenen Omega-3-Fettsäuren, aber auch die positive Wirkung von Niacin.

In Chicago beobachtete man Personen ab dem 65. Lebensjahr über einen Zeitraum von mehr als sechs Jahren und untersuchte in dieser Zeit insgesamt 3-mal die kognitive Funktion. Bei allen Teilnehmern sank die kognitive Leistungsfähigkeit. Wurde von den Personen jedoch regelmäßig Fisch gegessen, war die Abnahme deutlich verlangsamt. Im Vergleich zu den Personen, die weniger als einmal wöchentlich Fisch konsumierten, war die Abnahme um 10 % geringer, wenn einmal pro Woche Fisch gegessen wurde und um 13 %, wenn zwei oder mehr Fischmahlzeiten pro Woche konsumiert wurden. Allen statistischen Auswertungen zufolge konnten nur leichte Zusammenhänge zwischen den Omega-3-Fettsäuren und den festgestellten Effekten dargestellt werden.

Richtet man den Fokus nicht auf einzelne Nahrungsbestandteile oder Lebensmittel, sondern konzentriert sich auf das Essverhalten insgesamt, zeigen sich ganz eindeutige Ergebnisse. Ein vermehrter Verzehr von Obst (vor allem Beeren, Trauben, Äpfel und Zitrusfrüchte), Gemüse, Fisch, Nüssen, Hülsenfrüchten und Gewürzen (mit Curcumin wie Curry) und eine geringe Zufuhr von Fleisch, fettreichen Milchprodukten und Süßigkeiten wie auch eine reduzierte Kalorienzufuhr schützen am besten vor kognitiven Defiziten im Alter und sind mit einem geringeren Risiko für die Entwicklung von neurogenerativen Erkrankungen verbunden.

Lecithin für mehr Konzentration und besseres Gedächtnis?

Es wird immer wieder angenommen, dass die Aufnahme von Lecithin einen positiven Effekt auf die Gedächtnisleistung hat. Lecithin hat ganz wesentliche Aufgaben im Stoffwechsel. Es ist unter anderem ein wichtiger Bestandteil von Zellmembranen, wird aber auch bei der Fettverdauung benötigt und ist die wichtigste Quelle für Cholin, das wiederum für den Aufbau des Neurotransmitters Acetylcholin von Bedeutung ist. Acetylcholin braucht das Gehirn für die Abspeicherung und Abrufung von Informationen. Lecithine kommen in vielen pflanzlichen und tierischen Lebensmitteln vor, besonders in Eigelb, Soja, Fleisch, Hülsenfrüchten (auch Erdnüssen), Hefe und Pflanzenölen wie Soja-, Weizenkeim- oder Lupinenöl. Außerdem werden sie aufgrund ihrer Emulgatorwirkung sehr häufig in der Lebensmittelverarbeitung eingesetzt. Lecithine können genauso wie auch das Cholin vom Körper selbst synthetisiert werden und müssen deshalb nicht vorbeugend isoliert zugeführt werden.

Der positive Effekt von Lecithinen auf kognitive Funktionen ist in Humanstudien noch nicht ausreichend wissenschaftlich untersucht oder dementsprechend belegt. Die vorhandenen Studien zeigen widersprüchliche Ergebnisse, sie wurden jedoch meist sehr kurz und bei sehr unterschiedlichen Altersgruppen durchgeführt. Eine Übersichtsarbeit, die 12 randomisierte Studien bewertete, kam zu dem Ergebnis, dass bei Personen mit eingeschränkter kognitiver Funktion, bei Alzheimer- und Parkinsonpatienten keine signifikanten Verbesserungen durch die Gabe von Lecithin festgestellt werden kann. Eine Untersuchung bei 55-Jährigen mit subjektiven Symptomen einer kognitiven Beeinträchtigung zeigte jedoch eine signifikante Verbesserung durch Lecithin im Vergleich zur Placebogruppe.

Neben allen Ernährungsfaktoren spielt für die geistige Leistungsfähigkeit auch die Bewegung eine wichtige Rolle. Regelmäßige Bewegung hält nicht nur körperlich, sondern auch geistig fit. Bereits bei Kindern und Jugendlichen lässt sich dieser Zusammenhang feststellen. Im Alter kann die Abnahme der kognitiven Funktion durch Bewegung verbessert werden, das heißt der geistige Verfall wird aufgehalten. Unabhängig vom Alter verbessert sich die kognitive Funktion bereits während der Ausübung. Die meisten gut durchgeführten Studien, die den Zusammenhang zwischen Bewegung und kognitiver Funktion bei älteren Menschen untersuchten, beinhalteten dreimal pro Woche ein 60-minütiges Bewegungsprogramm, das über 24 Wochen durchgeführt wurde. Eine Übersichtsarbeit hat insgesamt 12 Studien beurteilt und kam zu dem Ergebnis, dass sich bei 8 von den 12 Untersuchungen bei den Studienteilnehmern die kognitive Funktion verbesserte und zwar sowohl bei gesunden älteren Menschen als auch bei jenen, bei denen die Kognition bereits beeinträchtig war. Die Studienautoren geben daher die Empfehlung, dass ein Trainingsprogramm von jeweils 60 Minuten und mindestens 3-mal pro Woche einen positiven Effekt auf die Kognition hat. Ernährung und Bewegung sollten deshalb immer kombiniert werden.

Wesentlich ist, dass die geistige Leistungsfähigkeit insgesamt mit einem gesunden Lebensstil in Verbindung steht. Dazu gehört neben einer Ernährung, die reich an pflanzlicher Kost ist und wenig Fett, insbesondere tierische Fette, enthält, auch regelmäßige Bewegung, ein moderater Alkoholkonsum, Normalgewichtigkeit und Nichtrauchen. Jeder einzelne Faktor ist wichtig, den stärksten Effekt haben aber alle Faktoren zusammen.

Bei älteren Menschen im Alter von 65 bis 85 Jahren konnte gezeigt werden, dass reichlich Obst, Gemüse, Vollkorn und eine geringe Fettzufuhr insbesondere an gesättigten Fettsäuren, regelmäßige Bewegung, Nichtrauchen und der Konsum von 4 bis maximal 10 alkoholischen Getränken pro Woche mit einer verbesserten Gedächtnisleistung verbunden ist.

Geistig fit im Alter und ein längeres Leben durch wenig Kalorien?

In den letzten Jahren wird immer wieder berichtet, dass Lebensstilfaktoren, eine kalorienreduzierte Kost und eine Ernährung mit den richtigen Fetten den Alterungsprozess im Gehirn verzögern und somit auch den Abfall der geistigen Leistungsfähigkeit verlangsamen. Um diesen Effekt tatsächlich zu bestätigen, wurde eine Studie an 50 gesunden Personen im Alter von 50 bis 80 Jahren durchgeführt. Eine Gruppe von 20 Personen erhielt über den Zeitraum von drei Monaten eine kalorienreduzierte Kost, die zweite Gruppe eine Diät mit mehr als 20 % mehrfach ungesättigten Fettsäuren und weniger als 20 % gesättigten Fettsäuren, während die Kontrollgruppe nichts an ihrem Ernährungsverhalten änderte. Vor und nach der 3-monatigen Testphase wurde unter anderem die Gedächtnisleistung überprüft. Diese stieg nur bei der Gruppe mit der eingeschränkten Kalorienzufuhr erheblich an. Sowohl die Gruppe mit den vorteilhaften Fettsäuren als auch die Kontrollgruppe zeigten keine Veränderung in der Gedächtnisleistung. Mögliche Gründe könnten sein, dass durch eine eingeschränkte Kalorienzufuhr die graue Hirnsubstanz zunimmt, dass neurotrophe und dopaminergene Faktoren angeregt werden und dass es auch zu einer verringerten Entzündungsaktivität und verbesserten Insulinsensitivität kommt. Diese unterschiedlichen Mechanismen könnten auch das Risiko für neurogenerative Erkrankungen (wie Alzheimer, Demenz) verringern. Begleitend zur gesteigerten Gedächtnisleistung nahmen die Probanden auch an Körpergewicht ab. Inwieweit man daher so eine Ernährungsform über längere Zeit empfehlen kann, ist fraglich.

Offensichtlich hat die Kalorienmenge aber einen Einfluss auf die Gedächtnisleistung bei älteren Menschen. Dokumentiert wurde dies bei einer Untersuchung von über 1.200 Probanden im Alter zwischen 70 und 89 Jahren. Von diesen hatten 163 eine „mild cognitive impairment" (MCI), eine leichte kognitive Störung, die stärker ist als der normale altersbedingte Gedächtnisverlust, jedoch noch keine Symptome einer Demenz zeigt. Diese Personen hatten aber auch die höchsten Energieaufnahmen. Sie aßen durchschnittlich um 200 kcal pro Tag mehr als die Personen, die noch keine Gedächtnisstörungen aufwiesen. Die Autoren kommen deshalb zu dem Schluss, dass neben anderen Faktoren, wie einer niedrigen Zufuhr von Gemüse, die tägliche Kalorienzufuhr einen Einfluss auf Gedächtnisstörungen im Alter haben könnte: Je höher die verzehrte Menge an Kalorien, desto größer ist auch das Risiko. Untersucht wurde der Einfluss von verschiedenen kalorienreduzierten Diätformen auf die kognitive Leistungsfähigkeit über einen Zeitraum von einem Jahr. Unabhängig von der Nährstoffzufuhr (low fat oder low carb) kam es zu einer signifikanten Erhöhung im Bereich des Arbeitsgedächtnisses („working memory"), während die Verarbeitungsgeschwindigkeit unverändert blieb.

Zahlreiche Studien bei Ratten, Mäusen, Fischen, Fliegen, Würmern und Hefezellen belegen mittlerweile auch, dass eine Kalorienrestriktion die mittlere und maximale Lebenszeit verlängert und altersassoziierte chronische Erkrankungen verzögert. Sie reduziert unter anderem den Stoffwechselumsatz, sowie oxidativen Stress und die damit verbundenen oxidativen Schäden, verbessert die Insulinempfindlichkeit und verändert Funktionen im neuroendokrinen und symphatischen Nervensystem. Der Mechanismus der Kalorienrestriktion auf die Alterung und die Lebenszeit bei Primaten und Menschen ist aber noch nicht vollständig untersucht.

Was wirkt sich negativ auf den geistigen Abbau im Alter aus?

Wenn bestimmte Lebensmittel den Abbau der geistigen Leistungsfähigkeit im Alter verlangsamen können, stellt sich natürlich auch die Frage, ob einzelne Lebensmittel oder Nährstoffe den Abbau beschleunigen.

Zu den potenziellen Risikostoffen, die einen geistigen Abfall im Alter beschleunigen, zählt die Fettzufuhr. Dies wurde in zahlreichen Tierversuchen, aber auch bereits in prospektiven epidemiologischen Studien nachgewiesen. In diesem Zusammenhang ist vor allem eine hohe Aufnahme von gesättigten Fettsäuren und Transfettsäuren, aber auch von Cholesterin zu nennen. Diese Bestandteile stellen ein erhöhtes Risiko für die Entstehung von Demenzerkrankungen dar.

In Frankreich hat man bei älteren Personen den Langzeiteffekt von Ernährung insgesamt und den einzelner Nahrungsbestandteile auf den kognitiven Rückgang untersucht. Dazu wurden über 4.800 Frauen 1993 und dann wieder 2006 über ihr Essverhalten befragt und mittels Fragebögen ihre kognitive Funktion festgestellt. Die Ergebnisse zeigen, dass der kognitive Verfall im Alter durch eine höhere Aufnahme von Omega-3-Fettsäuren, Ballaststoffe, aber auch einzelne B-Vitamine (vor allem B_2, B_6 und B_{12}) verhinderbar sein könnte, da bei den Frauen, die diese Stoffe in größerer Menge aufnahmen, im Vergleich zu jenen, die hier eine geringe Aufnahme verzeichneten, der geistige Verfall innerhalb dieser 13 Jahre viel geringer war. Die Studie stellte darüber hinaus fest, dass eine geringe Aufnahme von Fisch, Geflügel, aber auch tierischen Fetten sowie eine höhere Aufnahme von Milchdessert und Eis sowie eine zunehmende Aufnahme von Retinol mit einem höheren Risiko des kognitiven Abbaus verbunden ist. Warum gerade eine geringe Menge an tierischen Fetten das Risiko senken soll, ist aber fraglich. Bei den Studienteilnehmerinnen lag die durchschnittliche Aufnahme zwar weit unter dem europäischen Durchschnitt, jedoch belegen andere Untersuchungen, dass gerade die Bestandteile der tierischen Fette, die gesättigten Fettsäuren, ein Risiko darstellen. Es könnte ohne Weiteres sein, dass die Frauen, die eine so geringe Fettaufnahme hatten, auch sonst einen sehr schlechten Allgemeinzustand aufwiesen.

Auch in einer US-amerikanischen Studie mit mehr als 2.100 Probanden über einen Beobachtungszeitraum von vier Jahren konnte ermittelt werden, dass die Ernährung das Risiko für Alzheimer vermutlich verringert. Insbesondere bestimmte Lebensmittelkombinationen reduzieren das Alzheimer-Risiko bei Personen über 65 Jahre um über 38 %. Ideal ist der reichliche Konsum von Obst in Kombination mit bestimmten Gemüsesorten wie Tomaten, Kohl, Rettich und Blattgemüse sowie Nüssen, Fisch und Geflügel und eine eingeschränkte Zufuhr von Milchprodukten mit hohem Fettgehalt, Butter, Innereien, Schweine- und Rindfleisch.

Wenn auch einzelne Studien bereits Zusammenhänge zwischen Ernährungsfaktoren und möglichen Risiko- und Schutzfaktoren darstellen, zeigt ein Evidenz-Report zu diesem Thema, der insgesamt 25 systematische Übersichtsarbeiten und 250 Einzelstudien analysierte und nach ihrer Aussagekraft bewertete, folgendes Ergebnis: Ein erhöhtes Risiko für die Abnahme der geistigen Leistungsfähigkeit ist bei depressiven Erkrankungen, bei Diabetes mellitus, beim metabolischen Syndrom, Tabakkonsum und einem niedrigen Plasma-Selen-Spiegel gegeben. Das Risiko nimmt vor allem durch Gedächtnistraining ab, aber auch durch Gemüsekonsum, eine mediterrane Ernährung (= hoher Konsum von Obst, Gemüse, Hülsenfrüchten, Nüssen und Fisch) insgesamt, durch Omega-3-Fettsäuren und körperliche Aktivität. Kein Zusammenhang konnte hingegen durch die Gabe von einzelnen Antioxidantien wie Vitamin C, E oder Beta-Carotin oder auch der Vitamine B_6, B_{12} sowie Folsäuresupplementen festgestellt werden. Unzureichend ist die Studienlage für eine gültige Aussage beim Zusammenhang zwischen einer hohen Kalorienzufuhr, der Fettzufuhr insgesamt, aber auch für Ginkgo biloba. Hier waren die Studien sehr schlecht durchgeführt, beispielsweise war die Probandenzahl zu gering, die Beobachtungsdauer zu kurz und vieles mehr. Es bedarf hier also noch weiterer Untersuchungen.

Neben gesunder Ernährung und Bewegung sind lebenslanges Lernen sowie soziale Aktivitäten immens wichtig um dem kognitiven Abbau im Alter entgegenzuwirken. Hirntraining – im Volksmund auch unter „Gehirnjogging" bekannt – spielt dabei eine bedeutende Rolle. Wie eine Lampe ständig mit Öl versorgt werden muss, so ist es wichtig, Verstand und Geist durch Übung zu stärken. Dazu gehören viel Lesen, Rätsel lösen oder sich neues Wissen anzueignen, ganz nach dem Prinzip „use it or lose it", was so viel heißt wie: Verwende dein Gehirn oder du wirst es verlieren!

Neben der ständigen „kognitiven Bereicherung" schützen besonders auch soziale Aktivitäten vor einem kognitiven Abfall im Alter, wohingegen Einsamkeit, Isolation und chronische Langeweile das Risiko für eine Beeinträchtigung der kognitiven Fähigkeiten deutlich erhöhen. Auch chronischer negativer Stress beeinflusst die Gedächtnisleistung ungünstig. Er bewirkt eine vermehrte Ausschüttung des

Stresshormons Cortisol, welches in hohen Konzentrationen wahrscheinlich Hirnareale schädigt, die vor allem für das Kurzzeitgedächtnis wichtig sind.

Die Ernährung hat einen wesentlichen Einfluss auf die geistige Leistungsfähigkeit. Bereits die tägliche Nahrungszufuhr während der Schwangerschaft beeinflusst die Gehirnentwicklung. Defizite von einzelnen Nährstoffen wie Jod oder Eisen wirken sich langfristig negativ auf die Gehirnleistung aus.

Für den Erhalt der geistigen Leistungsfähigkeit im Alter und zur Vorbeugung von Demenzerkrankungen hat die Ernährung eine wichtige Funktion, aber keine alleinige, zentrale Rolle. Schützend wirkt eine hohe Zufuhr von Obst, Gemüse und Fischen mit einem hohen Anteil an mehrfach ungesättigten Fettsäuren. Diese Ernährungsform muss mit ausreichender körperlicher Bewegung, aber auch der Beibehaltung von sozialen Kontakten kombiniert werden.

Kaffee (bzw. Koffein) steigert die Leistungsfähigkeit. Er enthält antioxidative Wirkstoffe, die freie Radikale eliminieren können und vermindert das Risiko an Typ-II-Diabetes zu erkranken. Hoher Koffeinkonsum kann bei eher ängstlichen Menschen Angstsymptome hervorrufen. Vor allem Kinder, aber auch Jugendliche sollten koffeinhaltige Getränke nur in Maßen konsumieren.

▮ Was wir bei körperlicher Belastung brauchen

Bei körperlicher Belastung werden in erster Linie die Skelettmuskeln, aber auch die Herz- sowie die Atemmuskulatur beansprucht. Der Muskel benötigt Energie in Form von ATP (= Adenosintriphosphat). ATP ist gewissermaßen die Währungseinheit für Energie und wird unter anderem für die Muskelkontraktion, also für die Kraftentwicklung, benötigt. Das ATP im Muskel kommt aus vier Quellen:

- gespeichertes ATP → reicht nur für wenige Muskelzuckungen
- ATP aus Kreatinphosphat → reicht für maximal 20 bis 30 Sekunden
- ATP aus dem anaeroben, d.h. ohne Beteiligung von Sauerstoff, Abbau der Glukose (Glykolyse) → geht schnell und liefert Energie bei Kurzzeitbelastungen bis etwa zwei Minuten
- ATP aus der aeroben (mit Sauerstoff) Verbrennung von Kohlenhydraten und Fetten → liefert die hauptsächliche Energie bei Langzeit- und Ausdauerbelastungen wie etwa bei einem Lauf über 1000 m

Unser Körper verfügt zwar über genügend Fettreserven, weist jedoch nur begrenzte Kohlenhydratdepots auf. Glukose wird in Form des Glykogens im Muskel gespeichert. Circa 300 bis 400 g Glykogen befinden sich in der Muskulatur. In der Leber werden noch zusätzlich 100 bis 150 g gespeichert. Verschiedene Untersuchungen konnten zeigen, dass die Glykogenspeicher bei Ausdauerbelastungen, die mehr als 60 bis 90 Minuten dauern, aufgebraucht werden. Dies ist ein wichtiger Grund für die Ermüdung bei länger andauernden Belastungen. Ein weiterer Grund ist eine zunehmende Austrocknung und damit Verminderung des Blutvolumens. Dies bewirkt einerseits eine Beeinträchtigung des Sauerstofftransports und andererseits einen Anstieg der Körperkerntemperatur mit einem Aufheizen des Körpers. Die Austrocknung führt außerdem als Kompensationsmechanismus auf den Volumenverlust zu einer Erhöhung der Herzfrequenz.

Um dem Aufbrauchen des Glykogens und der Austrocknung entgegenzuwirken, wird eine regelmäßige Zufuhr von Getränken mit einem 5 bis 8%igen Anteil (entspricht 50 bis 80 g pro Liter) an schnell verwertbaren Kohlenhydraten während der Belastung empfohlen. Mengen an Kohlenhydraten, die 8%, also 80 g/l, überschreiten (typisch für Softdrinks), sind jedoch eher ungünstig. Der Grund dafür ist die relativ hohe freie Teilchenkonzentration der Softdrinks. Diese sogenannte hohe Osmolarität verhindert eine schnelle Aufnahme des Zuckers und der Elektrolyte aus dem Darm ins Blut. Nährstoffe wie Elektrolyte werden nämlich am schnellsten aufgenommen, wenn sie isoton oder leicht hypoton sind.

Isotonie bedeutet, dass die gelöste Teilchenmenge pro Liter Lösung derjenigen des gelösten Anteils im Blut entspricht. Dies ist bei 290 bis 300 Milliosmol pro Liter der Fall und entspricht einer 0,9%igen Kochsalzlösung, also wenn man 9 g Kochsalz in einem Liter Wasser löst.

Eine hypotone Lösung weist weniger freie Teilchen pro Liter auf, wohingegen eine hypertone Flüssigkeit mehr gelöste Teilchen enthält. Leitungswasser und Mineralwässer sind normalerweise hypoton; Milch und brauchbare Sportlergetränke sind isoton bzw. nahezu isoton; Säfte, Softdrinks (mit Zucker gesüßt) und Kaffee sind hyperton. Empfehlenswert beim Sport sind Getränke mit einer Osmolarität zwischen 200 und 300 Milliosmol pro Liter.

Ein Getränk für Wettkämpfe, das ähnlich wie ein Sportlergetränk zusammengesetzt ist, kann man sich auch selbst zu Hause zubereiten. Zum Beispiel könnte man 500 ml ungesüßten Fruchtsaft (zum Beispiel aus Orangen oder Grapefruit) mit 500 ml Leitungswasser verdünnen und dazu noch 1/5 Teelöffel Kochsalz (entspricht etwa 1–1,5 g) hineinmischen.

Insbesondere bei länger dauernden körperlichen Belastungen (über 1 Stunde) sollte genügend getrunken und schnell verwertbare Kohlenhydrate zugeführt werden.
    Die Osmolarität der Getränke sollte, wenn möglich, 300 Milliosmol pro Liter nicht überschreiten.

Dick- und Schlankmacher

„Das Erste, was man bei einer Abmagerungskur verliert,
ist die gute Laune."

Gert Fröbe (1913–1988)

Seit Jahren nehmen in allen westlichen Industrieländern Übergewichtigkeit und krankhafte Fettsucht (Adipositas) sowohl bei
Erwachsenen als auch bei Kindern und Jugendlichen ständig zu. Par-
allel zu diesem Trend steigt nicht nur der Wunsch abzunehmen, sondern auch die Anzahl von Diäten und Gewichtsreduktionsverfahren.
Es gibt mittlerweile fast keine Lebensmittel, die nicht in den Diät-
himmel gepriesen wurden und je nach Trend darf man entweder kein
oder viel Fett bzw. Kohlenhydrate essen. Ursachen für Gewichtsprobleme gibt es zahlreiche. Neben dem modernen Lebensstil, der einen
Bewegungsmangel mit einer Fehlernährung kombiniert, gibt es aber
auch genetische Ursachen, eine familiäre Disposition oder endokrine
Störungen (z. B. Hypothyreose, Cushing-Syndrom) sowie den Einfluss mancher Medikamente wie Neuroleptika, Antidiabetika, Glu-
kokortikoide, Betablocker und einige Antidepressiva.

Ein hoher Body-Mass-Index (BMI) gilt als unabhängiger Risiko-
faktor für zahlreiche Erkrankungen, wie z. B. Diabetes mellitus Typ
II, Hypertonie, Fettstoffwechselstörungen, koronare Herzkrankhei-
ten, Arteriosklerose und deren Folgeerkrankungen, Hyperurikämie
und Gicht, Gallensteinleiden, verschiedene Krebserkrankungen
(Frauen: z. B. Endometrium, Zervix, Eierstock, Brust, Niere, Kolon;
Männer: z. B. Prostata, Dickdarm, Gallenblase, Bauchspeicheldrüse,
Leber, Niere, Speiseröhre), hormonelle Störungen und degenerative
Erkrankungen. Weiters bestehen ein erhöhtes Operationsrisiko und
eine reduzierte Beweglichkeit sowie eine Beeinträchtigung der
Lebensqualität und zahlreiche Allgemeinbeschwerden wie starkes
Schwitzen oder Gelenksbeschwerden. Aus diesen Gründen sollte
starkes Übergewicht in erster Linie vermieden beziehungsweise redu-
ziert werden.

Viele Diätversuche scheitern bereits bei der Durchführung oder
das reduzierte Körpergewicht wird anschließend wieder zugenom-

men (= Jo-Jo-Effekt). Mittlerweile weiß man aber auch, dass dieses ständige Auf und Ab das Risiko für eine weitere Gewichtszunahme insbesondere durch eine Fettansammlung im Bauchbereich fördert, aber auch die Risikofaktoren für Herz-Kreislauf-Erkrankungen erhöht.

Diese Gewichtsschwankungen aufgrund von Diäten findet man nicht nur bei übergewichtigen Personen, sondern sehr oft auch bei normalgewichtigen und schlanken Frauen, die aufgrund von Schönheitsidealen und dem sozialen Druck mit ihrem Körpergewicht nicht zufrieden sind und ständig Diäten halten.

Was macht tatsächlich schlank?

Die Frage ist, ob es einzelne Lebensmittel gibt, die tatsächlich schlank machen oder aber zur Gewichtszunahme führen. Immer wieder liest man von Nahrungsmitteln, die schlank machen, die mithelfen Fett oder Kalorien zu verbrennen, den Stoffwechsel anregen und vieles mehr. Die Liste ist lang. Meist sind es pflanzliche, wie Salate, Obst und Gemüse, aber auch Chilis oder einzelne Inhaltsstoffe wie Kalzium werden angeführt. Nachdem Ballaststoffe und Eiweiß sehr sättigen, sind es wohl die Lebensmittel, die davon reichlich enthalten, also Vollkorn, Obst, Gemüse, aber auch Fisch oder fettarmes Fleisch. In den wissenschaftlichen Datenbanken gibt es dazu eine Reihe von Studien, die Aussagen sind aber eher desillusionierend.

Schlank durch Obst und Gemüse

Obst und Gemüse zählen zu den Lebensmitteln, die pro 100 g sehr wenige Kalorien liefern. Sie enthalten auch noch die Sattmacher Ballaststoffe. Aus diesem Grund kann angenommen werden, dass sie zu den optimalen Schlankmachern gehören. In zehn europäischen Ländern hat man aktuell bei über 370.000 Personen analysiert, ob ein hoher Obst- und Gemüseverzehr vor der Zunahme an Körpergewicht schützt. Bei einer Nachuntersuchung nach fünf Jahren hat sich gezeigt, dass eine hohe Aufnahme von Obst und Gemüse zu Beginn insgesamt keinen signifikanten Einfluss auf das Körpergewicht hat. Die Studienteilnehmer, die viel Obst und Gemüse aßen, waren nach fünf Jahren nicht weniger übergewichtig als jene, die wenig verzehrten. Gemüse könnte laut dieser Studie aber für übergewichtige Frauen von Vorteil sein und Obst vor allem für Frauen über 50 Jahre.

Dies hat sich bereits in einer früheren Auswertung von über 89.000 Personen in fünf Ländern gezeigt. Hier kamen die Autoren zu dem Schluss, dass eine Steigerung des Obst- und Gemüsekonsums die Gewichtszunahme im Laufe der Zeit verlangsamt. Ein Unterschied von 350 g mehr verzehrter Pflanzenkost ist mit einem um 16–17 % (entspricht in zehn Jahren ca. 1,3 kg) verminderten Gewichtsanstieg verbunden. Dies ist allerdings nur ein kleiner Effekt.

Einen ähnlich kleinen Effekt stellte man auch bei über 120.000 Amerikanern fest. Personen, die täglich Früchte aßen, hatten bei einer Beobachtung von 20 Jahren innerhalb von jeweils vier Jahren um durchschnittlich 372 g weniger Körpergewicht. Bei Gemüse waren es 100 g.

Ein tatsächlicher Einfluss konnte nur bei Rauchern, die zu rauchen aufhörten, festgestellt werden. Aßen diese mehr Obst und Gemüse, nahmen sie weniger zu. Ein hoher Obst- und Gemüsekonsum schützt also vor einer Gewichtszunahme, wenn mit dem Rauchen aufgehört wird. Obst und Gemüse haben jedoch durch ihren hohen Gehalt an Vitaminen und Mineralstoffen, aber auch an sogenannten sekundären Pflanzenschutzstoffen so viele andere positive Eigenschaften, dass diese Lebensmittelgruppe mengenmäßig die Basis der täglichen Ernährung darstellen sollte.

Welche Nahrungsmittel sonst noch schlank oder dick machen

Untersucht wurde diese Frage bei mehr als 120.000 normalgewichtigen, amerikanischen Bürgern über einen Zeitraum von 20 Jahren, die alle vier Jahre über ihre Lebensstiländerungen und ihr Ernährungsverhalten befragt wurden. Zwischen den einzelnen Perioden von jeweils vier Jahren nahmen die Teilnehmer durchschnittlich 1,5 kg zu. Die Gewichtszunahme war am stärksten mit dem Verzehr von Karoffelchips (+0,77 kg), Kartoffeln (+0,58 kg), mit Zucker gesüßten Getränken (+0,45 kg), unverarbeitetem rotem Fleisch (+0,43 kg) und verarbeitetem Fleisch (+0,42 kg) verbunden.

Laut dieser Studie gibt es aber auch Lebensmittel, die, regelmäßig genossen, zu einer Gewichtsabnahme führen. An erster Stelle steht hier Joghurt (-0,37 kg). Wird es täglich gegessen, vermindert sich das Körpergewicht um durchschnittlich 372 g. Aber auch Nüsse (-0,26 kg) und Vollkornprodukte (-0,10 kg) führen zu weniger Gewicht, ebenso wie bereits beschrieben Obst und Gemüse.

In Europa wurde der Zusammenhang zwischen einzelnen Lebensmittelgruppen und der Gewichtsentwicklung über zwei Jahre bei 17.369 Personen im Rahmen der „EPIC-Studie" in zehn Ländern untersucht. Mittels eines Food-Frequency-Fragebogens wurde der Konsum von Lebensmitteln abgefragt und daraus die absolute Aufnahme pro Gramm und Tag ermittelt sowie das Körpergewicht gemessen. Auch laut dieser Studie wurden einige Lebensmittelgruppen identifiziert, die beim regelmäßigen Konsum die Wahrscheinlichkeit für eine Gewichtszunahme erhöhen oder reduzieren. Im Vergleich zu Frauen, die ihr Gewicht halten konnten, hatten Frauen, die zugenommen hatten, eine höhere Zufuhr von Fleisch, Wurstwaren, Soßen (inkl. Mayonnaise, Salatdressings und Ketchup), Butter, Margarine, Öl, Eiern (inkl. Omeletts und Rühreier) und Süßigkeiten (wie Schokolade, Pralinen, Zucker und Eis), aber auch von Milch und Milchprodukten sowie Erfrischungsgetränken, während die Frauen, die abgenommen hatten, weniger Kuchen und Gebäck, Süßigkeiten und Fette aßen.

Bei Männern waren es vor allem zuckerhaltige Lebensmittel. Die Männer, die innerhalb dieser zwei Jahre zugenommen hatten, hatten einen höheren Verzehr von Kuchen, Keksen, Süßigkeiten und Softdrinks, aber auch von Eiern, Soßen, Fleisch und Fleischwaren sowie alkoholischen Getränken als jene, die ihr Gewicht halten konnten. Hatten diese in dieser Zeit sogar Gewicht verloren, berichteten sie über eine geringere Aufnahme an Kuchen, Gebäck, Süßigkeiten, Desserts, Käse und Fett, jedoch unter anderem über eine höhere Aufnahme an Fisch, alkoholfreien Getränken, Milch und Milchprodukten, aber auch an verarbeitetem Fleisch und Suppen.

Entsprechend dieser Ergebnisse ist die Wahrscheinlichkeit, dass in zwei Jahren zwei und mehr Kilos zugenommen werden vor allem durch Eier, Butter, Margarine, Öl, Süßigkeiten, Nüsse, Soßen, Wurstwaren, salzige Snacks, Softdrinks, und Käse (bei Männern) und Fisch, Brot und Fleisch (bei Frauen) gegeben. Das Risiko steigt mit jeder zusätzlich verzehrten Menge von 100 g / d.

Auch wer viel Fleisch isst, hat offensichtlich ein höheres Risiko zuzunehmen. Dies war das Resultat einer Beobachtung der Veränderung des BMI über 10 Jahre bei ca. 79.000 Männern und Frauen. Je höher der tägliche Fleischkonsum war, desto mehr stieg der BMI, bei Männern mehr als bei Frauen, doch bei beiden signifikant. Den höchsten Gewichtszuwachs hatten die Personen, die mehr als sieben

Portionen Fleisch pro Woche verzehrten, aber bereits ein Konsum von drei Portionen pro Woche war mit einer Erhöhung des BMI verbunden. Der Gemüsekonsum führte bei dieser Studienpopulation zu einem Rückgang des BMI, insbesondere bei Frauen mit einem hohen Konsum. Auch bei 6- bis 14-jährigen Schweizer Kindern konnte festgestellt werden, dass die übergewichtigen Mädchen und Jungen eine höhere Zufuhr an Fleischwaren hatten. Bei den übergewichtigen Kindern aßen die Mädchen 62 g und die Knaben 96 g pro Tag, während bei den normalgewichtigen die Mädchen 34 g und die Knaben 65 g pro Tag verzehrten. Auch die Auswertung einer Studie bezüglich des Fleischkonsums von über 103.000 Männern und 270.000 Frauen über einen Zeitraum von fünf Jahren in zehn Ländern Europas kam zu dem Schluss, dass der Fleischkonsum, vor allem von rotem Fleisch und Fleischwaren, aber auch Geflügel, mit einer Gewichtszunahme sowohl bei Normal- als auch Übergewichtigen in Verbindung steht, dies auch unter Berücksichtigung insbesondere der Energiezufuhr, der körperlichen Aktivität, des restlichen Essverhaltens und anderer möglicher Einflussfaktoren. Eine Fleischaufnahme von 250 g / d könnte nach diesen Ergebnissen zu einer Gewichtszunahme von mehr als 2 kg in 5 Jahren führen.

In England hat man den BMI von insgesamt 21.105 Fleischessern, Fischessern, Vegetariern, die Milchprodukte konsumieren und „strengen" Vegetariern, also Veganern, verglichen. Sowohl bei Frauen als auch bei Männern hatten die Fleischesser das höchste Körpergewicht, die Veganer das niedrigste. Auch der höchste Anteil der stark Übergewichtigen war bei den Fleischessern zu finden.

Dass Fleisch aber nicht immer zu einer Gewichtszunahme führen muss, zeigt eine weitere große Studie bei 22.570 Frauen und 20.126 Männern im Alter von 50 bis 64 Jahren. Hier stellte man fest, dass der Konsum von rotem Fleisch (Rind, Wild, Kalb, Lamm) mit einem geringen Taillenumfang verbunden war, während Wurstwaren und Geflügel den Bauchumfang, vor allem bei Frauen, erhöhten. Neben einem geringen Konsum von rotem Fleisch, führten auch wenig Obst und ein hoher Snackkonsum bei beiden Geschlechtern zu einer Zunahme des Taillenumfangs.

Inwieweit Milchprodukte zum Schutz vor Übergewicht bzw. zur Entwicklung von Übergewicht beitragen, ist nicht eindeutig geklärt. Eine umfassende Literaturrecherche identifizierte 19 Studien, die diesen Zusammenhang untersuchten und entsprechend qualitativ gut durchgeführt worden waren. Bei acht Studien (davon drei von zehn Studien mit Kindern und fünf von neun Studien mit Erwachsenen) konnte ein schützender Effekt von Milchprodukten auf eine steigende Gewichtszunahme nachgewiesen werden. Bei einer Studie war dieser Effekt nur bei übergewichtigen Männern feststellbar. Sieben Studien zeigten keine Wirkung des Konsums von Milchprodukten auf das Körpergewicht und der Rest zeigte ein erhöhtes Risiko, abhängig von der Art des Milchproduktes. Aus diesem Grund ist eine eindeutige Schlussfolgerung hier nicht möglich. Bei der Milch und den Milchprodukten scheint vor allem das enthaltene Kalzium einen Einfluss zu haben. Es reguliert unter anderem den Energiestoffwechsel und wirkt speziell auf Hormone, die den Fettabbau und die Fettsäure-Synthese beeinflussen. Angemerkt sei hier, dass fettarme Milch ungefähr den gleichen Energiegehalt wie Limonaden hat, jedoch mehr sättigt.

Untersucht wurde auch der Zusammenhang zwischen dem Körpergewicht und dem Konsum von Nüssen. Nüsse sind durch ihren Fettgehalt sehr energiereich und tragen so sehr leicht zu einer positiven Energiebilanz bei. Dennoch scheinen sie nicht zu den Dickmachern zu gehören. Das bewiesen sowohl über lange Zeit durchgeführte Beobachtungsstudien als auch klinische Studien. Bei den über 51.000 Teilnehmerinnen der „Nurses' Health Studie II" konnte festgestellt werden, dass die gesunden Frauen, die von einem Nusskonsum von mehr als 2-mal pro Woche berichteten, in einem Zeitraum von acht Jahren am wenigsten Gewicht zugenommen hatten, unabhängig davon, ob sie normal-, übergewichtig oder fettsüchtig waren. Das lässt den Schluss nahe, dass Nüsse sogar das Risiko einer Gewichtszunahme verringern. Aufgrund ihrer Inhaltsstoffe, wie ungesättigte Fettsäuren, Ballaststoffe, Vitamin E, Phytosterole und Polyphenole, haben sie einen vorteilhaften Effekt auf die Herzgesundheit. Weiters können sie positiv auf den Blutdruck und bei Entzündungen sowie auf Auswirkungen des oxidativen Stresses wirken.

Untersucht wurde auch der Zusammenhang zwischen Schokoladekonsum und Körpergewicht. Bei über 1000 gesunden Frauen und Männern konnte festgestellt werden, dass ein regelmäßiger, aber mäßiger Schokoladekonsum mit einem geringeren Body-Mass-Index verbunden ist. Mäßiger Schokoladekonsum war hier ein Konsum von 2-mal pro Woche. Anzumerken ist aber, dass diese Personen auch durchschnittlich 3,6-mal pro Woche Sport betrieben.

Sonstige besondere Fatburner

Fatburner stehen für Lebensmittel und Nahrungsergänzungsmittel, die angeblich die Fettverbrennung oder den Energieverbrauch akut erhöhen, aber auch die Fettaufnahme beeinträchtigen oder zu einer erhöhten Fettverbrennung während körperlicher Aktivität führen.

Immer wieder findet man spezielle Lebensmittel, die schlank machen sollen, weil sie sich positiv auf die Energiebilanz auswirken. Dazu zählen beispielsweise Chilis. Ihr tatsächlicher Effekt ist allerdings nur sehr gering. Auch Gewürze wie schwarzer Pfeffer oder Ingwer, grüner, weißer und schwarzer Tee genauso wie Koffein könnten einen Einfluss auf die Thermogenese (= vermehrte Energieabgabe), die Sättigung oder die Fettoxidation haben. Wie groß ihre Wirkung aber tatsächlich ist, lässt sich nach dem derzeitigen Stand der Wissenschaft jedoch nicht eindeutig quantifizieren. Steigt die tägliche Thermogenese aber um ca. 300 bis 400 kJ, kann damit schon ein erheblicher Gewichtsverlust eintreten. 400 kJ entsprechen in etwa 10 g Fett. In drei Monaten wäre das fast 1 kg, eine nicht unerhebliche Menge.

In einer Übersichtsarbeit wurden die sogenannten Fatburner untersucht. Aufgrund der verfügbaren Literatur konnten nur Koffein und grünem Tee die Fettstoffwechsel fördernden Eigenschaften attestiert werden. Für alle anderen potentiellen Fatburner wie Carnitin, konjungierte Linolsäuren, Chrom, Seetang oder auch Fucoxanthin oder Forskolin fehlen derzeit die wissenschaftlichen Beweise. Auch die Theorie, dass Enzyme aus Papayas, Ananas oder Kiwis die Fettverdauung anregen und dafür sorgen, dass mehr Fett abgebaut wird, ist wissenschaftlich nicht haltbar. Enzyme sind Eiweiße, die bereits im Magen gespalten und deshalb inaktiv werden. Sollten sie jedoch wider Erwarten die Magenpassage überstehen, könnten sie gegebenenfalls die Eiweißverdauung im Dünndarm unterstützen und keine Wirkung auf die Fettverbrennung erzielen.

Macht Wasser trinken schlank?

Es wird allgemein angenommen, dass das Trinken von Wasser vor und während einer Mahlzeit den Hunger dämpft, die Sättigung erhöht und so zu einer niedrigeren Energieaufnahme führt. Wenn kalorienhaltige Getränke wie Limonaden, Fruchtsäfte und Alkohol durch Wasser ersetzt werden, spart man selbstverständlich einiges an zusätzlicher Energie ein.

Ob jetzt das Glas Wasser vor dem Essen tatsächlich die Energieaufnahme bremst, ist offenbar vom Alter abhängig. Eine Übersichtsarbeit hat gezeigt, dass nur Personen mittleren Alters und ältere Erwachsene dann tatsächlich (durch 473 ml) zwischen 75 und 90 kcal pro Mahlzeit weniger essen, nicht so aber jüngere. Auch bei schlanken Frauen führt das Trinken von Wasser vor einer Mahlzeit zu keinem Sättigungseffekt und damit auch zu keiner reduzierten Energiezufuhr.

Anders ist die Situation bei einer Gewichtsreduktion. Je mehr gesüßte Getränke durch Wasser ersetzt werden, desto größer ist die tatsächliche Abnahme von Gewicht, Taillenumfang und Körperfett und das unabhängig von der Diätform und der körperlichen Aktivität. Werden jedoch gesüßte Getränke durch ungezuckerte kalorienhaltige Getränke (Fruchtsäfte) und kalorienfreie andere Getränke (Light-Getränke) ersetzt, ist der Effekt nicht so groß wie beim Wasser.

Die Trinkmenge von ab 1 l/Tag erhöht den Gewichtsverlust innerhalb von 12 Monaten um 2 kg. Dies steht im Einklang damit, dass bei experimentellen Daten gezeigt wurde, dass 500 ml Trinkwasser den Energieaufwand um 100 kJ erhöhen. Wer also über ein Jahr 1 l Wasser pro Tag trinkt, hat einen erhöhten Energieaufwand von ungefähr 73 MJ (= 17.400 kcal), das entspricht eben ungefähr 2 kg Körperfett.

Schlanker durch weniger oder die richtigen Kohlenhydrate?

Ob Kohlenhydrate jetzt dick oder schlank machen, wird je nach aktuellem Ernährungstrend unterschiedlich diskutiert. Ein hoher Kohlenhydratanteil insgesamt kann sowohl für Erwachsene als auch für Kinder zu einer Gewichtszunahme führen. Kohlenhydrate haben pro Gramm weniger Energie als Fette und können deshalb in größeren Mengen eingenommen werden. Ist diese Menge aber zu hoch, werden sie in Fett umgewandelt und so im Körper gespeichert. Reduziert man den Kohlenhydratanteil in der Ernährung kommt es anfänglich zu einem starken Gewichtsverlust, da vor allem auch die Speicherform der Kohlenhydrate, das Glykogen, in der Leber und in den Muskeln abgebaut wird. Außerdem verhindert man so einen hohen Blutzucker- und Insulinspiegel. Studien zeigen aber, dass diese sogenannten Low-Carb-Diäten sogar innerhalb der ersten sechs Monate im Vergleich zu Low-Fat-Diäten einen größeren Gewichtsreduktionserfolg bewirken, nach spätestens zwölf Monaten sind sie jedoch gleich ineffizient. Besonders hoch ist durch starke Einschränkung des Kohlenhydratanteils auch das Risiko von Heißhungerattacken auf kohlenhydratreiche Lebensmittel.

Es ist aber wahrscheinlich, dass ein hoher Kohlenhydratanteil insgesamt in der Ernährung zur Entstehung von Übergewicht bei Erwachsenen, Kindern und Jugendlichen beiträgt. Ob der Zucker oder einzelne Zuckerbestandteile dafür verantwortlich sind, ist noch unzureichend geklärt. Bei Erwachsenen besteht ein möglicher Zusammenhang zwischen dem Konsum von gesüßten Getränken, bei Kindern und Jugendlichen ein wahrscheinlicher, vor allem bei bereits bestehendem Übergewicht. Dies zeigt sich aufgrund der derzeit vorliegenden Kohorten- und Interventionsstudien.

Auch beim glykämischen Index ist die Datenlage unzureichend um eine wissenschaftlich fundierte Aussage treffen zu können. Hier könnte eventuell bei Frauen ein hoher GI zu Gewichtsproblemen führen. Durch die zusätzlichen positiven Effekte einer Kohlenhydratzufuhr mit einem niedrigen glykämischen Index werden diese Lebensmittel aber bevorzugt als Kohlenhydratquelle empfohlen.

Schützen Ballaststoffe vor Übergewicht?

Eine hohe Ballaststoffzufuhr schützt tatsächlich vor Überwicht. Ballaststoffe sättigen einerseits, andererseits haben ballaststoffreiche Lebensmittel eine verringerte Energiedichte. Sie verzögern auch die Magenentleerung und die Aufnahme der energieliefernden Nährstoffe vom Magen-Darm-Trakt in den Organismus. Damit kommt es auch zu einer verlangsamten Blutzuckerantwort und zu einer verminderten Insulinausschüttung, die ihrerseits eine verminderte Speicherung von Fett begünstigt. Außerdem wird die Magenwand verstärkt gedehnt, was wiederum die Sättigungshormone (CCK, GLP-1) anregt. Die überwiegende Mehrzahl von Kohortenstudien belegt, dass eine erhöhte Ballaststoffaufnahme das Risiko für Übergewicht und Adipositas verringert. Diese Wirkung der Ballaststoffe konnte auch beim Konsum von Vollkornprodukten festgestellt werden. Ein hoher Konsum von Vollkornprodukten schützt somit möglicherweise vor Übergewicht. Nachgewiesen ist dies aber nur bei Erwachsenen, für Kinder und Jugendliche jedoch nicht ausreichend.

Eiweiß oder Kohlenhydrate – was macht tatsächlich schlank?

Eiweiß bekommt immer mehr Bedeutung in der Gewichtsreduktion, da es vor allem sättigt. Mehr Eiweiß (25 Energieprozent versus 14 Energieprozent) zeigt bei einer durchschnittlichen Energiezufuhr von 750 kcal unter dem Energiebedarf deutlich mehr Völlegefühl während des ganzen Tages, unabhängig ob pro Tag drei oder sechs Mahlzeiten gegessen werden, und reduziert den Wunsch spät in der Nacht noch zu essen. Die generelle Lust zu essen, aber auch die gedankliche Beschäftigung damit bleiben jedoch erhalten. Der höhere Proteingehalt einer Diät führt auch zu einer erhöhten Konzentration des Sättigungshormons Peptid YY. Viele Empfehlungen zur Gewichtsreduktion beinhalten deshalb auch eine Eiweißmahlzeit am Abend. Wie effektiv diese Maßnahme ist, wurde aber wissenschaftlich noch nicht getestet.

Obst und Gemüse können mithelfen, das Gewicht auch langfristig unter Kontrolle zu halten. Besonders profitieren von einer vermehrten pflanzlichen Kost Raucher, die mit dem Rauchen aufhören. Sie nehmen durch ihren Konsum weniger zu.

Vollkornprodukte schützen möglicherweise vor Übergewicht, nachweislich bei Erwachsenen.

Fatburner, ob spezielle Lebensmittel wie beispielsweise Chilis, schwarzer Pfeffer, Ingwer oder Nahrungsergänzungsmittel, haben, wenn überhaupt, nur einen sehr geringen Effekt.

■ Was macht uns dick?

Snacken und Zwischendurchessen

Durch die Veränderung des Nahrungsangebotes und der sozialen Situation wird heute oft gesnackt, das heißt zwischen den Mahlzeiten gegessen, ohne dass man Hunger hat.

Dieser Trend lässt sich seit einiger Zeit beobachten. Viele gehen davon aus, dass dies zur ständigen Gewichtszunahme in der Bevölkerung führt, da dadurch mehr Energie zugeführt wird. Snacks haben unabhängig von ihrer Zusammensetzung einen geringen Effekt auf die Sättigung, wenngleich proteinreiche Snacks im Vergleich zu kohlenhydratreichen die Sättigung eher verlängern.

Mittlerweile weiß man aber, dass Zwischendurchessen nicht unbedingt zu Übergewicht führen muss. Besonders oft wird von Frauen ungeplant zwischen den Mahlzeiten genascht. Bei diesen ist das Körpergewicht nicht unbedingt höher. Typische Zwischendurchesserinnen meiden aber dafür viele andere Lebensmittel, sodass die zusätzliche Energiezufuhr wieder ausgeglichen wird.

Ob kalorienreiche Snacks alleinig für die Übergewichtigkeit verantwortlich sind, ist fraglich. Es gibt freilich Beweise, dass Süßigkeiten, Kuchen, Gebäck und sonstige energiereiche Snacks bei täglichem Konsum sehr wohl mit dem Anstieg des Körpergewichtes in Verbindung stehen, insbesondere bei langfristigem Konsum kann sich das Normalgewicht in Richtung Übergewicht verschieben.

Anders ist die Situation bei Übergewichtigen. Hier konnte festgestellt werden, dass diese mehr zwischendurch essen und dadurch auch mehr Energie konsumieren. Vor allem führt hier das Naschen von Kuchen, Gebäck, Süßigkeiten, Schokolade und Desserts zu einer überhöhten Energieaufnahme, die dann offenbar nicht mehr ausgeglichen wird. Übergewichtige Frauen greifen häufiger zu diesen Snacks als übergewichtige Männer, und das besonders gerne am Nachmittag.

Gewünscht ist das Zwischendurchessen bei älteren Personen, die zu den Mahlzeiten wenig essen und deren Energiezufuhr unter ihrem Bedarf liegt. Nehmen diese immer wieder Snacks zu sich, nehmen sie auch mehr Energie auf. Eine Untersuchung bei über 65-Jährigen zeigt, dass die meisten mehr als einmal pro Tag etwas zwischendurch essen und jedes Mal zusätzlich 150 kcal aufnehmen. Älteren Menschen mit wenig Appetit sollte man daher immer etwas für zwischendurch zur Verfügung stellen. Diese Snacks sollten jedoch auch wichtige Nährstoffe enthalten, denn gerade auch ältere Personen tendieren dazu, zwischendurch zu viel Süßes zu essen.

Fast Food, Außer-Haus-Verzehr und Übergewicht

Schon lange gibt es den Trend zum Fast-Food-Konsum. Das Angebot wird immer größer. Aus Amerika weiß man, dass zwischen 1977 und 1995 der Fast-Food-Konsum in Restaurants um 200 % gestiegen ist. Schnelles Essen, wie es übersetzt heißt, ist nicht nur bei Kindern und Jugendlichen sehr beliebt, auch immer mehr Erwachsene besuchen regelmäßig Fast-Food-Restaurants. Deren Beliebtheit nimmt allerdings mit zunehmendem Alter ab. Männer schätzen diese auch mehr als Frauen, besonders beliebt sind sie bei Singles. Wer die Bequemlichkeit der Verfügbarkeit schätzt und Kochen nicht besonders mag, besucht auch häufiger ein entsprechendes Lokal. Der Hauptgrund ein Fast-Food-Restaurant zu besuchen liegt entsprechend des Namens in der schnellen Verfügbarkeit des Essens. Man bekommt sein Essen rasch, kann es leicht mitnehmen und für viele schmeckt es auch noch gut.

Da Fast Food sehr oft ein hohe Energiedichte, viel Fett, wenige Mikronährstoffe und Ballaststoffe enthält und in großen Portionen angeboten wird, liegt die Vermutung nahe, dass es nicht unwesentlich zur Entstehung von Übergewicht beiträgt. Mehrere Studien belegen auch, dass Fast-Food-Konsumenten einen höheren BMI aufweisen und das bereits, wenn sie einmal pro Woche ein Fast-Food-Restaurant besuchen. Regelmäßige Fast-Food-Restaurant-Besucher haben auch einen höheren Konsum von gesüßten Getränken und je öfter Fast Food konsumiert wird, desto niedriger ist der Konsum von Obst und Gemüse, sowohl bei Kindern als auch bei Erwachsenen.

Dies zeigt sich nicht nur bei Fast-Food-Restaurant-Besuchen, sondern auch beim Fast-Food-Konsum zu Hause. In Familien, die mehr als drei Fast-Food-Mahlzeiten pro Woche zum Abendessen konsumieren, gibt es weniger Gemüse. Diese Familien haben auch mehr Chips zu Hause, hier konsumieren sowohl die Eltern als auch die Kinder dadurch mehr salzige Snacks. Sie haben eine höhere Aufnahme von Fett und gesättigten Fettsäuren. Je mehr Fast-Food-Mahlzeiten in den Familien konsumiert werden, desto höher ist der Body-Mass-Index und desto übergewichtiger sind die Familienmitglieder.

Es sei jedoch angemerkt, dass die meisten Studien, die den Zusammenhang zwischen Fast Food und Übergewicht untersuchten, tatsächlich zu dem Resultat kamen, dass Fast Food mit Übergewichtigkeit assoziiert ist. Es gibt aber auch Untersuchungen, die das nicht bestätigen. Die Datenlage ist hier nicht eindeutig.

Machen Süßstoffe mehr Hunger und dick?

Schon seit langer Zeit wird diskutiert, ob künstlicher Süßstoff den Appetit anregt beziehungsweise Hunger auslöst. Diese Diskussion begann bereits 1986, als erstmals zwei Forscher nachgewiesen haben, dass mit Aspartam gesüßtes Wasser im Gegensatz zu Wasser alleine den Appetit erhöht, nachfolgend die Motivation zu essen steigert und die Sattheit reduziert. Damit schien der Beweis geliefert, dass Süßstoffe den Hunger erhöhen und in der Folge zu einer erhöhten Energieaufnahme führen. Untermauert wurde dies noch dadurch, dass künstliche Süßstoffe auch in der Schweinemast eingesetzt werden.

Auch weitere Forschungen bestätigten, dass mit verschiedenen Süßstoffen (Saccharin, Aspartam und Acesulfame-K) gesüßtes Wasser den Appetit erhöht, jedoch konnte keine Erhöhung der Nahrungsaufnahme innerhalb der nächsten Stunde festgestellt werden. Am meisten appetitanregend war dabei Aspartam. Vergleicht man aber mit Aspartam gesüßte Limonade mit Wasser, zeigt sich keine Appetitsteigerung. Eine Beobachtung über einen ganzen Tag hat gezeigt, dass die Gesamtenergieaufnahme durch Süßstoffe geringer ist (-300 kcal / d), wenn vor dem Mittag- und Abendessen eine Vorspeise mit Aspartam oder Zucker gesüßt serviert wurde. Die Versuchspersonen nahmen zwar nach der Süßstoff-Vorspeise mehr Kalorien zu den Hauptmahlzeiten auf, in Summe aßen sie aber um

300 kcal weniger, da die zuckerhaltige Vorspeise jeweils knapp über 200, also in Summe 400 kcal, mehr Energie geliefert hatte. Der gleiche Effekt wie bei der Süßstoffzufuhr zeigte sich auch, wenn die Vorspeisen vor dem Mittag- und Abendessen mit Stevia gesüßt waren. Auch hier war die Energieaufnahme bei den nachfolgenden Mahlzeiten höher. Die Gesamtenergieaufnahme war bei mit Süßstoff und Stevia gesüßten Vorspeisen aber fast ident.

Eine Analyse von zahlreichen Studien zu dem Thema kam zu dem Schluss, dass die appetitsteigernde Wirkung der Süßstoffe wegfällt bzw. gering ausfällt, wenn gleichzeitig auch gegessen wird. Süßstoffhaltige Lebensmittel, insbesondere Softdrinks, wirken daher nur dann appetitsteigernd, wenn sie alleine konsumiert werden.

Vermutet wird eine Appetitsteigerung dadurch, dass beim Konsum von Süßstoffen durch den süßen Geschmack die Insulinsekretion angeregt wird. Damit kommt es folglich zu einem Blutzuckerabfall, der dann für die Entstehung von Hunger verantwortlich gemacht wird. Diese Hypothese konnte aber in entsprechenden Experimenten nicht bestätigt werden. In zahlreichen Studien kam es durch den Konsum von Süßstoffen zu keiner Insulinsekretion und auch die Blutzuckerkonzentration blieb unbeeinflusst.

Mittlerweile hat sich das Angebot an süßstoffangereicherten Lebensmitteln und Getränken enorm gesteigert. In Amerika wird sogar geschätzt, dass 15 % der Bevölkerung ab dem zweiten Lebensjahr Süßstoffe konsumieren. Gegner von diesen Süßungsmitteln argumentieren, indem sie die Gewichtsentwicklung der Bevölkerung damit in Bezug setzen. Es werden immer mehr Produkte mit Süßstoffen konsumiert, das Gewicht der Bevölkerung steigt aber kontinuierlich an.

Ob Süßstoffe nun tatsächlich einen Einfluss auf die Gewichtsentwicklung haben, ist fraglich. Einerseits ist belegt, dass sie appetitanregend sein können, andererseits zeigen Untersuchungen, dass sie eine wichtige Rolle in der Gewichtsreduktion spielen können, da Süßes ohne Kalorien konsumiert werden kann, nach dem Motto „Süßes ohne Reue", wie es auch in der Werbung suggeriert wird. Studien belegen, dass durch den Ersatz von Zucker durch Süßstoffe (Aspartam) eine nachweisliche Senkung der Energieaufnahme und des Körpergewichtes erreicht werden kann. Geschätzt wird hier ein Gewichtsverlust von 0,2 kg pro Woche. Dafür müssten ca. 83 g Zucker (= 330 kcal) ersetzt werden. Eine offizielle Empfehlung für ihren Einsatz in der Gewichtsreduktion gibt es bislang nicht, wenn auch viele Studienautoren dies für sinnvoll erachten. Als alleiniges Mittel macht es jedoch wenig Sinn Zucker durch Süßstoffe zu ersetzen und süßstoffgesüßte Lebensmittel und Getränke zu bevorzugen.

Seit Anfang Dezember 2011 ist auch in der EU ein besonders süß schmeckendes Extrakt aus der Stevia-Pflanze als Stevioglycosid mit der E-Nummer E960 zugelassen, speziell für den Einsatz in Getränken, aromatischen fermentierten Milchprodukten, Süßwaren, Dessertspeisen und Knabbersnacks. Stevioglycosid ist wie die anderen künstlichen Süßstoffe kalorienfrei und die Süßkraft ist rund 40 bis 400-mal stärker als bei Zucker, jedoch mit einem bitteren und lakritzartigen Nebengeschmack. Bisherige Untersuchungen zeigten nach steviagesüßtem Konsum ähnliche Ergebnisse bezüglich Energiezufuhr und Blutzuckerspiegelerhöhung wie nach süßstoffgesüßtem. Der Blutzuckerspiegel war sowohl bei stevia- als auch süßstoffgesüßten Mahlzeiten 20 Minuten nach dem Konsum wesentlich niedriger als nach dem Konsum einer zuckerhaltigen Speise.

Fruchtzucker

Fruchtzucker (Fruktose) ist ein Einfachzucker, der in natürlicher Form in süßen Früchten und Honig vorkommt, aber auch als Bestandteil anderer Zuckerarten wie beispielsweise dem Haushaltszucker (Saccharose). Er ist aber auch in reiner Form als Süßungsmittel erhältlich und wird vielfach zum Süßen von Getränken und anderen Lebensmitteln wie Joghurts, Müsliriegel usw. verwendet. Fruchtzucker besitzt die höchste Süßkraft, liefert aber im Vergleich mit anderen Zuckern wie Haushaltszucker, Traubenzucker, Milchzucker oder Malzzucker mit 406 kcal pro 100 g die gleiche Menge Energie. Da er im Vergleich zum Traubenzucker (= Glukose) zu einer geringeren Insulinausschüttung führt, ist er sehr beliebt, wird aber derzeit durch Hinweise auf negative Auswirkungen bei höherem Konsum nicht mehr für Diabetiker empfohlen.

Neuere Untersuchungen zeigen, dass auch Fruchtzucker, insbesondere durch den Konsum von damit angereicherten Lebensmitteln und Getränken, das Hungergefühl verstärkt und die Esslust dadurch steigt. Der Fruktosemetabolismus im Gehirn bewirkt eine erhöhte Nahrungsaufnahme. Ob dieser Zucker auch tatsächlich weniger sättigt, weil er insulinunabhängig verstoffwechselt wird, ist noch fraglich. Es gibt aber Hinweise, dass durch die Fruktose die Ausschüttung bestimmter Hormone, die für die Hunger- und Sättigungsregulation verantwortlich sein, beeinflusst wird. Es kommt unter anderem zu einer geringeren Ausschüttung von Leptin und möglicherweise zu einer höheren von Ghrelin. Dies könnte die geringere Sättigung beeinflussen.

Bei 559 Jugendlichen im Alter von 14 bis 18 Jahren hat sich aber auch gezeigt, dass der Fruchtzuckerkonsum mit einer erhöhten viszeralen Fetteinlagerung verbunden ist. Außerdem konnten negative Einflüsse auf diverse Stoffwechselparameter, wie systolischer Blutdruck, Nüchternblutzuckerspiegel und HDL-Cholesterin, festgestellt werden. Weiters erhöht die Fruktose den Triglyceridspiegel und den LDL-Cholesterin-Spiegel. Auch eine Metaanalyse bestätigt einen Effekt auf den postprandialen Triglyceridspiegel, aber nur wenn mehr als 50 g Fruchtzucker pro Tag aufgenommen wird. Im Tierexperiment erhöht sich der Harnsäurespiegel, genauso wie bei Jugendlichen und Erwachsenen. Mit steigendem Konsum erhöht sich auch das Risiko für Gicht.

Bei gesunden Probanden zeigte sich, dass die Neubildung von Fetten im Fettgewebe und in der Leber sowie die Einlagerung von Fetten aus der Nahrung durch Fruktose stärker angeregt wird als durch Glukose. Außerdem begünstigt eine hohe Aufnahme die Entstehung der nicht alkoholbedingten Fettleber. Ein Zuviel an Fruktose in der Ernährung begünstig die Entwicklung von Übergewicht, aber auch die Entstehung des sogenannten metabolischen Syndroms. Wird Fruchtzucker anstatt Zucker verwendet, kommt es kaum zu einer Energieeinsparung, ob aber über den Energiegehalt hinaus noch weitere gewichtsfördernde Effekte bestehen und welche, ist noch nicht zur Gänze geklärt, obwohl im Tierversuch ein Zusammenhang zwischen der Fruktoseaufnahme und der Körperfettzunahme belegt ist.

Gezuckerte Limonaden

Limonaden haben durch ihren hohen Zuckergehalt eine erhebliche Energie. Ein Viertelliter enthält durchschnittlich 105 kcal und 25 g Zucker. Limonaden werden sehr oft noch zusätzlich zu den Mahlzeiten getrunken. Aber auch als Durstlöscher zwischendurch belasten sie das Kalorienkonto, ohne den Durst wirklich zu stillen. Sie werden deshalb auch als überflüssige Kalorienträger bezeichnet. Darüber hinaus erhöhen sie, wie alle kohlenhydratreichen Lebensmittel, das Kariesrisiko.

In zahlreichen Studien wird der Zusammenhang zwischen dem Konsum von gesüßten Limonaden und Übergewicht dokumentiert. Die erste Langzeitstudie dazu zeigte, dass bei 548 Kindern im Alter von durchschnittlich 12 Jahren im Laufe von 1,5 Jahren mit jedem zusätzlichen Softdrink pro Tag das Risiko für Übergewicht steigt. Der Grund dafür liegt wahrscheinlich darin, dass die flüssigen Kalorien zusätzlich zu den Kalorien aus fester Nahrung konsumiert werden und keine entsprechende Kompensation (sprich Einsparung) erfolgt. Kinder, die drei oder mehr Gläser Softdrink pro Tag konsumieren, sind signifikant übergewichtiger. Werden keine kohlensäurehaltigen, gezuckerten Getränke konsumiert, ist das eine effektive Maßnahme zur Verhütung von Übergewicht. Gut dokumentiert ist das durch ein Interventionsprogramm an 644 Kindern, die durch eine entsprechende Schulung ihren Softdrink-Konsum über ein Jahr einschränkten. Bei ihnen kam es zu keiner Zunahme der Übergewichtigkeit und Fettsüchtigkeit. In der Kontrollgruppe, die weiterhin Limonaden trank, stieg hingegen der Anteil der übergewichtigen und adipösen Kinder um 7,5 % an. Dies ist auch der Grund, warum man Kindern den Zugang zu gesüßten Getränken einschränken sollte. Gefordert wird in diesem Zusammenhang, dass in Schulen keine gesüßten Limonaden bei Schulbuffets und Getränkeautomaten angeboten werden. Verbote dazu gibt es nur in einigen wenigen Städten und Ländern wie beispielsweise Seattle, Quebec und Taiwan.

Dieser Zusammenhang besteht aber auch bei Erwachsenen. Bei über 90.000 Krankenschwestern im Rahmen der „Nurses' Health Study" konnte gezeigt werden, dass der regelmäßige Konsum von gezuckerten Softdrinks zu Übergewicht führt und dass sich auch das Risiko für die Entwicklung eines Typ-II-Diabetes fast verdoppelt.

Auch die „Deutsche Gesellschaft für Ernährung" stellt in ihrer Kohlenhydratleitlinie fest, dass die derzeit vorliegenden Kohorten- und Interventionsstudien einen Zusammenhang zwischen einem erhöhten Konsum von zuckergesüßten Getränken und einem erhöhten Adipositasrisiko bei Erwachsenen zeigen und stufen die Evidenz dafür als wahrscheinlich ein. Anders ist die Situation bei Kindern und Jugendlichen. Zwei von drei Metaanalysen kommen zu dem gleichen Ergebnis wie bei den Erwachsenen, in einer konnte kein Zusammenhang festgestellt werden, während die neueste nur eine risikoerhöhende Wirkung bei Kindern und Jugendlichen, die bereits übergewichtig sind, belegt.

Diäten – machen Diäten schlank oder sogar dick?

Diätieren ist ein Risikofaktor, um immer weiter zuzunehmen. Jugendliche, die mit Diäten ihr Körpergewicht unter Kontrolle halten, haben im Erwachsenenalter immer eine größere Gewichtszunahme als Jugendliche, die keine Diäten oder sonstige ungesunde Gewichtskontrollmaßnahmen durchführen. Sie haben auch ein erhöhtes Risiko für Essattacken. Diätierende Burschen machen sogar weniger Bewegung. Gerade einseitige oder sehr drastische Diäten erhöhen das Risiko, dass nach Beendigung üblicherweise nicht nur das abgenommene Gewicht wieder zugenommen wird, sondern letztendlich mehr auf der Waage ist als zu Beginn der Diät. Besonders risikoreich sind sehr strenge Diätformen mit sehr eingeschränkter Energiezufuhr, aber auch Diäten mit einem geringen Proteinanteil. Hier wird während der Gewichtsreduktion auch noch vermehrt Muskelmasse abgebaut, dadurch sinkt der Grundumsatz und auch nach Beendigung besteht ein geringerer Energiebedarf. Es wir somit immer schwieriger das Gewicht zu halten. Außerdem kann die verlorene Muskelmasse nur durch Krafttraining wieder aufgebaut werden.

Macht Fett fett?

Fett liefert doppelt so viel Energie wie Eiweiß und Kohlenhydrate und kann ohne großen Energieverlust in den Fettdepots gespeichert werden. Außerdem sättigt Fett am wenigsten und schmeckt so gut, dass man ungern darauf verzichtet. Laut der Fettleitlinie der „Deutschen Gesellschaft für Ernährung" kann durch eine moderate Fettzufuhr ein wahrscheinlicher Beitrag zur Vorbeugung von Übergewichtigkeit geleistet werden. Überzeugend ist auch die Studienlage, dass eine Reduktion des Fettanteils in der Nahrung einen wesentlichen Beitrag in der Gewichtsreduktion liefert. Unzureichend geklärt ist aber derzeit, ob ein erhöhter Anteil an mehrfach ungesättigten Fettsäuren auch erfolgreich vor einer Gewichtszunahme schützt und ob konjugierte Linolsäuren oder mittelkettige Triglyceride in der Therapie von Gewichtsproblemen wirksam sind.

Ein hoher Fettanteil in der Ernährung erhöht das Risiko einer Gewichtszunahme, insbesondere Fett und fettreiche Fleischsorten tragen überwiegend dazu bei. In zahlreichen weiteren Studien konnte dies bestätigt werden. Nur in einer schwedischen Untersuchung war der Zusammenhang zwischen erhöhtem Fettkonsum und Anstieg des Körpergewichtes im Verlauf von sechs Jahren lediglich bei genetisch für Adipositas prädisponierten Frauen feststellbar.

Ein hoher Fettanteil in der Ernährung bleibt nur dann ohne Auswirkungen auf das Körpergewicht, wenn auch vermehrt körperliche Aktivität betrieben wird.

Der Erfolg in der Gewichtsreduktion durch eine fettreduzierte Diät ist umso größer, je höher der Fettanteil in der Ernährung vor der Diät war.

Eiweißreich oder eiweißarm?

Wer hungrig ist, greift häufiger zu proteinreichen Lebensmitteln und wer wenig Eiweiß isst, hat mehr Hunger und verändert seine Vorliebe und Nahrungsauswahl in Richtung eiweißreiche Lebensmittel ohne jedoch die Energiezufuhr zu erhöhen. Nach einer vierzehntägigen proteinarmen Ernährung (21 g/d = 5 E%) werden weniger Gemüse,

Salate, Obst, proteinarme Snacks und Kekse, dafür aber mehr eiweiß-reiche Quellen wie Fleisch, Eier, Desserts und Sandwiches mit einem hohen Proteingehalt gegessen als im Anschluss an eine proteinreiche Ernährung (127 g/d = 19 E%). Die eiweißarme Kostform macht kurzfristig, und das schon am ersten Tag, mehr Appetit und Lust auf das Essen, hungriger und erhöht den Wunsch nach deftigen, herzhaf-ten Lebensmitteln und Snacks (gefüllte Sandwiches, Eier). Diese wer-den auch im Anschluss an eine proteinarme Ernährung signifikant häufiger gegessen. Wie lange die Vorliebe für proteinreiche Lebens-mittel bestehen bleibt, ist allerdings noch zu wenig erforscht. In der beschriebenen Studie war diese auch noch nach drei Tagen erhöht, was darauf hindeutet, dass ein Mangel erst nach längerer Zeit wieder behoben wird.

Wird Gewicht reduziert, kann eine erhöhte Eiweißzufuhr (25 E%) dazu führen, dass man sich den ganzen Tag über satter fühlt, weniger ans Essen denkt und weniger den Wunsch hat, in der Nacht zu essen, insbesondere wenn man statt sechs kleineren Mahlzeiten nur drei verzehrt.

Eine hohe Proteinaufnahme (> 25 E%) führt zu einer höheren Thermogenese, zu einer besseren Sättigung und möglicherweise auch zu einer reduzierten Energiezufuhr, wobei die Art der Proteine eine Rolle spielt. Tierisches Protein erhöht beispielsweise die Thermogenese mehr als pflanzliches. Auch die fettfreie Masse bleibt durch sie besser erhalten. Einige Studien deuten darauf hin, dass proteinreiche Diäten zu einer erhöhten Gewichtsreduktion, insbesondere zu einer erhöhten Reduktion von Körperfett, führen, vorausgesetzt die Energiebilanz ist negativ, beziehungsweise, dass sie in Kombination mit einer Bewe-gungstherapie (vor allem durch Krafttraining) zur Erhaltung und Erhöhung der fettfreien Körpermasse beitragen. Es gibt aber keine ein-heitlichen Ergebnisse wie ein systematischer Review randomisierter Studien zeigt, sowohl bezüglich Gewichtsreduktionserfolg als auch Compliance zwischen proteinreichen und proteinarmen Diäten. Mög-liche Benefits sind meist nur im Kurzzeiterfolg gegeben. Dennoch scheint es sinnvoll zu sein, schnell verfügbare Kohlenhydrate (vor allem Zucker, Fruchtzucker) durch Proteinquellen mit einem niedrigen Gehalt an gesättigten Fettsäuren zu ersetzen (Fisch, fettarmes Fleisch).

Wird während einer Gewichtsreduktion zu wenig Eiweiß gegessen, wird vermehrt fettfreie Masse (= Muskelmasse) abgebaut. Damit sinkt auch der Grundumsatz, was mit einem erhöhten Risiko einer langfristigen Gewichtszunahme einhergeht. Beim totalen Fasten kann man davon ausgehen, dass der Verlust an fettfreier Masse bei 37 % liegt, wird jedoch etwas Eiweiß zugeführt (33–50 g/d = modifiziertes Fasten), sinkt der Verlust auf nur 4 %.

Liegt die durchschnittliche Proteinzufuhr bei 0,62 kg/kg Körpergewicht/Tag bei einer eingeschränkten Energiezufuhr (-2.800 kcal pro Woche oder –2.400 kcal + einem zusätzlichen Verbrauch von 400 kcal durch Ausdauertraining pro Woche), nehmen Frauen im Alter von 50 bis 70 Jahren innerhalb von 20 Wochen durchschnittlich 10,8 kg ab, 32 % davon sind aber Muskelmasse.

Auch zwei neuere Studien belegen die effiziente Wirkung von Protein auf die Gewichtsabnahme.

Eine Untersuchung zeigte, dass eine proteinreiche (30 % der Energie, vor allem aus Milch und Milchprodukten), niederkalorische (minus 500 kcal/d) Kost in Verbindung mit einem Trainingsprogramm nach 16 Wochen zu einer signifikant höheren Gewichtsabnahme im Vergleich zu einer Kost mit normalem Proteinanteil plus Training führt. Besonders positiv war bei dieser Studie, dass es nur zu einer Abnahme der Fettmasse kam und die Magermasse, vor allem die Muskelmasse, unverändert bzw. sogar leicht erhöht war.

Eine andere Untersuchung bei Patienten mit metabolischem Syndrom, welches durch Bluthochdruck, Diabetes bzw. gestörten Zuckerstoffwechsel, ungünstiges Blutfettprofil sowie hohen Bauchumfang gekennzeichnet ist, zeigte, dass eine proteinreiche, energiereduzierte Kost, im Vergleich zu einer konventionellen Abnehmdiät, nach 12 Monaten in einer höheren Gewichtsabnahme resultiert. Außerdem erfüllten bei Studienende 64,5 % der Proteingruppe nicht mehr die Kriterien des metabolischen Syndroms im Vergleich zu 8 % in der Kontrollgruppe.

Erwähnenswert ist in diesem Zusammenhang auch eine aktuelle Studie bei postmenopausalen Frauen, in der eindrucksvoll gezeigt werden konnte, dass ein höherer Proteinanteil im Rahmen einer Abnehmdiät dem Verlust an Knochenmasse effizient entgegenwirken kann.

Neben der Proteinmenge hat auch die Proteinart einen Einfluss auf den Energiestoffwechsel und die Gewichtsregulation. In einer rezenten Studie wurde z. B. gezeigt, dass Energieumsatz und Thermogenese nach Molkeprotein im Vergleich zu Casein, Sojaprotein und Kohlenhydraten (Kontrolle) am höchsten ist. Eine andere interessante Untersuchung bei 90 übergewichtigen Personen beschrieb, dass eine tägliche Supplementation mit 56 g Molkeprotein im Vergleich zu einer Supplementation mit einer isoenergetischen Menge an Sojaprotein oder Kohlenhydraten im Rahmen einer normalen ad libitum Kost nach 23 Wochen zu einer deutlichen Abnahme des Körpergewichts und des Bauchumfangs führte.

Nachteile einer zu hohen diätetischen Eiweißzufuhr

Die Nachteile einer erhöhten Eiweißzufuhr sind noch relativ wenig bekannt. Die diesbezügliche Datenlage ist recht spärlich und teilweise widersprüchlich. Folgende Nachteile sind unter Umständen bei einer deutlich erhöhten Eiweißzufuhr möglich:

- eine erhöhte Purinzufuhr, vor allem aus Fleisch und Fisch, mit einem gesteigerten Risiko für eine Hyperurikämie bzw. Gicht
- eine Verschlechterung der Nierenfunktion – insbesondere bei einer bereits vorgeschädigten Niere
- möglicherweise ein erhöhtes Risiko für Übergewicht / erhöhte Fettmasse bei erhöhter Zufuhr von Eiweiß im Kleinkindalter
- eine vermehrte Säurebelastung des Körpers durch tierisches Eiweiß

Es gibt kein Lebensmittel, das alleinig für die Entstehung von Übergewicht verantwortlich ist. Wesentlich ist die Energiebilanz. Energieaufnahme und -abgabe sind hier ausschlaggebend. Eine positive Energiebilanz, entweder durch eine vermehrte Zufuhr von Kalorien und / oder eine verminderte Abgabe von Energie durch Bewegungsmangel führen zu einer Gewichtszunahme. Ist die Abgabe höher als die Aufnahme, wird Körpergewicht reduziert, halten sich beide die Waage, kann man damit das Körpergewicht halten.

Snacking macht nicht unbedingt dick, insbesondere wenn man bei den nachfolgenden Mahlzeiten weniger isst. Wer schon Gewichtsprobleme hat, sollte aber vorsichtig sein. Hier führt Zwischendurchessen, vor allem von Süßem, zu einer höheren Energieaufnahme und erschwert das Abnehmen.

Fast Food kann, muss aber nicht dick machen. Je häufiger Fast Food konsumiert wird, desto größer ist die Energie- und Fettaufnahme. Damit erhöht sich auch das Risiko übergewichtig zu werden, insbesondere wenn auch sonst noch wenig Obst und Gemüse gegessen wird. Wer regelmäßig Fast Food konsumiert, sollte besonders darauf achten, dass die anderen Mahlzeiten einen hohen Anteil an pflanzlicher Kost (Obst, Gemüse, Vollkorngetreide) aufweisen.

Süßstoffe sind kalorienfrei und bieten die Möglichkeit den Geschmack süß zu konsumieren ohne das Kalorienkonto zu belasten. Ihr Konsum kann zwar den Appetit steigern, führt aber in der Folge nachweislich zu keiner erhöhten Energieaufnahme oder Gewichtszunahme. Sie sollten aber keinesfalls zusätzlich zu Zucker konsumiert werden und sind kein Freibrief für eine erhöhte Nahrungsaufnahme. Es obliegt jedem einzelnen von uns zu entscheiden, ob er Zucker, Honig oder Süßstoffe konsumiert oder ganz einfach darauf verzichtet und damit weniger von der Geschmacksrichtung süß in Kauf nimmt.

Hohe Mengen an Fruktose in Lebensmitteln zugesetzt können zur Entstehung von Übergewicht beitragen und haben auch sonst eine Reihe von negativen Auswirkungen auf den Stoffwechsel. Ihr Einsatz in der Diabeteskost wird daher nicht mehr empfohlen.

Gezuckerte Limonade liefert sehr viel zusätzliche Energie, die zumeist bei den Mahlzeiten nicht eingespart wird. Sie erhöht das Risiko übergewichtig zu werden, insbesondere bei Kindern, die sich wenig bewegen und bereits Gewichtsprobleme haben.

Mahlzeiten

„Sage mir, was du isst und ich sage dir, was du bist."

Jean Anthelme Brillat-Savarin (1755–1826)

Klassische Mahlzeiten sind Frühstück, Mittagessen und Abendessen. Durch den gesellschaftlichen Wandel kam es auch bei uns zur Abkehr von den klassischen Hauptmahlzeiten, mit dem Trend hin zum Snacking. Worin besteht aber der Unterschied zwischen einer Mahlzeit und einem Snack? Typisch für eine Mahlzeit ist, dass man im Sitzen isst, entsprechendes Geschirr (Keramik oder Porzellan, Gläser und nicht Plastik oder Pappe) verwendet und im Allgemeinen eine größere Energiemenge verzehrt, was bei dem heutigen Snackangebot aber nicht immer der Fall ist. Gibt man Versuchspersonen die gleichen Speisen unter verschiedenen Bedingungen, essen sie auch unterschiedlich viel. Entsprechen die Bedingungen denen einer Mahlzeit, werden 28 % mehr Kalorien gegessen als unter Snack-Bedingungen (Essen im Stehen, nur Pappteller und Plastikbecher, kein Besteck). Die Frage ist nur, ob eine Snackmahlzeit tatsächlich als Essen registriert und nicht nachher mehr gegessen wird, weil ja noch nichts oder wenig gegessen wurde. Für Snacks nimmt man sich auch weniger Zeit, man isst sie häufig nebenbei und alleine.

Im Laufe des Tages ändert sich das Essverhalten. Gegen Abend hin werden die Mahlzeiten vielerorts größer. Die Energiezufuhr zur Abendmahlzeit ist dabei um bis zu 150 % höher als beim Frühstück. Neben der Erhöhung der Portionsgröße verkürzen sich die Mahlzeitenintervalle. Im Tagesverlauf werden also größere Portionen in geringeren Abständen gegessen. Im Tierversuch bei Ratten, aber auch bei Untersuchungen beim Menschen hat sich gezeigt, dass hier die Sättigung im Laufe des Tages eine Rolle spielen könnte. In der Früh ist sie am höchsten und am Abend am niedrigsten. Dementsprechend ist auch die Energieaufnahme in der Früh noch niedrig und wird gegen Abend immer größer. Das ist sowohl an Wochentagen als auch am Wochenende feststellbar, wobei die Energieaufnahme nach 22 Uhr am Wochenende noch viel höher ist als an Wochentagen. Hier spielt auch der Alkoholkonsum eine nicht unwesentliche Rolle. Am Abend ist man nach dem Essen auch weniger zufrieden, was wiederum sehr leicht zum Überessen führen kann.

Die meisten Familienmahlzeiten dienen in erster Linie dazu, anderen das zu servieren, was sie erwarten, aber auch um Familientraditionen aufrechtzuhalten und durch Essen Zuneigung zu zeigen. Sehr oft richten sich die Mahlzeiten, um Auseinandersetzungen zu vermeiden und Harmonie beim Essen zu haben, nach dem Geschmack der Kinder und nicht nach gesundheitlichen Aspekten. Dennoch tragen gemeinsame Familienessen zur besseren Qualität der Nahrungsaufnahme bei. Bei Jugendlichen steigt durch sie vor allem die Zufuhr von Obst und Gemüse, was sogar noch Jahre später festgestellt werden kann. Werden einzelne Mahlzeiten ausgelassen oder nicht regelmäßig eingenommen, verringert sich auf alle Fälle die Qualität der Ernährung, insbesondere der Obst- und Gemüsekonsum nimmt ab.

Ein wesentlicher Punkt, sowohl bei der Zubereitung als auch beim Konsum der Mahlzeiten, ist der Zeitfaktor. Ob sich der Zeitaufwand für die Zubereitung von Mahlzeiten auf die Qualität dieser auswirkt, wurde bei über 1000 Frauen untersucht. Wenig Zeitaufwand für die Zubereitung von Mittagessen und Abendessen war bei diesen Frauen mit einer niedrigen Gemüsezufuhr assoziiert, beim Frühstück hingeben servierten die Frauen, die dafür wenig Zeit hatten, auch wenig Energie und Fett. Vielen fehlt aber nicht nur Zeit für die Zubereitung von Speisen, sondern auch die Zeit sich zum Essen hinzusetzen und dieses zu genießen. Bei einer Untersuchung von 1.687 jungen Erwachsenen hat sich gezeigt, dass sich 35 % der Männer und 42 % der Frauen keine Zeit nehmen sich beim Essen hinzusetzen. Sie greifen zu Fast Food und Softdrinks, essen mehr Fett und gesättigte Fettsäuren und haben einen geringen Anteil an gesünderen Nahrungsmitteln.

Ein Leben nach der inneren Uhr hält schlank

In dem Hollywoodstreifen „Und täglich grüßt das Murmeltier" (im Original „Groundhog Day") wird der Hauptdarsteller Bill Murray in einem temporären Fenster gefangen gehalten und erlebt den gleichen Tag in einer schier endlosen Schleife immer wieder und wieder. Das Radio spult die gleichen Nachrichten ab, er trifft die gleichen Personen zur gleichen Zeit am gleichen Ort, die ihn exakt zur gleichen Zeit mit den gleichen Worten grüßen, und so weiter und so fort. Irgendwann arrangiert er sich mit diesem surrealen Dasein und versucht, die unendliche Zeit, die ihm zur Verfügung steht, sinnvoll zu nutzen. Er lernt zum Beispiel bis zur Perfektion Klavier spielen. Der Film ist nicht nur Science Fiction, sondern hat einen sehr wohl relevanten Bezug zur Realität. Unsere Tage gleichen sich ebenfalls in irgendeiner Art und Weise. Wir gehen zu ähnlichen Zeiten ins Bett, insbesondere an Werktagen, und wachen um die gleiche Zeit auf, essen zu gleichen Zeiten, konsumieren zu gleichen Zeiten die Nachrichten und treffen jeden Morgen in der Tiefgarage, U-Bahn oder sonst wo die gleichen Personen, die zur Arbeit fahren. Eine gewisse Monotonie kann man unserem „gleichen" Leben zwar nicht abstreiten, aber gerade dieses Gleiche und Geregelte ist wichtig für das harmonische Funktionieren von Körper und Geist. Unsere „innere Uhr" ist auf einen ständigen „zeitgleichen" Input angewiesen, damit unser Körper mit der Umwelt in einem 24-Stunden-Rhythmus mitschwingen kann. Die innere Uhr bildet dabei das Herz des circadianen Systems und nimmt eine zentrale Rolle in der Chronobiologie ein.

Die innere Uhr liegt im Bereich des Nucleus suprachiasmaticus (SCN) des Hypothalamus. Dabei steht „supra" für „oben" oder „über" und „chiasmaticus" für den Gabelungspunkt der Sehbahn, die die Informationen vom Auge in die Sehrinde weiterleitet. Das SCN ist sozusagen die Vorstandsetage, von wo aus die Zeitabhängigkeit der Körperfunktionen gesteuert wird. Die beidseitig gelegenen SCN haben ein Volumen von etwa einem Kubikmillimeter und weisen ungefähr 20.000 Nervenzellen auf. In der Terminologie der Chronobiologie werden diese Strukturen als sogenannte Hauptoszillatoren bezeichnet, in der englischsprachigen Literatur wird von „Master Clock" gesprochen, und in der populärwissenschaftlichen Ausdrucksweise wird der Begriff „innere Uhr" verwendet. Die innere Uhr bzw. Chronobiologie hat mit Esoterik genauso wenig zu tun wie die Astronomie mit der Astrologie. Die Chronobiologie ist ein anerkannter Zweig der Biowissenschaften und mittlerweile haben die chronobiologischen Zeitschriften in der Wissenschaft deutlich an Bedeutung zugenommen.

Mitte der 1990er-Jahre wurden beim Menschen auch wichtige Gene entschlüsselt, die für die circadiane Rhythmik verantwortlich sind. Diese werden Uhr(en)gene genannt, etwa das Clock- oder Period-Gen. Sie steuern auf Zellebene die Funktion einzelner Zellen und Organe. Genetische Varianten dieser Uhrengene werden auch mit Schlafstörungen, aber auch mit verschiedenen Chronotypen, also Morgen- oder Abendmensch, Lerche oder Eule, in Verbindung gebracht.

Grundsätzlich befasst sich die Chronobiologie mit der Zeitabhängigkeit biologischer Vorgänge, die fast alle unterschiedliche Rhythmen aufweisen, sofern nicht das Gegenteil bewiesen ist. Diese Rhythmizität hat zwei Charakteristika, nämlich Regelmäßigkeit und Vorhersagbarkeit. Das bedeutet, dass zum Beispiel bei fast allen gesunden Menschen die Körperkerntemperatur in der Früh am niedrigsten und am Abend am höchsten ist. Das circadiane System ist außerdem auf zwei Ebenen organisiert: Die eine bezieht sich auf das Morphologisch-Anatomische. Rhythmische Veränderungen finden sich nicht nur in ganzen Populationen, im gesamten Organismus oder einzelnen Organen, sondern auch auf zellulärer Ebene. Sogar kleinste subzelluläre Strukturen weisen zeitabhängige Rhythmen auf. Die zweite Organisationsebene bezieht sich auf die unterschiedlichen Periodenlängen der biologischen Rhythmen, die sich über einen weiten Zeitbereich von wenigen Sekunden, über Minuten, Stunden, bis zu einem Jahr, ja sogar über ein Leben, erstrecken können. Ein Beispiel für Ersteres wäre der Atemzyklus, der eine Periode von 5 bis 7 Sekunden (Einatmung / Ausatmung) aufweist, für Letzteres die Veränderungen in der Ausschüttung des männlichen Wachstumshormons von jungen Jahren bis zum hohen Alter.

Die bekanntesten Rhythmen sind die circadianen Rhythmen, die sich ungefähr („circa") über 24 Stunden („dian") erstrecken. Der Terminus *circadian* wurde 1959 von Franz Halberg, einem der „Urväter" der Chronobiologie, kreiert.

Circadiane Rhythmen werden bereits seit mehr als 200 Jahren gezielt beobachtet. Bis zum 18. Jahrhundert war man der Meinung, dass ausschließlich der Hell-Dunkel-Wechsel die Funktionen der Organismen steuert. Systematisch begonnen hat die Erforschung der inneren Uhr Anfang des 18. Jahrhunderts. Der Astronom Jean Jacques D'Ortous de Mairan (1678–1771) besaß eine Mimose, die in einem Topf auf seinem Fensterbrett stand. Er wusste, dass die Pflanze am Tag unter Einfluss des Sonnenlichts ihre Blätter öffnete und sie nachts schloss. Eines Tages kam er auf die Idee, die Pflanze unter dauerhaft dunklen Bedingungen zu halten, um zu beobachten, wie sie sich dann verhalten würde. Zu seiner Überraschung zeigten die Blätter der Mimose auch unter diesen experimentellen Bedingungen die gleiche Aktivität. Das war wahrscheinlich der erste Hinweis darauf, dass es eine eigene Struktur im Organismus der Pflanze geben musste, die den „Takt" vorgab und unabhängig vom Hell-Dunkel-Wechsel agierte.

Der erste systematisch untersuchte wissenschaftliche Beweis für das Vorhandensein der inneren Uhr beim Menschen gelang erstmalig in den Sechzigerjahren des 20. Jahrhunderts. In einem unterirdischen Wehrmachtsbunker aus dem Zweiten Weltkrieg in der Nähe des Klosters Andechs bei München wurden unter der wissenschaftlichen Leitung von Jürgen Aschoff und Rütger Wever Versuchspersonen für einige Wochen (im Schnitt etwa drei bis vier Wochen) völlig abgeschottet von der Außenwelt gehalten. Sie lebten in einem recht behaglichen Wohnschlafraum mit Dusche, Toilette und einer kleinen Küche, in der sie sich selbst die Mahlzeiten zubereiteten. Die Versuchspersonen wurden von verschiedenen Einflüssen, die sie an die Zeit erinnern könnten – etwa Radiosendungen, die tägliche Zeitung oder insbesondere auch dem Hell-Dunkel-Wechsel – strikt isoliert. Diese immer wiederkehrenden Ereignisse beziehungsweise Dinge sind in der Lage, die innere Uhr zu synchronisieren, also zu takten. Die Versuchspersonen konnten ihren Tagesablauf selbst gestalten.

Wenn sie zu Bett gehen wollten, gingen sie schlafen, wenn sie essen wollten, aßen sie und so weiter. Sie führten ein genaues Protokoll über ihre Aktivitäten.

Verschiedene körperliche beziehungsweise psychologische Parameter wurden bei den Versuchspersonen gemessen, beispielsweise der Blutdruck und die Körperkerntemperatur, ebenso das Schlafverhalten. Die Ergebnisse zeigten, dass auch unter diesen isolierten Bedingungen das Schlaf-Wach-Verhalten eingehalten wurde und alle gemessenen Funktionsparameter einen circadianen Rhythmus zeigten. Jedoch war die Periodenlänge nicht 24 Stunden, sondern lag zwischen 24,5 und 25 Stunden. Daraus kann geschlossen werden, dass der im Körper gebildete circadiane Rhythmus durch die innere Uhr nicht genau 24 Stunden beträgt, sondern geringfügig davon abweicht. Auch Blinde haben diesen „freilaufenden" Rhythmus. Durch rhythmische Signale aus der natürlichen Umwelt wird dieser freilaufende Rhythmus auf exakt 24 Stunden eingestellt. Diese rhythmischen Signale werden als Zeitgeber bezeichnet.

Eine Frage, die häufig gestellt wird, ist: Warum ist der körpereigene Rhythmus der inneren Uhr nicht 24 Stunden, sondern weicht ein wenig davon ab? Dies hängt wahrscheinlich mit der Erdrotation zusammen, die vor vielen Millionen Jahren nicht genau 24 Stunden gewesen ist.

Der wichtigste Zeitgeber für alle Lebewesen auf unserer Erde ist das Licht beziehungsweise der Hell-Dunkel-Wechsel in der 24-Stunden-Periode. Neben dem Hell-Dunkel-Wechsel gibt es täglich regelmäßig wiederkehrende Dinge, etwa die morgendliche Zeitung im Postfach oder auch die Nachrichten im Fernsehen.

Beim Menschen spielen aber auch soziale Kontakte und eine regelmäßige Einnahme von Mahlzeiten eine wichtige Rolle. Eine regelmäßige Zufuhr von Mahlzeiten hat nicht nur eine harmonisierende Wirkung auf die innere Uhr, sondern dadurch wird auch die Gewichtsentwicklung im Vergleich zu einer unregelmäßigen Mahlzeiteneinnahme günstig beeinflusst.

Wie bereits erwähnt, zeigen viele, wahrscheinlich alle Funktionen des Körpers, zeitabhängige Variationen. Eine der markantesten circadianen Veränderungen ist bei der Körperkerntemperatur messbar.

Diese ist in der Chronobiologie einer der am häufigsten untersuchten Parameter, da sie auch als Kontrolle für andere Messvariablen dient. Die Körperkerntemperatur ist am Nachmittag am höchsten und in den frühen Morgenstunden am niedrigsten, mit einer Schwankung von bis zu einem Grad Celsius. Für den circadianen Rhythmus der Körperkerntemperatur ist vorwiegend eine Veränderung der Wärmeabgabe und nicht eine Variation der Wärmeproduktion verantwortlich. Auch der Blutdruck zeigt über 24 Stunden deutliche Veränderungen, mit einer Abnahme während der Nacht. Ein Fehlen dieses Abfalls („nighttime-dipping" genannt) findet sich relativ häufig bei Patienten mit Hypertonie aufgrund von Störungen in gewissen Organfunktionen (v. a. Niere).

Weiters ist die Lungenfunktion von der Physiologie her am Nachmittag besser als in den späten Nachtstunden. Das hängt vor allem mit der Weite der Bronchien zusammen, die nachts enger gestellt sind als am Nachmittag. Bei Asthmatikern sind die physiologischen Schwankungen der Kaliberweite der Bronchien noch ausgeprägter, was sich in einer Verschlechterung der Lungenfunktion während der Nachtstunden bemerkbar macht. Aus diesem Grund haben viele Asthmatiker in der Nacht ihre Anfälle. Auch zahlreiche Parameter des Immunsystems weisen Rhythmen auf. So ist die Gesamtzahl der weißen Blutzellen (Leukozyten) während der Nacht am höchsten, wohingegen die Zahl der Antikörper im Blut am frühen Nachmittag die höchsten Spiegel aufweist. In diesem Zusammenhang ist erwähnenswert, dass die Antikörperproduktion nach Impfungen am Nachmittag besonders ausgeprägt ist und in dieser Zeit auch die stärksten Lokalreaktionen auftreten.

Das endokrine System ist ein Paradesystem, welches durch eine große Anzahl regelmäßig wiederkehrender Perioden charakterisiert ist. Am bekanntesten ist der frühmorgendliche starke Anstieg des Stresshormons Cortisol. Das ist ein Grund, warum es nach einem Nachtdienst schwerfällt zu schlafen. Interessant ist auch die vermehrte Ausschüttung des Wachstumshormons in den ersten Tiefschlafphasen so um Mitternacht herum. Ein hoher Blutzuckerspiegel hemmt die Ausschüttung des Wachstumshormons. Auch deshalb soll man am späten Abend nichts oder weniger essen, insbesondere kohlenhydratreiche Kost mit einem hohen glykämischen Index. Kinder und Jugendliche in der Wachstumsphase sollten sich diesen Rat besonders zu Herzen nehmen.

Chronobiologie und Körpergewicht

Die Kenntnis der Chronobiologie hat eine besondere Relevanz für die Energiebilanz und das Körpergewicht. Übergewicht und Adipositas stellen weltweit eines der wichtigsten Gesundheitsprobleme dar und sind häufig mit Begleiterkrankungen wie Diabetes mellitus Typ II, Fettstoffwechselstörungen, Bluthochdruck, Arteriosklerose sowie einem höheren Risiko für gewisse Krebsarten assoziiert. Dem Kampf gegen die drastische Zunahme des Übergewichts wird daher vermehrte Aufmerksamkeit geschenkt.

In den meisten Fällen entsteht ein zu hohes Körpergewicht aus einer positiven Energiebilanz, bedingt durch eine exzessive Zufuhr energiereicher Lebensmittel und Getränke sowie mangelnder körperlicher Aktivität. Neben diesen Hauptdeterminanten spielen aber auch noch weitere Einflussfaktoren, wie z. B. eine genetische Prädisposition, eine Rolle. Der natürliche circadiane Rhythmus wird durch die moderne Lebensweise, die es ermöglicht und immer häufiger auch verlangt, zu jeder Uhrzeit aktiv sein zu können, durcheinandergebracht. Gleichzeitig treten Übergewicht und sogenannte Zivilisationskrankheiten in den letzten Jahrzehnten vermehrt auf. Interessanterweise scheinen Störungen des circadianen Rhythmus mit einer Reihe von Erkrankungen in Verbindung zu stehen, wie z. B. Fettsucht, aber auch Krebs.

Sowohl bestimmte Komponenten des Energie- bzw. Fettstoffwechsels, als auch gewisse Regulationsmechanismen von Hunger und Sättigung zeigen circadiane Variationen. So ist z. B. die Ausschüttung des Sattheitshormons Leptin in der Nacht am höchsten. Auch die Blutspiegel des Appetit vermindernden CART Peptids sind abends am höchsten und sinken durch Fasten.

Daneben zeigen auch verschiedene Funktionen des Magen-Darm-Traktes circadiane Variationen. Dazu gehören z. B. die Sekretion der Magensäure und von Verdauungsenzymen.

Nicht nur Funktionen der Verdauung, sondern auch der Umwandlung und Verwertung von Energie unterliegen tageszeitlichen Schwankungen. So wurde schon zu Beginn des 20. Jahrhunderts beschrieben, dass der Grund- bzw. Ruheenergieumsatz beim Menschen circadiane Veränderungen aufweist. Der Forscher Francis Gano Benedict (1870–1957) hat in einer umfangreichen wissenschaftlichen Abhandlung verschiedene Faktoren, die einen Einfluss auf den Energieumsatz haben, analysiert. Ein kleiner Absatz seiner Beschreibungen behandelt die tageszeitabhängigen Veränderungen des Energieumsatzes. Bei einer Versuchsperson, die einen Tag in seinem Labor verbrachte, nahm er Messungen vor. Seine Analysen zeigten, dass der Energieumsatz am Nachmittag etwa 8 % höher war als vormittags. Francis Benedict hat auch mit J. Arthur Harris (1880–1930) eine Formel generiert, mit der der Ruheenergieumsatz abgeschätzt werden kann. Diese Formel hat noch heute ihre Gültigkeit und wird in der Ernährungsberatung verwendet.

Benedicts Beobachtung wurde 90 Jahre später bestätigt, wobei der Unterschied zwischen beiden Tageszeiten etwa 7 % ausmachte.

Darüber hinaus sind auch die nahrungsinduzierte Thermogenese und die Glukosetoleranz im Tagesverlauf unterschiedlich: Beide sind morgens ausgeprägter. Die nahrungsinduzierte Thermogenese, auch als thermogene oder spezifisch-dynamische Wirkung der Nahrung bezeichnet, entspricht der Steigerung des Energieumsatzes nach der Nahrungsaufnahme. Dabei erhöhen sich nach dem Essen Körpertemperatur und Wärmeabgabe an die Umgebung. Diese Steigerung beruht vor allem darauf, dass für Verdauung, Absorption und Transport der Nährstoffe Energie benötigt wird. Die nahrungsinduzierte Thermogenese ist geschlechts- und altersunabhängig und hängt nur von Art und Menge der aufgenommenen Nahrung ab. Sie macht im Mittel etwa 8 bis 15 % des täglichen Energieumsatzes aus und entspricht 2 bis 4 % der mit Fett, 4 bis 7 % der mit Kohlenhydraten und 18 bis 25 % der mit Eiweiß aufgenommenen Energiemenge. Aus diesem Grund wärmt uns übrigens eine eiweißreiche Mahlzeit auf. Eine höhere nahrungsinduzierte Thermogenese am Morgen bedeutet, dass wir die Nahrung zu diesem Zeitpunkt besser verbrennen können.

Unter Glukosetoleranz versteht man die Fähigkeit des Organismus, eine große Glukosemenge gut abzubauen, ohne dass dabei der Blutzuckerspiegel deutlich ansteigt. Die Glukosetoleranz hängt von der Wirkung des Insulins ab. In einer rezenten Studie aus Großbritannien konnte eindrucksvoll gezeigt werden, dass die Insulinwirkung nach hochkalorischen Mahlzeiten mit im Darm schnell aufnehmbaren Kohlenhydraten am Abend deutlich schlechter ausfällt als nach einem Verzehr am Morgen.

Aus diesen Untersuchungen könnte man schlussfolgern, dass der Zeitpunkt der Nahrungsaufnahme einen Einfluss auf das Körpergewicht hat. Ist die verbreitete Empfehlung, die Nahrungsaufnahme vor allem abends einzuschränken, also berechtigt?

Dafür spricht unter anderem, dass der Sättigungseffekt der Nahrung im Tagesverlauf abzunehmen scheint, was sich unter Umständen in einer höheren abendlichen Energieaufnahme niederschlagen könnte. Dabei spielt auch die Zusammensetzung der Nahrung eine Rolle: Im Gegensatz zu einer abendlichen Aufnahme war eine kohlenhydrat- und fettreiche Mahlzeit zu Tagesbeginn mit einer niedrigeren Gesamtenergiezufuhr assoziiert. Bei einer proteinhaltigen Mahlzeit war dieser Effekt dagegen nur wenig ausgeprägt.

Zudem wird das Auslassen des Frühstücks wiederholt mit einem höheren Risiko für Übergewicht in Verbindung gebracht. In einer an übergewichtigen Probandinnen durchgeführten Studie kam es durch eine moderate Energiereduktion zu größeren Gewichtsverlusten, wenn der Großteil der Nahrungsaufnahme bis 12 Uhr mittags erfolgte, als wenn dies erst ab 16.30 Uhr geschah. Ersteres war jedoch mit einem höheren Verlust an magerer Körpermasse, also vor allem Muskelmasse, und einem geringeren Abbau an Fettmasse verbunden, was als eher ungünstig zu werten ist.

Wie viele Mahlzeiten sind ideal?

Seit langer Zeit schon wird diskutiert, ob hinsichtlich Gewichtsregulation drei, fünf oder sogar nur eine Mahlzeit pro Tag ideal ist.

Eine Hypothese zur Gewichtszunahme in den letzten Jahren ist, dass durch die Zunahme der Mahlzeitenfrequenz auch dementsprechend mehr gegessen wird. Untersucht wurde das in Amerika zwischen 1977 und 2006. Im gesamten Zeitraum von fast 30 Jahren kam es zu einem Anstieg der täglichen Energiezufuhr von 570 kcal, wobei alleine in den letzten 10 Jahren pro Tag um 299 kcal mehr gegessen wurde. Die durchschnittliche Anzahl der Esshäufigkeiten stieg von 3,8 auf 4,9 pro Tag. Es hat sich gezeigt, dass die Energiezufuhr umso höher ist, je häufiger gegessen wird. Nachdem in diesem Zeitraum aber auch die Portionsgröße und die Energiedichte von Speisen und Lebensmitteln erheblich gestiegen sind, lässt sich nicht mit Sicherheit sagen, dass nur die Mahlzeitenfrequenz eine Rolle bei der erhöhten Energieaufnahme spielt.

Nachdem eine Untersuchung bei 257 Erwachsenen ergeben hat, dass die Essfrequenz bei Normalgewichtigen und bei Personen, die nach einer Gewichtsreduktion ihr Gewicht halten können, höher ist als bei Übergewichtigen, wird immer noch die klassische Empfehlung drei Hauptmahlzeiten und zwei Zwischenmahlzeiten pro Tag zu konsumieren postuliert, insbesondere um nach einer erfolgreichen Gewichtsreduktion das abgenommene Körpergewicht auch zu halten.

Eine niedrigere Mahlzeitenfrequenz erhöht möglicherweise das Risiko für Übergewicht. Häufigere kleine Mahlzeiten erlauben nicht nur eine bessere Sättigung, sondern führten in Studien an normal- und übergewichtigen Frauen auch zu einer Erhöhung der nahrungs- induzierten Thermogenese und waren mit einem günstigeren Blut- lipidprofil assoziiert.

Auch bei Kindern spielt das Körpergewicht eine Rolle dafür, ob drei oder fünf Mahlzeiten zum Mehressen zwischen den Mahlzeiten animieren. Bekommen 6- bis 10-Jährige entweder drei oder fünf Mahlzeiten mit einem identen Kaloriengehalt und der gleichen Zusammensetzung von Eiweiß, Fett und Kohlenhydraten und können sie jeweils zwei Stunden nach der Mahlzeit Eis essen soviel sie wollen, fühlen sie sich unabhängig von der Mahlzeitenfrequenz und vom Körpergewicht gleich satt. Jedoch essen die übergewichtigen Kinder nach fünf Mahlzeiten 73 kcal mehr Eis als nach drei Mahlzeiten, die normalgewichtigen Kinder jedoch 47 kcal weniger.

In einer Untersuchung bei Jugendlichen in Norwegen zeigte sich, dass eine höhere Mahlzeitenfrequenz mit einem geringeren Risiko für Übergewicht einhergeht. In einer Übersichtsarbeit aus dem Jahre 2010 wurde die Studienlage zum Einfluss der Mahlzeitenfrequenz auf das Körpergewicht von Kindern und Jugendlichen zusammenge-fasst. Dabei zeigten die Daten von fast 14.000 Kindern und Jugend-lichen aus verschiedenen Ländern, dass das Risiko für Übergewicht bei einer hohen Mahlzeitenfrequenz geringer war, als bei einer nied-rigen. Z. B. waren bayerische Volksschulkinder, die fünf und mehr Mahlzeiten pro Tag verzehrten, nur halb so oft übergewichtig und adipös wie diejenigen, die drei und weniger Mahlzeiten pro Tag aßen.

Ob die Mahlzeitenfrequenz einen Einfluss auf die Gewichts-reduktion hat, wurde in einer randomierten, kontrollierten Studie untersucht. Alle Teilnehmer erhielten 20 Gruppenberatungen, hatten zum Ziel 200 Minuten Bewegung pro Woche zu machen und eine durchschnittliche Energieaufnahme von 1.200 bis 1.500 kcal pro Tag mit einem Fettanteil unter 30 Energieprozent. Eine Gruppe hatte die Anweisung ihre Energiezufuhr durch drei Mahlzeiten zu decken, die zweite Gruppe musste alle zwei bis drei Stunden 100 kcal essen. Die tatsächliche Energieaufnahme und der BMI änderten sich in beiden Gruppen signifikant, jedoch gab es keinen Unterschied, ob die Teil-nehmer 3-mal pro Tag aßen oder den ganzen Tag über snackten. Es konnte aber festgestellt werden, dass Snacken den Hunger maßgeb-lich verringerte. Anders die Ergebnisse bei übergewichtigen Män-nern, die entweder drei oder sechs Mahlzeiten pro Tag erhielten. Sie fühlten sich bei sechs Mahlzeiten weniger voll, hatten eine niedrigere PYY-Konzentration, aber auch einen niedrigeren Blutglukosespiegel und eine reduzierte Insulin-Konzentration.

Interessant war auch, dass ein Frühstück kurz nach dem Auf-wachen einen schützenden Effekt vor Übergewicht aufwies. Als Mechanismus wird eine geringere und damit günstigere Insulin-sekretion diskutiert. Dies verhindert unter anderem eine reaktive Unterzuckerung und hat daher einen positiven Einfluss auf das Hungergefühl. Daher empfehlen die Autoren fünf Mahlzeiten pro Tag, also Frühstück, Mittagessen und Abendessen und dazwischen zwei Jausen.

Die Anzahl der Mahlzeiten steht auch im Zusammenhang mit der Energie- und Nährstoffaufnahme. Wer die klassischen Hauptmahlzeiten und ein bis zwei Zwischenmahlzeiten isst, hat die höchsten Vitamin- und Mineralstoffaufnahmen. Eine bessere Versorgung mit Mikronährstoffen kann aber nur durch entsprechend qualitativ hochwertige Zwischenmahlzeiten wie Obst, Vollkorngetreideprodukte oder fettarme Milchprodukte erreicht werden. Werden zwischendurch Süßigkeiten, Mehlspeisen oder auch salzhaltige Knabbereien und sonstige fett- und zuckerhaltige Snacks konsumiert, steigert sich damit nur der Fett-, Zucker- und entsprechend der Energiegehalt. Hier ist natürlich die Qualität ausschlaggebend. Vergleicht man die verschiedene tägliche Essfrequenz in Hinblick auf ihre Qualität, zeigt sich bei Frauen, dass diese, wenn sie 6-mal oder öfter pro Tag essen, und zwar im Vergleich zu einer Essfrequenz von 4- bis 5-mal oder 3-mal und weniger, zwar mehr Energie, aber deutlich weniger Fett und wesentlich mehr Kohlenhydrate, Ballaststoffe, Eisen, Folsäure und Vitamin C konsumierten. Offenbar greifen Frauen zu gesünderen Lebensmitteln, denn bei Männern konnte mit der Erhöhung der Essfrequenz keine vermehrte Zufuhr von Vitaminen und Mineralstoffen festgestellt werden.

Auch die Frage, wie sich die Mahlzeitenfrequenz auf die Kontrolle des Appetits und die Nahrungsaufnahme auswirkt, lässt sich aufgrund der wissenschaftlichen Datenlage so zusammenfassen: Mehr als drei Mahlzeiten pro Tag wirken sich entweder minimal oder überhaupt nicht auf den Appetit und die Nahrungsaufnahme aus, weniger als drei Mahlzeiten haben jedoch einen negativen Effekt auf den Appetit.

Einheitliche Aussagen sind jedoch nach wie vor schwierig. Außerdem dürfen Zusammensetzung und Energiegehalt der Nahrung auch nicht außer Acht gelassen werden. Ein möglicher Nachteil des „ständigen" Essens wäre die damit verbundene ständige Müdigkeit. So kann es sein, dass man sich den ganzen Tag von Essen zu Essen hangelt und damit die Leistungskurve einbricht. Ob dies wirklich eintritt, ist natürlich individuell unterschiedlich und hängt auch von der Zusammensetzung und der Menge des Essens ab. Ein Apfel oder ein Müsliriegel zwischendurch wird eher pushen und beleben, wohingegen die klassische, üppige Sachertorte am Nachmittag viele in die gemütliche Müdigkeit entlassen wird.

Nur, warum werden wir überhaupt nach dem Essen müde?

Viele glauben, dass die Müdigkeit entsteht, weil das Blut von den Hirngefäßen in die Gefäße des Magen-Darm-Traktes umverteilt wird und somit die verminderte Sauerstoffversorgung des Gehirns uns ermattet. Die Blutversorgung des Gehirns wird jedoch durch physiologische Regulationsmechanismen bei einem gesunden Menschen immer auf einem bestimmten Mindestniveau gehalten. Sonst käme es ja zu einem Sauerstoffmangel im Gehirn, und das wäre mehr als ungünstig.

Neuere Hypothesen gehen eher davon aus, dass gewisse Botenstoffe, die an Hunger- und Sättigungsmechanismen beteiligt sind und gleichzeitig auf Areale im Gehirn wirken, die für den Schlaf- bzw. Wachzustand wichtig sind („Schlaf-Wach-Zentren"), für die Entstehung der Müdigkeit nach dem Essen verantwortlich sind. Zu diesen werden die Orexine gezählt, welche im Hungerzustand aus Gehirnnervenzellen freigesetzt werden und Appetit hervorrufen. Außerdem ist bekannt, dass Orexine zusätzlich schlafhemmend wirken und daher für Aufmerksamkeit, Wachzustand und Aktivität wichtig sind. Durch reichliche Nahrungsaufnahme wird die Ausschüttung der Orexine unterdrückt, und damit würde deren hemmende Wirkung auf den Schlaf wegfallen. Die Ausschüttung der Orexine wird durch ein Eiweißmolekül mit dem Namen Foxa2, welches einen Einfluss auf die Genaktivität ausübt, stimuliert. Foxa2 wiederum wird durch Insulin gehemmt. Eine Untersuchung bei Mäusen zeigte, dass diejenigen, deren Foxa2 durch einen genetischen Eingriff ständig aktiviert war, viel agiler waren, als solche, bei denen dieser regulatorische Faktor nach dem Essen ausgeschaltet war. Daher kann gemutmaßt werden, dass die Müdigkeit nach dem Essen das Resultat einer Hemmung der Orexinausschüttung durch insbesondere Insulin sein könnte. Jedoch haben Studien zeigen können, dass die Insulinausschüttung bei einer höheren, im Vergleich zu einer niedrigeren, Mahlzeitenfrequenz (bei ähnlicher Kalorienzufuhr) nicht unbedingt ungünstiger ausfällt, sondern teilweise sogar besser. Möglicherweise macht daher die Verteilung der täglichen Kalorien auf mehrere Mahlzeiten nicht zwangsläufig müder als eine niedrige Mahlzeitenfrequenz.

Die Zusammenfassung einer Übersichtsarbeit aus dem Jahr 2011, in der die wichtigsten Studien zum Thema Mahlzeitenfrequenz analysiert wurden, zeigte, dass:

1. eine Erhöhung der Mahlzeitenfrequenz keinen positiven Einfluss auf die Körperzusammensetzung von Personen, die sich wenig bewegen, aufzuweisen scheint.

2. eine Erhöhung der Mahlzeitenfrequenz bei einer niedrig-kalorischen Abnehmdiät den Erhalt der Magermasse (also v.a. von Muskeln) begünstigt, vorausgesetzt, es wird genügend Eiweiß zugeführt.

3. eine hohe Mahlzeitenfrequenz günstige Effekte auf verschiedene Blutwerte, insbesondere das „schlechte" LDL, Gesamtcholesterin sowie Insulin, aufweist.

4. eine hohe Mahlzeitenfrequenz den Energieverbrauch nicht weiter ankurbelt.

▪ Essen von der Früh bis spät in die Nacht

Frühstück

Das Frühstück hat Einfluss auf die Appetitregelung, die Zufuhr von Nährstoffen, aber auch auf das Körpergewicht und die Risikofaktoren für Diabetes und Herz-Kreislauf-Erkrankungen. Lässt man es aus, kann der Appetit steigen und es kann langfristig zur Gewichtszunahme kommen. Zusätzlich wird Frühstücken mit einer verbesserten Lernfähigkeit und schulischen Leistung in Verbindung gebracht.

Zwischen 10 und 50 % der Kinder und Jugendlichen essen kein regelmäßiges Frühstück, obwohl bekannt ist, dass diese Mahlzeit sehr wichtig und ein wesentlicher Teil einer gesunden Ernährung ist und Gesundheit und Wohlbefinden der Kinder positiv beeinflusst.

Isst man mehr, wenn man auf das Frühstück verzichtet? Hypothesen gehen davon aus, dass das Auslassen einer Mahlzeit zu Heißhunger und so zu übermäßigem Essen führt. Bei Kindern im Alter von acht bis zehn Jahren führt das Auslassen des Frühstücks zu vermehrtem Hunger, aber zu keiner größeren Energieaufnahme beim anschließenden Mittagessen oder während der restlichen über den Tag verteilten Mahlzeiten.

Regelmäßiges Frühstücken schützt offenbar Kinder und Jugendliche vor einer Gewichtszunahme und der Wahrscheinlichkeit, dass sie übergewichtig oder gar fettsüchtig werden. Der eindeutige Beweis wurde durch eine systematische Übersichtsarbeit geliefert, und zwar bei 57.481 von 59.000 Kindern und Jugendlichen in Europa.

Aber bereits bei den ganz Kleinen (durchschnittlich 49 Monate alt) zeigt das Auslassen des Frühstücks ein geändertes Essverhalten während des restlichen Tages. Die Nicht-Frühstücker essen dafür zu Mittag mehr proteinreiche Lebensmittel und energie- und kohlenhydratreiche Snacks am Nachmittag und Abend. Die Gesamtenergieaufnahme ist dadurch nicht beeinflusst, die Qualität der Nahrung insgesamt aber nicht so gut. Regelmäßiges Frühstücken bei Kleinkindern steht im Zusammenhang mit einem gesunden Körpergewicht, wahrscheinlich durch die gleichmäßige Verteilung der Energiezufuhr über den Tag.

Bei Erwachsenen gibt es widersprüchliche Untersuchungsergebnisse. Einerseits kann ein großes Frühstück dazu führen, dass dann den restlichen Tag weniger gegessen wird. Andererseits gibt es Untersuchungen die zeigen, dass das Frühstück zum Übergewicht beitragen kann, insbesondere wenn es sich um ein sehr energiereiches handelt. Eine hohe Energieaufnahme in der Früh wird dann bei den nachfolgenden Mahlzeiten nicht mehr eingespart. Aus diesem Grund sollte zwar gefrühstückt, jedoch auf eine übermäßige Kalorienzufuhr verzichtet werden. Übergewichtige können durch ein kalorienarmes Frühstück sehr effektiv Energie einsparen, wenn sie statt energiedichten Lebensmitteln wie Brot, Aufschnitt, Käse, Kuchen, Marmelade, Honig und Streichfette zu Produkten mit niedriger Energiedichte wie Schinken, Topfen, Frischkäse, Obst, Gemüse, Joghurt und Eiern greifen.

Wesentlich ist aber nicht nur, dass gefrühstückt wird, sondern auch was gegessen wird. Als besonders sättigend haben sich Frühstücksvarianten mit einem hohen Kohlenhydrat- und Ballaststoffgehalt herausgestellt. Sie führen dazu, dass im Vergleich zu einem kohlenhydratreichen, aber ballaststoffarmen Frühstück auch am Vormittag und am Nachmittag weniger gegessen wird. Schmackhafter, aber weniger sättigend sind fettreiche Frühstücksmahlzeiten. Durch sie wird bereits am Vormittag, aber letztendlich auch während des gesamten Tages mehr Energie und Fett aufgenommen.

Ballaststoffreiches Brot zum Frühstück reduziert im Vergleich zu einer isokalorischen Weißbrotmenge den Hunger.

Bei Kindern (9–12 Jahre) wurde der Einfluss des glykämischen Index beim Frühstücken auf die Energieaufnahme beim Mittagessen untersucht. Unabhängig davon, ob die Kinder normal- oder übergewichtig waren, nahmen sie nach einem Frühstück mit einem niedrigen glykämischen Index (z. B. Frühstückszerealien mit einem hohen Ballaststoffanteil, Müsli, traditioneller Porridge, Soja- oder Linsenbrot) zum Mittagessen viel mehr Energie zu sich, da sie viel hungriger waren. Im Unterschied zu einem Frühstück mit einem hohen GI (Cornflakes und andere Frühstückszerealien oder weißes Brot) war die durchschnittliche Kalorienaufnahme beim Mittagessen um 145 kcal niedriger. Wurde der Low-GI-Variante noch etwas Zucker beigefügt (5 g), aßen die Kinder zum Mittagessen 27 kcal mehr, aber immer noch 119 kcal weniger als nach einem High-GI-Frühstück.

Bei übergewichtigen Personen kann sich ein kohlenhydrat- und proteinreiches Frühstück während einer Gewichtsreduktion sehr positiv auswirken. Im Unterschied zu einem kohlenhydratarmen Frühstück bewirken die Kohlenhydrate gemeinsam mit dem Eiweiß eine stark verbesserte Sättigung; Hunger und das Verlagen nach Essen und der Ghrelin-Spiegel sind um einiges niedriger. Dies verhindert auch, dass nach einer Gewichtsreduktion wieder zugenommen wird.

Untersucht wurde auch, ob ein Frühstücksei mehr sättigt. Beobachtet wurden zwar nur 21 Männer, dennoch konnte festgestellt werden, dass Eier offenbar mehr sättigen, da beim anschließenden Mittagessen deutlich weniger gegessen wurde. Insgesamt wurden über den ganzen Tag weniger Kalorien aufgenommen. Das Hungergefühl drei Stunden nach dem Frühstück war viel niedriger und die Männer waren zufriedener. Vermutet wird, dass Eier zum Frühstück den Blutzucker- und Insulinspiegel weniger beeinflussen und eine Ghrelin-Ausschüttung (response) unterdrücken.

Ein eiweißreiches Frühstück sättigt mehr und führt zu einer geringeren Energieaufnahme, vor allem auch bei Jugendlichen. Offenbar kann damit der Appetit besser kontrolliert werden.

Mittagessen

Schwere üppige Mahlzeiten machen müde und schlapp und beeinträchtigen die Leistungsfähigkeit. Jedoch hat das Mittagessen unabhängig von seiner Zusammensetzung eine Wirkung auf die Stimmung. Nach dem Essen fühlt man sich sehr oft schwach, geistig weniger rege und dergleichen. Bekannt ist auch das klassische Mittagstief. Es kann unabhängig vom Mittagessen oder vom Zeitpunkt der Essensaufnahme eintreten. Sowohl das falsche Essen als auch das Auslassen der Mittagsmahlzeit können es jedoch verstärken. Obwohl Kohlenhydrate für die Leistungsfähigkeit wichtig sind, können sehr kohlenhydratreiche Mahlzeiten zu Mittag das Mittagstief verstärken und insbesondere sehr zuckerhaltige Speisen die Reaktionszeit speziell auf visuelle Reize verlangsamen. Sehr proteinreiche Mahlzeiten wiederum beeinflussen die Aufmerksamkeit vor allem darin, dass man sich leichter von Aufgaben ablenken lässt und das Ziel aus den Augen verliert. Eine Untersuchung der unterschiedlichen Auswirkungen von verschiedenen Zusammensetzungen von Mittagessen hinsichtlich Fette und Kohlenhydrate bei gleichem Energiegehalt hat gezeigt, dass sowohl sehr kohlenhydratreiche Mahlzeiten als auch sehr fettreiche Mahlzeiten schläfriger, unsicherer und weniger fröhlich machen und die kognitive Leistungsfähigkeit negativ beeinflussen. Aus der vorliegenden Datenlage lässt sich somit ableiten, dass sowohl sehr eiweiß-, als auch fett- und kohlenhydratreiche Mittagsmenüs schlecht für die Stimmung und Leistungsfähigkeit am Nachmittag sind.

Bei zwölf jungen Menschen wurde untersucht, wie sich das Mittagessen auf die Schläfrigkeit und Fahrtüchtigkeit auswirkt, insbesondere wenn diese schon in der vergangenen Nacht wenig (5 Stunden) geschlafen hatten. In einem Autosimulator mussten die Probanden jeweils nach einem leichten Mittagessen (= 305 kcal) und einem schweren (= 922 kcal) zwei Stunden eine monotone Fahrt absolvieren. Es hat sich gezeigt, dass das schwere Mittagessen deutlich müder machte, sowohl subjektiv als auch messbar, und infolge mehr Fahrzwischenfälle wie beispielsweise ein Verlassen der Fahrspur verursacht wurden. Die Unterschiede wurden aber erst 30 Minuten nach dem Verzehr der Mahlzeit festgestellt. Hier sei noch angemerkt, dass auch Essen und Trinken während des Autofahrens, genauso wie Telefonieren, das Unfallrisiko erhöhen, die Fahrleistung insgesamt aber nicht beeinflussen.

Die Menge und Zusammensetzung des Mittagessens beeinflusst auch die nachfolgende Nahrungsaufnahme. Nach einem energiereichen Mittagessen (ca. 950 kcal) werden erwartungsgemäß weniger Snacks und andere Speisen konsumiert als nach einem energiearmen (ca. 530 kcal). Ist der Lunch kohlenhydratreich und fettarm, wird in der Folge weniger gegessen als nach fettreichen Mahlzeiten, sowohl bei der energiearmen als auch der energiereichen Variante.

Große Vorspeisen führen ebenso dazu, dass mehr gegessen wird. Das ist bereits bei Kindern feststellbar. Ein Versuch bei 2- bis 9-Jährigen hat gezeigt: Verdoppelt man die Vorspeisengröße, essen die Kinder zur Mahlzeit einfach mehr.

Abendessen

Es gibt wenige Untersuchungen über die Qualität des Abendessens in Familien. Die Studien, die durchgeführt wurden, haben aber gezeigt, dass zu Hause konsumierte Lebensmittel mehr Ballaststoffe, Kalzium und Eisen, aber auch insgesamt weniger Fett, gesättigte Fettsäuren, Cholesterin und Natrium enthalten und so das Abendessen gesünder ist, sofern es selbst zubereitet wird. Wird das Abendessen in Fast-Food- oder Take-away-Restaurants gekauft oder ins Haus geliefert, ist die Wahrscheinlichkeit für die Entstehung von Übergewicht bei Eltern und Jugendlichen größer. In Familien, die einmal pro Woche so ihr Abendessen kaufen, findet man einen höheren Fettanteil, aber auch erhöhte metabolische Risikofaktoren wie beispielsweise Cholesterin, LDL-Cholesterin, Triglyceride, Nüchternblutzucker- und Insulinspiegel sowie systolischen Blutdruck. Obwohl gemeinsame Familienessen prinzipiell wichtig sind, sollte auch auf die Qualität geachtet werden.

Macht „Dinner Cancelling" jung und schlank?

Bei vielen Diäten muss man auf das Abendessen verzichten. Meist wird empfohlen ab 17 Uhr nichts mehr zu essen um einen Gewichtserfolg zu gewährleisten. Verfechter des „Dinner Cancellings" sehen den Vorteil nicht nur im Bezug auf das Körpergewicht, sondern auch darin, dass bei leerem Magen in der Nacht ein intensiveres Regenerationsprogramm ablaufen kann, da körpereigene Zellreparaturmechanismen angeregt werden. Zusätzlich wird durch eine leichte Absenkung der Körpertemperatur eine Art „Winterschlaf" simuliert. Der Körper soll somit besser zur Ruhe kommen. Einige Forscher sind deshalb überzeugt, dass der Verzicht auf das Abendessen die beste Anti-Aging-Strategie ist.

Ob man durch abendliches Fasten tatsächlich mehr abnimmt oder sein Gewicht besser hält, ist jedoch, wie so vieles im Ernährungsbereich, umstritten.

Beobachtungen über zehn Jahre bei über 7.000 Frauen und Männern im Alter zwischen 25 und 74 Jahren haben gezeigt, dass das Ausmaß der Nahrungsaufnahme am Abend keinen Einfluss auf die Gewichtsentwicklung hat. In dieser epidemiologischen Querschnittsstudie wurde der Zusammenhang zwischen dem Körpergewicht und der prozentualen abendlichen Energieaufnahme nach 17 Uhr untersucht. In einer anderen Untersuchung an 375 Männern und 492 Frauen konnte hingegen beobachtet werden, dass der Konsum eines späten Abendessens mit einer generell höheren Gesamtenergiezufuhr korreliert. Vergleicht man aber übergewichtige und normalgewichtige Frauen, zeigt sich, dass die übergewichtigen mehr Mahlzeiten pro Tag zu sich nehmen und diese vermehrt spät am Tag. Ob aber auch hier nur der Zeitpunkt der Energieaufnahme entscheidend war, ist fraglich, da die übergewichtigen Frauen im Durchschnitt pro Tag insgesamt ca. 530 kcal mehr gegessen haben.

Ausschlaggebend für das Körpergewicht ist letztendlich die über den Tag aufgenommene und verbrauchte Energie. Um Gewicht abzunehmen, ist eine negative Energiebilanz Voraussetzung. Effektiv ist „Dinner Cancelling" jedoch für alle, die üblicherweise den Tag mit fett- und zuckerreichen Snacks ausklingen lassen.

Einen positiven Effekt haben Spätmahlzeiten aber auf den Erhalt von fettfreier Körpermasse (= Muskelmasse) sowohl bei Übergewichtigen während einer Gewichtsreduktion als auch bei älteren Menschen. Nachdem hier neben dem Krafttraining auch die Proteinzufuhr eine Rolle spielt, wäre eine proteinbetonte Mahlzeit am Abend empfehlenswert. Das hätte auch den Vorteil, dass Proteine mehr sättigen und dadurch insgesamt weniger Energie aufgenommen wird. Generell führt eine proteinreiche Ernährung in Kombination mit einer Bewegungstherapie zu einer verbesserten Gewichtsreduktion und zu einer positiven Veränderung der Körperzusammensetzung. Dokumentiert wurde dies bei übergewichtigen Diabetes Typ II-Patienten über einen Zeitraum von 16 Wochen.

Essen in der Nacht – Spätmahlzeiten

Spätabends noch zu essen ist ebenso ein Phänomen unserer Zeit. War früher die Aktivität in der Nacht sehr eingeschränkt, ist es heute keine Seltenheit mehr, dass man bis weit in die Nacht aktiv ist bzw. isst. Mahlzeiten am Abend sättigen weniger und können dadurch zu einer erhöhten Energiezufuhr beitragen. Spätes Essen ist immer mit einer insgesamt höheren Energieaufnahme verbunden.

Eine Nahrungsaufnahme während der nächtlichen Zeit wirkt sich auch negativ auf die Schlafqualität aus. Je kürzer der Abstand zwischen Abendessen oder Snacks am Abend und dem Zubettgehen ist, desto geringer ist die Schlafqualität. Besonders negativ wirkt sich hier ein hoher Fettkonsum aus.

Wer in der Nacht aufwacht, etwas isst und wieder schläft, leidet am sogenannten Night-Eating-Syndrom (NES). Je nach Ausprägung kann dadurch der Schlaf mehrmals durch oft hemmungsloses Essen unterbrochen werden. In der Früh wird dann meist nichts gegessen. Dabei handelt es sich um eine Essstörung, bei der die Hormone Melatonin, Cortisol und Leptin eine Rolle spielen. Dieses Syndrom ist sehr häufig mit Fettleibigkeit, Binge eating disorder, Depressivität und hohem Distress verbunden und bedarf einer professionellen Betreuung.

Zwischenmahlzeiten und Snacks

Zwischenmahlzeiten und Snacks können je nach Qualität zur verbesserten Versorgung mit Mikronährstoffen beitragen, sie können aber auch zum Mehressen animieren und so ein Risiko für eine Gewichtszunahme darstellen. Kleine Snacks zwischendurch werden sehr oft gegessen um sich abzulenken, eine „Auszeit" zu gönnen oder ganz einfach um Stress abzubauen. Sehr oft werden sie aber auch während des Fernsehens konsumiert. Hier dienen sie vor allem der Entspannung und Beruhigung. Sind sie fett- und/oder zuckerreich, erhöhen sie das Risiko für eine Gewichtszunahme. Haben sie jedoch eine geringe Energiedichte und wenig Fett und Zucker, wie beispielsweise Obst, Gemüse oder fettarme Milch und Milchprodukte, tragen sie wesentlich zur Versorgung mit wichtigen Nährstoffen bei.

Das richtige Frühstück verbessert körperliche und geistige Leistungsfähigkeit und schützt Kinder sogar vor Übergewicht.

Die Zusammensetzung des Mittagessens beeinflusst sowohl die Stimmung als auch die Leistungsfähigkeit. Sehr hohe Anteile an Fett oder Kohlenhydraten haben vor allem negative Auswirkungen auf die geistige Leistungsfähigkeit.

Beim Abnehmen ist immer noch die gesamte Energiezufuhr entscheidend und nicht, wie oft gegessen wird.

Mahlzeiten am Abend sättigen weniger, Spätmahlzeiten verringern die Schlafqualität.

Snacks können, müssen aber nicht unbedingt, zu einer erhöhten Energieaufnahme führen. Die richtige Auswahl kann sogar wesentlich zur Versorgung mit wichtigen Nährstoffen beitragen.

Abwechslung bringt's

Essen entscheidet viel und hat einen enormen Einfluss auf unseren Körper und unseren Geist. In diesem Buch haben wir Ihnen gezeigt, dass die große Anzahl an verschiedenen Nährstoffen unterschiedlichste Funktionen im Körper erfüllt. Das Optimum aus unserem Essen können wir daher nur ausschöpfen, wenn durch eine vernünftige, abwechslungsreiche Nahrungsmittelauswahl eine gute Balance der Nährstoffe gegeben ist. Monotonie beim Essen ist nicht nur langweilig, sondern unter Umständen auch gefährlich.

Isst man immer das Gleiche, ändert sich meist die Portionsgröße nicht und man hat im Laufe der Zeit kein besonderes Verlangen nach diesen Lebensmitteln oder der entsprechenden Speise mehr. Gibt man beispielsweise Kindern über einen Zeitraum von drei Wochen immer den gleichen für sie schmackhaften Snack, essen sie diesen im Laufe der Zeit sogar seltener und mögen ihn immer weniger. Bringt man jedoch Abwechslung in die Snacks, wird einerseits mehr gegessen, andererseits bleibt die Vorliebe. Das Gleiche gilt für übergewichtige Erwachsene. Essen sie ein monotones Frühstück, ist die Nahrungsaufnahme geringer. Im Alter wird sehr häufig eine monotone Ernährungsweise beobachtet. Diese hängt hier vor allem auch mit der sensorisch-spezifischen Sättigung zusammen, das heißt die Lebensmittel verlieren an Schmackhaftigkeit.

Eine Vielfalt in der Nahrungsauswahl bringt noch viele andere Vorteile. Je abwechslungsreicher gegessen wird, desto höher ist auch die Aufnahme aller Schutz- und Wirkstoffe, die benötigt werden, insbesondere wenn die Basis der täglichen Ernährung pflanzliche Produkte wie Gemüse, Obst und Getreideprodukte aus Vollkorn darstellen. Jede Einseitigkeit im Ernährungsverhalten führt langfristig zu einer Unterversorgung von einzelnen Makro- und / oder Mikronährstoffen und kann massive gesundheitliche Schäden nach sich ziehen.

Verzichtet man, aus welchem Grund auch immer, auf eine einzelne Lebensmittelgruppe, besteht immer die Gefahr einer Unterversorgung. Gemüseverweigerer haben das Risiko zu wenig Ballaststoffe, aber auch Vitamine, Mineralstoffe und spezielle Pflanzenschutzstoffe aufzunehmen. Dies kann mit einer vermehrten Zufuhr von Obst jedoch ausgeglichen werden.

Bei Vegetariern, die auf Fleisch verzichten, besteht ein gewisses Risiko, dass es zu einer suboptimalen Versorgung an gewissen Aminosäuren, aber auch an Eisen und Zink kommen kann. Wird die Nahrungsauswahl aber entsprechend angepasst und werden beispielsweise vermehrt Hülsenfrüchte oder verschiedene Gemüsesorten und dies in der richtigen Kombination gegessen, können Mangelerscheinungen ausgeschlossen werden. So sollte beispielsweise die geringe Bioverfügbarkeit von Eisen aus pflanzlicher Nahrung wie Gemüse und Getreide durch die Kombination von Vitamin-C-reichen Lebensmitteln (Orangensaft, Sauerkraut, grüner Paprika) erhöht werden. Um die Proteinwertigkeit zu erhöhen sind Kombinationen von Ei mit Weizen, Kartoffeln, Soja oder Bohnen ideal.

Wer aus medizinischen Gründen auf Milch und Milchprodukte verzichtet, weil eine Milchallergie oder Laktoseintoleranz vorliegt, hat das Risiko einer zu geringen Kalzium- und Vitamin-D-Aufnahme. Personen mit Fruktoseintoleranz, die kein Obst essen, können auch sehr leicht einen Vitaminmangel entwickeln, wenn sie nicht den Gemüseanteil in der Ernährung entsprechend erhöhen. Zöliakiepatienten (Zöliakie = Unverträglichkeit gegenüber Gluten im Getreide) sollten unbedingt glutenfreies Getreide (Hirse, Amaranth, Buchweizen, Reis, Quinoa) auf den Speiseplan stellen.

Im Prinzip gilt für jedes Lebensalter, je eingeschränkter die Lebensmittelauswahl ist, desto größer ist das Risiko, einen Mangel an verschiedenen Nährstoffen zu entwickeln. Diese Mangelerscheinungen können sehr unspezifische sein wie beispielsweise Müdigkeit, Kopfschmerzen, Haarausfall, eingeschränkte Leistungsfähigkeit, reduziertes Wohlbefinden oder eine erhöhte Infektanfälligkeit. Schwere Mangelerscheinungen wie beispielsweise eine Hypovitaminose wie Skorbut oder Rachitis sind heutzutage bei uns nur sehr selten.

Daher sollte nicht nur unser Leben, sondern auch unser Essen abwechslungsreich sein.

Bibliografie

Faktoren, die die Nahrungsaufnahme beeinflussen – Warum wir was essen

Acheson KJ, et al.: Protein choices targeting thermogenesis and metabolism. The American journal of clinical nutrition. 2011;93(3):525-34. Doi:10.3945/ajcn.110.005850

Andrade AM, Greene GW, Melanson KJ: Eating slowly led to decreases in energy within meals in healthy women. J Am Diet Assoc. 2008;108(7):1186-91.

Anschutz DJ, Engels RC, van der Zwaluw CS, Van Strien T: Sex differences in young adults' snack food intake after food commercial exposure. Appetite. 2011;56(2):255-60.

Anschutz DJ, Engels RC, Van Strien T: Side effects of television food commercials on concurrent nonadvertised sweet snack food intakes in young children. Am J Clin Nutr. 2009;89(5):1328-33.

Aschenbrenner K, Hummel C, Teszmer K, Krone F, Ishimaru, Han-Seok S, Hummel T: The influence of olfactory loss on dietary behaviours. The Laryngoscope. 2008;118:135-144.

Baer DJ, Stote KS, Paul DR, Harris GK, Rumpler WV, Clevidence BA: Whey protein but not soy protein supplementation alters body weight and composition in free-living overweight and obese adults. The Journal of nutrition. 2011; 141(8):1489-94. Doi:10.3945/jn.111.139840

Barr-Anderson DJ, Larson NI, Nelson MC, Neumark-Sztainer D, Story M: Does television viewing predict dietary intake five years later in high school students and young adults? Int J Behav Nutr and Physical Activity. 2009;6(7):1-8.

Bassett MT, Dumanovsky T, Huang C, Silver LD, Young C, Nonas C, Matte TD, Chideya S, Frieden TR: Purchasing behavior and calorie information at fast-food chains in New York City, 2007. Am J Public Health. 2008; 98(8):1457-9.

Bellisle F, Dalix AM, Slama G: Non food-related environmental stimuli induce increased meal intake in healthy women: comparison of television viewing versus listening to a recorded story in laboratory settings. Appetite. 2004; 43(2):175-80.

Benton D: Role of parents in the determination of the food preferences of children and the devel-opment of obesity. Int J Obes Relat Metab Disord 2004;28(7):858-69.

Berry SL, Beatty WW, Klesges RC: Sensory and social influences on ice cream consumption by males and females in a laboratory setting. Appetite. 1985;6(1):41-5.

Bevelander KE, Anschütz DJ, Engels RC: Social modeling of food purchases at supermarkets in teenage girls. Appetite. 2011;57(1):99-104.

Birch LL: Development of food acceptance patterns in the frist year of life. Proc Nutr Coc 1998;57(4):617-24.

Blatt AD, Roe LS, Rolls BJ: Hidden vegetables: an effective strategy to reduce energy intake and increase vegetable intake in adults. Am J Clin Nutr 2011; 93:756-63.

Boone-Heinonen J, Gordon-Larsen P, Kiefe CI, Shikany JM, Lewis CE, Popkin BM: Fast food restaurants and food stores: longitudinal associations with diet in young to middle-aged adults: the CARDIA study. Arch Intern Med. 2011;171(13):1162-70.

Borgmeier I, Westenhoefer J: Impact of different food label formats on healthiness evaluation and food choice of consumers: a randomized-controlled study. BMC Public Health. 2009;9:184.

Brombach Ch: Soziale Dimensionen des Ernährungsverhaltens. Ernährungs-Umschau. 2011; 6:318-24.

Brondel L, Romer MA, Nougues PM, Touyarou P, Davenne D: Acute partial sleep deprivation increases food intake in healthy men. Am J Clin Nutr. 2010;91(6):150-9.

Brunner TA: How weight-related cues affect food intake in a modeling situation. Appetite. 2010;55(3):507-11.

Burgess-Champoux TL, Larson N, Neumark-Sztainer D, Hannan PJ, Story M: Are family meal patterns associated with overall diet quality during the transition from early to middle adolescence? J Nutr Educ Behav. 2009;41(2):9-86.

Cecil JE, Castiglione K, French S, Francis J, Read NW: Effects of intragastric infusions of fat and carbohydrate on appetite ratings and food intake from a test meal. Appetite. 1998;30(1):65-77. Doi:10.1006/appe.1997.0109

Chaput JP, Klingenberg L, Sjödin A: Do all sedentary activities lead to weight gain: sleep does not. Curr Opin Clin Nutr Metab Care. 2010; 13(6):601-7.

Chen L, et al.: Reduction in consumption of sugar-sweetened beverages is associated with weight loss: the PREMIER trial. The American journal of clinical nutrition. 2009,89(5):1299-306. Doi:10.3945/ajcn.2008.27240

Chiang PH, Wahlqvist ML, Lee MS, Huang LY, Chen HH, Huang ST: Fast-food outlets and walkability in school neighbourhoods predict fatness in boys and height in girls: a Taiwanese population study. Public Health Nutr. 2011;14(9):1601-9.

Civille GV: Food texture: pleasure and pain. J Agric Food Chem. 2011;59(5):1487-90.

Cohes D, Farley TA: Eating as an automatic behavior. Prev Chronic Dis 2008;5(1):A23.

Conger JC, Conger AJ, Costanzo PR, Wright KL, Matter JA: The effect of social cues on the eating behavior of obese and normal subjects. J Pers. 1980;48(2):258-71.

Cooke L, Wardle J, Gibson EL: Relationship between parental report of food neophobia and everyday food consumption in 2-6-year-old children. Appetite. 2003;41(2):205-6.

Cullen KW, Zakeri I: Fruits, vegetables, milk, and sweetened beverages consumption and access to à la carte/snack bar meals at school. Am J Public Health. 2004;94(3):463-7.

de Castro JM, Bellisle F, Dalix AM, Pearcey SM: Palatability and intake relationships in free-living humans: characterization and independence of influence in North Americans. Physiol Behav. 2000;70(3-4):343-50.

de Castro JM, Brewer EM: The amount eaten in meals by humans is a power function of the number of people present. Physiol Behav. 1992;51(1):121-5.

de Graaf C: Why liquid energy results in overconsumption. Proceedings of the Nutrition Society. 2011;70(02):162-70.

Dennison BA, Erb TA, Jenkins PL: Television viewing and television in bedroom associated with overweight risk among low-income preschool children. Pediatrics. 2002;109(6):1028-35.

Di Lorenzo L, et al.: Effect of shift work on body mass index: results of a study performed in 319 glucose-tolerant men working in a Southern Italian industry. International journal of obesity and related metabolic disorders: journal of the International Association for the Study of Obesity. 2003;27(11):1353-8.

Diethelm K. Buyken AE: Longitudinale Zusammenhänge zwischen der Schlafdauer in der frü-hen Kindheit und der Körperzusammensetzung bis zum 7. Lebensjahr. Ernährungs-Umschau. 2011;4:173.

Drewnowski A, Greenwood MR: Cream and sugar: human preferences for high-fat foods. Physiol Behav. 1983;30(4):629-33.

Ducan KH, Bacon JA, Weinsier RL: The effects of high and low energy density diets on satiety, energy intake, an eating time of obese and nonobese subjects. Am J Clin Nutr. 1983;37:763-676.

Dumanovsky T, Huang CY, Nonas CA, Matte TD, Bassett MT, Silver LD: Changes in energy content of lunchtime purchases from fast food restaurants after introduction of calorie labelling: cross sectional customer surveys. BMJ. 2011;343:d4464.

Edelman B, Engell D, Bronstein P, Hirsch E: Environmental effects on the intake of overweight and normal-weight men. Appetite. 1986; 7(1):71-83.

Elbel B, Gyamfi J, Kersh R: Child and adolescent fast-food choice and the influence of calorie labeling: a natural experiment. Int J Obes (Lond). 2011;35(4):493-500.

Elbel B, Kersh R, Brescoll VL, Dixon LB: Calorie labeling and food choices: a first look at the effects on low-income people in New York City. Health Aff (Millwood). 2009;28(6):1110-21.

Elfhag K, Tynelius P, Rasmussen F: Sugar-sweetened and artificially sweetened soft drink in association to restrained, external and emotional eating. Physiol Behav. 2007;91(2-3):191-5.

Ello-Martin JA, Ledikwe JH, Rolls BJ: The influence of food portion size and energy density on energy intake: Implications for weight management. Am J Clin Nutr. 2005;82(1 Suppl): 236-41.

Ellrott T: Wie Kinder essen lernen. Ernährung. 2007;1:167-73.

Epstein LH, Caggiula AR, Rodefer JS, Wisniewski L, Mitchell SL: The effects of calories and taste on habituation of the human salivary response. Addictive Behaviors. 1993;18:179–85.

Epstein LH, Carr A, Cavanaugh MD, Paluch RA, Bouton ME: Long-term habituation to food in obese and nonobese women. Am J Clin Nutr. 2011;94:371-76.

ESPGHAN Commitee on Nutrition, Agostoni C, Braegger C, Decsi T, Fewtrell M, Goulet O, Kolacek S, Koletzko B, Michaelsen KF, Moreno L, Puntis J, Rigo J, Shamir R, Szajewska H, Turck D, van Goudoever J: Complementary feeding: a commentary by the ESPGHAN

Committee on Nutrition. J Pediatr Gastroenterol Nutr. 2008;46(1):99-110.

Fehrmann S: Die Psyche isst mit: Wie sich Ernährung und Psyche beeinflussen. Klaus Foitzick Verlag, München 2002.

Finlayson G, Bordes I, Griffioen-Roose S, de Graaf C, Blundell JE: Susceptibility to overeating affects the impact of savory or sweet drinks on satiation, reward, and food intake in nonobese women. J Nutr. 2012;142(1):125-30.

Finlayson G, King N, Blundell JE: Is it possible to dissociate ‚liking‘ and ‚wanting‘ for foods in humans? A novel experimental procedure. Physiol Behav. 2007;30;90(1):36-42.

Fiorito LM, Marini M, Mitchell DC, Smiciklas-Wright H, Birch LL: Girls‘ early sweetened carbonated beverage intake predicts different patterns of beverage and nutrient intake across childhood and adolescence. J Am Diet Assoc. 2010;110(4):543-50.

Fisher JO, Birch LL: Eating in the absence of hunger and overweight in girls from 5 to 7 y of age. Am J Clin Nutr. 2002;76:226-31.

Fisher JO: Effects of age on children's intake of large and self-selected food portions. Obesity. 2007;15(2):403-12.

Flechtner-Mors M, Boehm BO, Wittmann R, Thoma U, Ditschuneit HH: Enhanced weight loss with protein-enriched meal replacements in subjects with the metabolic syndrome. Diabetes/metabolism research and reviews. 2012;26(5):393-405. Doi:10.1002/dmrr.1097

Fox MK, Dodd AH, Wilson A, Gleason PM: Association between school food environment and practices and body mass index of US public school children. J Am Diet Assoc. 2009;109(2 Suppl):108-17.

Fox S, Meinen A, Pesik M, Landis M, Remington PL: Competitive food initiatives in schools and overweight in children: a review of the evidence. WMJ. 2005;104(5):38-43.

Fulkerson JA, Pasch KE, Stigler MH, Farbakhsh K, Perry CL, Komro KA: Longitudinal associations between family dinner and adolescent perceptions of parent-child communication among racially diverse urban youth. J Fam Psychol. 2010;24(3):261-70.

Galvez MP, Hong L, Choi E, Liao L, Godbold J, Brenner B: Childhood obesity and neighborhood food-store availability in an inner-city community. Acad Pediatr. 2009;9(5):339-43.

Gardner CD, et al.: Comparison of the Atkins, Zone, Ornish, and LEARN diets for change in weight and related risk factors among overweight premenopausal women: the A TO Z Weight Loss Study: a randomized trial. JAMA : the journal of the American Medical Association. 2007;297(9):969-77. Doi:10.1001/jama.297.9.969

GfK: Auswertung der Umfage „Kennen Sie Ihren echten Hunger?“ www.echte-esser.de

Gibbson MD, Henry CJ: Does eating environment have an effect on food intake on the elderly? J Nutr Health Aging. 2005;9(1)25-9.

Gilhooly CH, Das SK, Golden JK, McCrory MA, Dallal GE, Saltzman E, Kramer FM, Roberts SB: Food cravings and energy regulation: the characteristics of craved foods and their relationship with eating behaviors and weight change during 6 months of dietary energy restriction. International Journal of Obesity 2007;31:1849–58.

Griffioen-Roose S, Mars M, Finlayson G, Blundell JE, de Graaf C: Satiation due to equally palatable sweet and savory meals does not differ in normal weight young adults. J Nutr. 2009;139(11):2093-8.

Hanks AS, Just DR, Smith LE, Wansink B: Healthy convenience: nudging students toward healthier choices in the lunchroom. J Public Health (Oxf). 2012 Jan 31.

Hare-Bruun H, Nielsen BM, Kristensen PL, Moller NC, Togo P, Heitmann BL: Television viewing, food preference, and food habits among children: A prospective epidemiology study. Public Health. 2011;11:311.

Havermans RC, Hermanns J, Jansen A: Eating without a nose: olfactory dysfunction and sensory-specific satiety. Chem Senses. 2010;35(8):735-41.

Hetherington MM, Anderson AS, Norton GN, Newson L: Situational effects on meal intake: A comparison of eating alone and eating with others. Physiol Behav. 2006;88(4-5):498-505.

Higgs S, Donohoe JE: Focusing on food during lunch enhances lunch memory and decreases later snack intake. Appetite. 2011;57(1):202-6.

Higgs S, Williamson AC, Attwood AS: Recall of recent lunch and its effect on subsequent snack intake. Physiol Behav. 2008;94(3):454-62.

Higgs S, Woodward M: Televison watching during lunch increases afternoon snack intake of young women. Appetite. 2009;52(1):39-42.

Higgs S: Memory for recent eating and its influence on subsequent food intake. Appetite. 2002; 39(2):159-66.

Hitthaler A, Bruckmüller MU, Kiefer I, Zwiauer K: Österreichische Beikostempfehlungen. 2010.

Jansen E, Mulkens S, Emond Y, Jansen A: From the Garden of Eden to the land of plenty. Restriction of fruit and sweets intake leads to increased fruit and sweets consumption in children. Appetite. 2008;51(3):570-5.

Jansen E, Mulkens S, Jansen A: Do not eat the red food! Prohibition of snacks leads to their relatively higher consumption in children. Appetite. 2007;49(3):572-77.

Jansen E, Mulkens S, Jansen A: How to promote fruit consumption in children. Visual appeal versus restriction. Appetite. 2010;54(3):599-602.

Jeffery RW, Rydell S, Dunn CL, Harnack LJ, Levine AS, Pentel PR, Baxter JE. Walsh EM: Effect of portion size on chronic energy intake. Int J Behac Nutr Phys Act. 2007;4:27.

Jie L, Na Z, Lizhen H, Ze L, Rui L, Cong L, Wang S: Improvement in chewing activity reduces energy intake in one meal and modulates plasma gut hormone concentrations in obese and lean young Chinese men. Am J Clin Nutr 2011;94(3):709-16.

Josse AR, Atkinson SA, Tarnopolsky MA, Phillips SM: Increased consumption of dairy foods and protein during diet- and exercise-induced weight loss promotes fat mass loss and lean mass gain in overweight and obese premenopausal women. The Journal of nutrition. 2011;141(9):1626-34. Doi:10.3945/jn.111.141028

Junker T. Paul S: Der Darwin-Code: Die Evolution erklärt unser Leben. Beck Verlag, 2009.

Kaneita Y, Uchiyama M, Yoshiike N, Ohida T: Associations of usual sleep duration with serum lipid and lipoprotein levels. Sleep. 2088;31(5):645-52.

Kiefer I. Kunze M. Schoberberger R: Schlank ohne Diät. Kneippverlag, Wien 2006.

Knutson KL, Spiegel K, Penev P, Van Cauter E: The metabolic consequences of sleep deprivation. Sleep medicine reviews. 2007;11(3):163-78. Doi:10.1016/j.smrv.2007.01.002

Koh J, Pliner P: The effects of degree of acquaintance, plate size, and sharing on food intake. Appetite. 2009;52(3):595-602.

Kokkinos A, et al.: Eating slowly increases the postprandial response of the anorexigenic gut hormones, peptide YY and glucagon-like peptide-1. The Journal of clinical endocrinology and metabolism. 2010;95(1):333-7. Doi:10.1210/jc.2009-1018

Kral TV, Moore RH, Stunkard AJ, Berkowitz RI, Stettler N, Stallings VA, Tanaka LM, Kabay AC, Faith MS: Adolescent eating in the absence of hunger and relation to discretionary calorie allowance. J Am Diet Assoc. 2010;110(12):1896-900.

Kral TV, Rolls BJ: Energy density and portion size: their independent and combined effects on energy intake, Physiology & Behavior Volume 82, Issue 1, August 2004;131-38.

Kral TV, Stunkard AJ, Berkowitz RI, Stettler N, Stallings VA, Kabay A, Faith MS: Energy density at a buffet-style lunch differs for adolescents born at high and low risk of obesity. Eat Behav. 2009;10(4):209-14.

Kral TVE, Rolls BJ: Energy density and portion size: their independent and combined effects on energy intake, Physiology & Behavior. Volume 82, Issue 1, August 2004;131-38.

Langhans W: Hunger und Sättigung. Ernährungs-Umschau. 2010;10(10):550-58.

Leitzmann C. Müller C, Michel P, Brehme U, Hahn A, Laube H: Ernährung in Prävention und Therapie. Hippokrates Verlag, Stuttgart, 2. Auflage 2003.

Lemmens SG, Schoffelen PF, Wouters L, Born JM, Martens MJ, Rutters F, Westerterp-Plantenga MS: Eating what you like induces a stronger decrease of ,wanting' to eat. Physiol Behav. 2009;7;98(3):318-25.

Liem DG, Mars M, De Graaf C: Sweet preferences and sugar consumption of 4- and 5-year-old children: role of parents. Appetite. 2004; 43(3):235-45.

Liem DG, Zandstra LH: Children's liking and wanting of snack products: Influence of shape and flavour. Int J Behav Nutr Phys Act. 2009;6:38.

Logue AW: Die Psychologie des Essens und Trinkens. Spektrum Verlag, Ulm 1998.

Looney SM, Raynor HA: Impact of Portion Size and Energy Density on Snack Intake in Preschool-Aged Children. Journal of the American Dietetic Association. 2011;111(3)3:414-18.

Martins Y, Pliner P, Lee C: The effect of meal size on individuals' impressions of males and females. Eat Behav 2004;5(2):117-32.

Maruyama K, et al.: The joint of impact on being overweight of self reported behaviours of eating quickly and eating until full: cross sectional survey. BMJ. 2008;337:2002.

Massolt ET, van Haard PM, Rehfeld JF, Posthuma EF, van der Veer E, Schweitzer DH: Appetite suppression through smelling of dark chocolate correlates with changes in ghrelin in young women, Regul Pept. 2010;161(1-3):81-86.

McFerran B, Dahl DW, Fitzsimons GJ, Morales AC: I will have what she's having: effects of social influence and body type on the food choices of others. Journal of Consumer Research. 2010;36.

McFerran B. Dahl DW. Fitzsimons GJ. Morales AC: Might an overweight waitress make you eat more? How the body type of others is sufficient to alter our food consumption. Journal of Consumer Psychology. 2010;20:146–51.

Mela DJ: Determinants of food choice: relationships with obesity and weight control. Obes Res. 2001;9(4):249-55.

Mendoza JA, Zimmerman FJ, Christakis DA: Television viewing, computer use, obesity, and adiposity in US preschool children. Int J Behav Nutr Phys Act. 2007;4:44.

Mennella JA, Jagnow CP, Beauchamp GK: Prenatal and postnatal flavor learning by human infants. Pediatrics. 2001;107(6):E88.

Mennella JA, Beauchamp GK: The effects of repeated exposure to garlic-flavored milk on the nursling's behaviour. Pediatrics. 2001;107:6:E88.

Miller DL, Castellanos VH, Shide DJ, Peters JC, Rolls BJ: Effect of fat-free potato chips with and without nutrition labels on fast and energy intakes. Am J Clin Nutr. 1998;68(2):282-90.

Myers MD, Epstein LH: The effect of dietary fat on salivary habituation and satiation. Physiol Behav. 1997;62:155–61.

Nedeltcheva AV, Kilkus JM, Imperial J, Kasza K, Schoeller DA, Penev PD: Sleep curtailment is accompanied by increased intake of calories from snacks. Am J Clin Nutr. 2009;89(1):126-33.

Neller D: Veränderung der gustatorischen und olfaktorischen Wahrnehmungsfähigkeit im Alter. Diplomarbeit am Institut für Ernährungswissenschaften der Universität Wien, 2010.

Norton GN, Anderson AS, Hetherington MM: Volume and variety: relative effects on food intake. Physiol Behav. 2006;87(4):714-22.

O'Brien E. Ellsworth PC: Saving the last for best: a positivity bias for end experiences. Pschological Science. 2012;23(2):163.

Oldham-Cooper RE, Hardman CA, Nicoll CE, Rogers PJ, Brunstrom JM: Playing a computer game during lunch affects fullnes, memory for lunch, and later snack intake. Am J Clin Nutr. 2011;93:308-13.

Orrell-Valente JK, Hill LG, Brechwald WA, Dodge KA, Pettit GS, Bates JE: „Just three more bites":

an observational analyses of parents' socialization of children's eating at mealtime. Appetite. 2007;48(1):37-45.

Patel SR: Reduced sleep as an obesity risk factor. Obes Rev. 2009;10(2):61-8.

Piernas C, Popkin BM: Increased portion sizes from energy-dense foods affect total energy intake at eating occasion in US children and adolescents: patterns and trends by age group and sociodemographic characteristics, 1977-2006. Am J Clin Nutr. 2011;94:1324-32.

Pliner P, Bell R, Hirsch ES, Kinchla M: Meal duration mediates the effect of „social facilitation" on eating in humans. Appetite. 2006;46(2):189-98.

Podingbauer A, Ekmekcioglu C: Die Regulation der Nahrungsaufnahme: Physiologische Mechanismen und Klinische Relevanz. J Ernährungsmed. 2005;7:22-29.

Provencher V, Polivy J, Herman CP: Perceived healthiness of food. If it's healthy, you can eat more! Appetite. 2009;52(2):340-4.

Pudel V, Westenhöfer J: Ernährungspsychologie. Hogrefe Verlag, Göttingen 2003.

Pudel V, Westenhöfer J: Ernährungspsychologie. Hogrefe Verlag, Göttingen, 2. Auflage, 1998.

Ragneskog H, Bråne G, Karlsson I, Kihlgren M: Influence of dinner music on food intake and symptoms common in dementia. Scand J Caring Sci. 1996;10(1):11-7.

Raynor HA, Epstein LH: Effects of sensory stimulation and post-ingestive consequences on satiation. Physiology & Behavior. 2000;70(5):465-70.

Raynor HA, Van Walleghen EL, Bachman JL, Looney SM, Phelan S, Wing RR: Dietary energy density and successful weight loss maintenance. Eat Behav. 2011;12(2):119-25.

Reilly T, Waterhouse J: Altered sleep-wake cycles and food intake: the Ramadan model. Physiology & Behavior. 2007;90(2-3):219-28. Doi:10.1016/j.physbeh.2006.09.004

Robinson E, Blissett J, Higgs S: Changing memory of food enjoyment to increase food liking, choice and intake. Br J Nutr. 2012 Jan;3:1-6.

Robinson E, Blissett J, Higgs S: Recall of vegetable eating affects future predicted enjoyment and choice of vegetables in British University undergraduate students. J Am Diet Assoc. 2011; 111(10):1543-8.

Rolls BJ, Bell EA, Thorwart ML: Water incorporated into food but not served with a food descreases energy intake in lean women. Am J Clin Nutr. 1999;70(4):448-55.

Rolls BJ, Liane S. Roe MPH, RD, Jennifer S. Meengs RD: Larger Portion Sizes Lead to a Sustained Increase in Energy Intake Over 2 Days. J Am Diet Assoc. 2006; 106(4):543-9.

Rolls BJ, Morris EL, Roe LS: Portion size of food affects energy intake in normal-weight and overweight men and women. Am J Clin Nutr. 2002; 76(6):1207-13.

Rolls BJ, Roe LS, Meengs JS: Salad and satiety: energy density and portion size of a first-course salad affect energy intake at lunch. J Am Diet Assoc. 2004;104(10):1570-6.

Rolls BJ, Roe LS, Meengs JS: The Effect of Large Portion Sizes on Energy Intake is Substained for 11 Days. Obesity. 2007;15:1535-43.

Rontoyanni VG, Baic S, Cooper AR: Association between nocturnal sleep duration, body fatness, and dietary intake in Greek women. Nutrition. 2007;23(11-12):773-7.

Rozin P: The selection of food by rats, humans and other animals. In: Rosenblatt J, Hinde RA, Beer C, Shaw E (eds): Advances in the study of behaviour, Volume 6:2179, Academic Press, New York 1996.

Rudolph U: Motivationspsychologie, Beltz Verlag, 2003.

Sacks G, Tikellis K, Millar L, Swinburn B: Impact of ‚traffic-light' nutrition information on online food purchases in Australia. Aust N Z J Public Health. 2011;35(2):122-6.

Salvy SJ, Elmo A, Nitecki LA, Kluczynski MA, Roemmich JN: Influence of parents and friends on children's and adolescents' food intake and food selection. Am J Clin Nutr. 2011;93:87-92.

Salvy SJ, Howard M, Read M, Mele E: The presence of friends increases food intake in youth. Am J Clin Nutr. 2009;90(2):282-7.

Salvy SJ, Jarrin D, Paluch R, Irfan N, Pliner P: Effects of social influence on eating in couples, friends and strangers. Appetite. 2007;49(1)92-9.

Salvy SJ, Romero N, Paluch R, Epstein LH: Peer influence on pre-adolescent girls' snack intake: effects of weight status. Appetite. 2007;49:177-82.

Salvy SJ, Vartanian, LR, Coehlo JS, Jarrin D, Pliner PP: The role of familiarity on modelling of eating and food consumption in children. Appetite. 2008;50(2-3):514-518.

Savage JS, Fisher JO, Birch LL: Parental influence on eating behavior: conception to adolescence. J Law Med Ethics. 2007;35(1):22-34.

Scaglioni S, Arrizza C, Vecchi F, Tedeschi S: Determinants of children's eating behavior. Am J Clin Nutr. 2011;94(6):2006-11.

Schiffman SS, Graham BG: Taste and smell perception affect appetite and immunity in the elderly, Eur J Clin Nutr. 2000;54(3):54-63.

Schiffman SS, Warwick ZS: Effect of flavour enhancement of foods for the elderly on nutritional status: food intake, biochemical indices, and anthropometric measures, Physiol Behav 1993;53 (2):395-402.

Schwartz C, Issanchou S, Nicklaus S: Developmental changes in the acceptance of the five basic tastes in the first year of life. Br J Nutr. 2009;102(9):1375-85.

Sen B: The relationship between frequency of family dinner and adolescent problem behaviors after adjusting for other family characteristics. J Adolesc. 2010;33(1):187-96.

Shi Z, Taylor AW, Gill TK, Tuckerman J, Adams R, Martin J: Short sleep duration and obesity among Australian children. BMC Public Health. 2010;10:609-6015.

Shide DJ, Rolls BJ: Social facilitation of caloric intake in humans by friends but not by strangers. Int J Obes. 1991;15.

Shide DJ, Rolls BJ: Information about the fat content of preloads influences energy intake in healthy women. J Am Diet Assoc. 1995;95(9):993-8.

Smita HJ, Kemsleyb EK, Tappb HS, Henrya CJK: Does prolonged chewing reduce food intake? Appetite. 2011;57(1):295-8.

Sørensen LB, Møller P, Flint A, Martens M, Raben A: Effect of sensory perception of foods on appetite and food intake: a review of studies on humans. Int J Obes. 2003;27:1152–66.

Steenhuis IH, Vermeer WM: Portion size: review and framework for interventions. Int J Behav Nutr Phys Act. 2009; 6:58.

Storebele N, De Castro JM: Effect of ambiente on food intake and food choice. Nutrition 2004;20(9):821-38.

Stroebele N, De Castro JM: Influence of physiological and subjective arousal on food intake in humans. Nutrition. 2006;22(10):996-1004.

Stroebele N, de Castro JM: Listening to music while eating is related to increases in people's food intake and meal duration. Appetite. 2006;47(3):285-9.

Sukumar D, et al.: Areal and volumetric bone mineral density and geometry at two levels of protein intake during caloric restriction: a randomized, controlled trial. Journal of bone and mineral research: the official journal of the American Society for Bone and Mineral Research. 2011;26(6):1339-48. Doi:10.1002/jbmr.318

Sullivan SA, Birch LL: Infant dietary experience and acceptance of solid foods. Pediatrics. 1994;93(2):271-7.

Temple JL, Chappel A, Shalik J, Volcy S, Epstein LH: Daily consumption of individual snack food decreases their reinforcing value. Eat Behav. 2008;9(3):267-76.

Thaler RH, Sunstein CR: Nudge. Wie man kluge Entscheidungen anstößt. Econ Verlag, Berlin 2009.

Tudor-Locke C, Craig CL, Cameron C, Griffiths JM: Canadian children's and youth's pedometer-determined steps/day, parent-reported TV watching time, and overweight/obesity: the CANPLAY Surveillance Study. Int J Behav Nutr Phys Act. 2011 Jun 25;8:66.

Tuomisto T, Tuomisto MT, Hetherington M, Lappalainen R: Reasons for initiation and cessation of eating in obese men and women and the affective consequences of eating in everyday situations. Appetite. 1998;30(2):211-22.

Vadiveloo MK, Dixon LB, Elbel B: Consumer purchasing patterns in response to calorie labeling legislation in New York City. Int J Behav Nutr Phys Act. 2011;8:51.

van Kleef E, Shimizu M, Wansink B: Food compensation: do exercise ads change food intake? Int J Behav Nutr Phys Act. 2011;8:6.

van Kleef E, Shimizu M, Wansink B: Serving bowl selection biases the amount of food served. J Nutr Educ Behav. 2012;44(1):66-70.

Wansink B, Kim J: Bad popcorn in big buckets: portion size can influence intake as much as taste. J Nutr Educ Behav. 2005;37(5):242-5.

Wansink B, Painter JE, Lee YK: The office candy dish: proximity's influence on estimated and actual consumption. Int J Obes (Lond). 2006;30(5):871-5.

Wansink B, Painter JE, North J: Bottomless bowls: why visual cues of portion size may influence intake. Obes Res. 2005;13(1):93-100.

Wansink B, Payne CR: Counting bones: environmental cues that decrease food intake. Percept Mot Skills. 2007;104(1):273-6.

Wansink B, van Ittersum K, Painter JE: Ice cream illusions bowls, spoons, and self-served portion sizes. Am J Prev Med. 2006;31(3):240-3.

Wansink B, van Ittersum K: Shape of glass and amount of alcohol poured: comparative study of effect of practice and concentration. BMJ. 200;331(7531):1512-4.

Wansink B: Environmental factors that increase the food intake and consumption volume of unknowing consumers. Annu Rev Nutr 2004; 24:455-79.

Warwick ZS, Hall WG, Pappas TN, Schiffman SS: Taste and smell sensations enhance the satiating effect of both a high-carbohydrate and a high-fat meal in humans. Physiology & Behavior. 1993;53(3):553-63.

Weijzen PL, de Graaf C, Dijksterhuis GB: Discrepancy between snack choice intentions and behavior. J Nutr Educ Behav. 2008; 40(5):311-6.

Weiss A, Xu F, Storfer-Isser, Thomas A, Ievers-Landis CE, Redline S: The association of sleep duration with adolescents' fat and carbohydrate consumption. Sleep 2010;33(9):1201-09.

Williams LE, Bargh JA: Experiencing physical warmth promotes interpersonal warmth. Science. 2008;322(5901):606-7.

Woodruff SJ, Hanning RM: A review of family meal influence on adolescents' dietary intake. Can J Diet Pract Res. 2008;69(1):14-22.

Wynne K, Stanley S, McGowan B, Bloom S: Appetite control. The Journal of endocrinology. 2005;184(2):291-318. Doi:10.1677/joe.1. 05866

Wyse R, Campbell E, Nathan N, Wolfenden L: Associations between characteristics of the home food environment and fruit and vegetable intake in preschool children: A cross-sectional study. BMC Public Health. 2011;11(1):938.

Young ME, Mizzau M, Mai NT, Sirisegaram A, Wilson M: Food for thought. What you eat on your sex and eating companions. Appetite 2009;53(2):268-71.

Zijlstra N, Mars M, de Wijk RA, Westerterp-Plantenga MS, de Graaf: The effect of viscosity on ad libitum food intake. International journal of obesity. 2008;32(4):676-83. Doi:10.1038/sj. ijo.0803776

Essen beeinflusst unsere Gefühle und unsere Gefühle beeinflussen unser Essverhalten

aan het Rot M, Moskowitz DS, Pinard G, Young SN: Social behaviour and mood in everyday life: the effects of tryptophan in quarrelsome individuals. Journal of psychiatry & neuroscience: JPN. 2006;31(4):253-62.

Akbaraly TN, Brunner EJ, Ferrie JE, Marmot MG, Kivimaki M, Singh-Manoux A: Dietary pattern and depressive symptoms in middle age. The British journal of psychiatry: the journal of mental science 2009:195(5):408-13. Doi:10. 1192/bjp.bp.108.058925

Allianz: Depression – wie die Krankheit unsere Seele belastet. http://www.rwi-essen.de/media/content/pages/others/Allianz-Report-Depression.pdf. Allianz AG – RWI. 2011:1-62.

Alpert JE, Mischoulon D, Nierenberg AA, Fava M: Nutrition and depression: focus on folate. Nutrition. 2000;16(7-8):544-6.

Anke M, Arnhold W, Groppel U, Krause U: The biological importance of lithium. In: Schrauzer GN, Klippel K-F (eds) Lithium in biology and medicine. VCH Verlag, Weinheim. 1991:149-67.

Annweiler C, Schott AM, Rolland Y, Blain H, Herrmann FR, Beauchet O: Dietary intake of vitamin D and cognition in older women: a large population-based study. Neurology. 2010;75(20):1810-6. Doi:10.1212/WNL.0b013e3181fd6352

Authority EFS: Opinion of the Scientific Panel on Dietetic Products, Nutrition and Allergies on Trans fatty acids in foods and the effect on human health of the consumption of trans fatty acids. 2004. In. www.efsa.eu.int

Badawy AA: Tryptophan metabolism in alcoholism. Advances in experimental medicine and biology. 1999;467:265-74.

Badawy AA, Morgan CJ, Lovett JW, Bradley DM, Thomas R: Decrease in circulating tryptophan availability to the brain after acute ethanol consumption by normal volunteers: implications for alcohol-induced aggressive behaviour and depression. Pharmacopsychiatry 28 Suppl 2. 1995:93-7. Doi:10.1055/s-2007-979626

Beer-Borst S, Siegenthaler S: Essen zum Genusserlebnis machen. Psych Pflege. 2010;16(5):249-55.

Benton D: The impact of diet on anti-social, violent and criminal behaviour. Neuroscience and biobehavioral reviews. 2007;31(5):752-74. Doi:10.1016/j.neubiorev.2007.02.002

Benton D: Lifetime nutritional influences on cognition, behaviour and psychiatric illness. Carbohydrate consumption, mood and anti-social behaviour. 2011:160-79.

Benton D: Nutritional Influences on Antisocial Behavior. In: Preedy VR, Watson RR, Martin CR (eds): Handbook of Behavior, Food and Nutrition. Springer, New York-Dordrecht-Heidelberg-London. 2011:1487-500.

Benton D, Brock H: Mood and the macro-nutrient composition of breakfast and the mid-day meal. Appetite. 2010;55(3):436-40.

Benton D, Donohoe RT: The effects of nutrients on mood. Public Health Nutr. 1999;2(3A):403-9.

Benton D, Kumari N, Brain PF: Mild hypoglycaemia and questionnaire measures of aggression. Biological psychology. 1982;14(1-2):129-35.

Benton D, Nabb S: Carbohydrate, memory, and mood. Nutrition reviews 61(5 Pt 2). 2003:61-7.

Benton D, Slater O, Donohoe RT: The influence of breakfast and a snack on psychological functioning. Physiol Behav. 2001;74(4-5):559-71.

Bertone-Johnson ER, et al.: Vitamin D intake from foods and supplements and depressive symptoms in a diverse population of older women. The American journal of clinical nutrition. 2011;94(4):1104-12. Doi:10.3945/ajcn.111.017384

Bhatia HS, Agrawal R, Sharma S, Huo YX, Ying Z, Gomez-Pinilla F: Omega-3 fatty acid deficiency during brain maturation reduces neuronal and behavioral plasticity in adulthood. PloS one. 2011;6(12):e28451. Doi:10.1371/journal.pone.0028451

Björntorp P: Do stress reactions cause abdominal obesity and comorbidities? Obes Rev. 2001; 2(2):73-86.

Blom HJ, Smulders Y: Overview of homocysteine and folate metabolism. With special references to cardiovascular disease and neural tube defects. Journal of inherited metabolic disease. 2011;34(1):75-81. Doi:10.1007/s10545-010-9177-4

Bolton R: Aggression and Hypoglycemia among the Qolla: A Study in Psychobiological Anthropology. Ethnology. 1973; 12(3):227-257.

Bolton R: Differential aggressiveness and litigiousness: Social support and social status hypotheses. Aggressive Behavior. 1979;5(5):233-255.

Brinkworth GD, Buckley JD, Noakes M, Clifton PM, Wilson CJ: Long-term effects of a very low-carbohydrate diet and a low-fat diet on mood and cognitive function. Archives of internal medicine. 2009;169(20):1873-80. Doi:10.1001/archinternmed.2009.329

Brown JD, Witherspoon EM: The mass media and American adolescent' health. The Journal of adolescent health: official publication of the Society for Adolescent Medicine. 2002;31(6 Suppl):153-70.

Browne KD, Hamilton-Giachritsis C: The influence of violent media on children and adolescents: a public-health approach. Lancet. 2005;365(9460):702-10. Doi:10.1016/S0140-6736(05)17952-5

Cade JF: Lithium salts in the treatment of psychotic excitement. The Medical journal of Australia. 1949;2(10):349-52.

Canetti L, Bachar E, Berry EM: Food and emotion. Behavioural Processes. 2002;60(2):157-64.

Cernak I, Savic V, Kotur J, Prokic V, Kuljic B, Grbovic D, Veljovic M: Alterations in magnesium and oxidative status during chronic emotional stress. Magnes Res. 2000;13(1):29-36.

Christensen L, Pettijohn L: Mood and carbohydrate cravings. Appetite. 2001;36(2):137-45.

Comstock G, Strasburger VC: Deceptive appearances: television violence and aggressive behavior. Journal of adolescent health care: official publication of the Society for Adolescent Medicine. 1990;11(1):31-44.

Dawson EB, Moore TD, McGanity WJ: The mathematical relationship of drinking water lithium and rainfall to mental hospital admission. Diseases of the nervous system. 1970;31(12):811-20.

Dawson EB, Moore TD, McGanity WJ: Relationship of lithium metabolism to mental hospital admission and homicide. Diseases of the nervous system. 1972;33(8):546-56.

Deberitz J, Boche G: Lithium und seine Verbindungen – Industrielle, medizinische und wissenschaftliche Bedeutung. Chemie in unserer Zeit. 2003;37(4):258-66.

DeWall CN, Deckman T, Gailliot MT, Bushman BJ: Sweetened blood cools hot tempers: physiological self-control and aggression. Aggressive Behavior. 2011;37(1):73-80. Doi:10.1002/ab.20366

Diehl MJ: Einstellung zu Essen und Gewicht bei 11- bis 16jährigen Adoleszenten. Schweizerische Medizinische Wochenschrift. 1999; 129:162-75.

Dougherty DM, Bjork JM, Marsh DM, Moeller FG: Influence of trait hostility on tryptophan depletion-induced laboratory aggression. Psychiatry research. 1999;88(3):227-32.

Du H, et al.: Glycemic index and glycemic load in relation to food and nutrient intake and metabolic risk factors in a Dutch population. The American journal of clinical nutrition. 2008; 87(3):655-61.

Dube L, LeBel JL, Lu J: Affect asymmetry and comfort food consumption. Physiology & Behavior. 2005;86(4):559-67.

Durga J, et al.: Effect of 3-year folic acid supplementation on cognitive function in older adults in the FACIT trial: a randomised, double blind, controlled trial. Lancet. 2007;369(9557):208-16. Doi:10.1016/S0140-6736(07)60109-3

Ekmekcioglu C: 50 einfache Dinge, die Sie über Ernährung wissen sollten. Westend, Frankfurt/Main 2006.

Ekmekcioglu C: Melatonin receptors in humans: biological role and clinical relevance. Biomedicine & pharmacotherapy = Biomedecine & pharmacotherapie. 2006;60(3):97-108. Doi:10. 1016/j.biopha.2006.01.002

Ekmekcioglu C: 50 einfache Dinge, die Sie über das Altern wissen sollten. Westend, Frankfurt/Main 2009.

Ekmekcioglu C: Are proinflammatory cytokines involved in an increased risk for depression by unhealthy diets? Medical hypotheses. 2012; 78(2):337-40. Doi:10.1016/j.mehy.2011.11.015

Ekmekcioglu C, Marktl W: Essenzielle Spurenelemente: Klinik und Ernährungsmedizin. Springer Verlag, Wien 2006.

Elstner S, Burian R, Diefenbacher A: Depression in family practice. Medizinische Klinik. 2007;102(2):141-50; quiz 151-2. Doi:10.1007/s00063-007-1015-6

Erickson MT: Lowered serum cholesterol, famine and aggression: a Darwinian hypothesis. Social Science Information. 1997;36(2):211-222. Doi:10.1177/053901897036002001

Erste Deutsche Genussstudie 2008. Initiative Genusskultur. www.germanspeakers.org

Esmaillzadeh A, Kimiagar M, Mehrabi Y, Azadbakht L, Hu FB, Willett WC: Dietary patterns and markers of systemic inflammation among Iranian women. The Journal of nutrition 2007:137(4):992-8.

Fava M, Mischoulon D: Folate in depression: efficacy, safety, differences in formulations, and clinical issues. The Journal of clinical psychiatry. 2009;70 Suppl 5:12-7. Doi:10.4088/JCP.8157su1c.03

Friedrich-Cofer L, Huston AC: Television violence and aggression: the debate continues. Psychological bulletin. 1986;100(3):364-78.

Galland L: Diet and inflammation. Nutrition in clinical practice: official publication of the American Society for Parenteral and Enteral Nutrition. 2010;25(6):634-40. Doi:10.1177/0884533610385703

Gans DA, Harper AE, Bachorowski JA, Newman JP, Shrago ES, Taylor SL: Sucrose and delinquency: oral sucrose tolerance test and nutritional assessment. Pediatrics. 1990;86(2):254-62.

Gentile D, Saleem M, Anderson CA: Public Policy and the Effects of Media Violence on Children. Social Issues and Policy Review. 2007;1(1):15-61.

Gesch CB, Hammond SM, Hampson SE, Eves A, Crowder MJ: Influence of supplementary vitamins, minerals and essential fatty acids on the antisocial behaviour of young adult prisoners. Randomised, placebo-controlled trial. The British journal of psychiatry: the journal of mental science. 2002;181:22-8.

Gibbons A: Becoming human. In search of the first hominids. Science. 2002;295(5558):1214-9. Doi:10.1126/science.295.5558.1214

Gibson EL: Emotional influences on food choice: sensory, physiological and psychological pathways. Physiol Behav. 2006; 89(1):53-61.

Gilani GS, Cockell KA, Sepehr E: Effects of antinutritional factors on protein digestibility and amino acid availability in foods. Journal of AOAC International. 2005;88(3):967-87.

Golomb BA: Cholesterol and violence: is there a connection? Annals of internal medicine. 1998;128(6):478-87.

Golomb BA, Stattin H, Mednick S: Low cholesterol and violent crime. Journal of psychiatric research. 2000;34(4-5):301-9.

Habhab S, Sheldon JP, Loeb RC: The relationship between stress, dietary restraint, and food preferences in women. Appetite. 2009;52(2):437-44.

Halyburton AK, Brinkworth GD, Wilson CJ, Noakes M, Buckley JD, Keogh JB, Clifton PM: Low- and high-carbohydrate weight-loss diets have similar effects on mood but not cognitive performance. Am J Clin Nutr. 2007;86(3):580-7.

Henderson VW, Guthrie JR, Dennerstein L: Serum lipids and memory in a population based cohort of middle age women. Journal of neurology, neurosurgery, and psychiatry. 2003;74(11):1530-5.

Herbert V: Experimental nutritional folate deficiency in man. Transactions of the Association of American Physicians. 1962;75:307-20.

Hibbeln JR: Fish consumption and major depression. Lancet. 1998;351(9110):1213. Doi:10.1016/S0140-6736(05)79168-6

Hibbeln JR: Seafood consumption, the DHA content of mothers' milk and prevalence rates of postpartum depression: a cross-national, ecological analysis. Journal of affective disorders. 2002;69(1-3):15-29.

Hibbeln JR, et al.: Maternal seafood consumption in pregnancy and neurodevelopmental outcomes in childhood (ALSPAC study): an observational cohort study. Lancet. 2007;369(9561):578-85. Doi:10.1016/S0140-6736(07)60277-3

Hill AJ: The psychology of food craving. Proc Nutr Soc. 2007;66(2):277-85.

Hillbrand M, Waite BM, Miller DS, Spitz RT, Lingswiler VM: Serum cholesterol concentrations and mood states in violent psychiatric patients: an experience sampling study. Journal of behavioral medicine. 2000;23(6):519-29.

Ho RC, et al.: Is high homocysteine level a risk factor for cognitive decline in elderly? A systematic review, meta-analysis, and meta-regression. The American journal of geriatric psychiatry: official journal of the American Association for Geriatric Psychiatry. 2011;19(7):607-17. Doi:10.1097/JGP.0b013e3181f17eed

Holick MF: Vitamin D deficiency. The New England journal of medicine. 2007;357(3):266-81. Doi:10.1056/NEJMra070553

Holler B, Konrad M: Depression – Ernährung als Therapie? Ernährungs-Umschau. 2010;57:593-7. http://www.dge.de/pdf/ws/Referenzwerte-2012-Vitamin-D.pdf Referenzwerte für die Nährstoffzufuhr – Vitamin D. In: Deutsche Gesellschaft für Ernährung e.V. http://www.who-5.org W- In: WHO.

Huether G: Neurobiologische Effekte und psychische Auswirkungen des Fastens. Erfahrungsheilkunde. 2001;50: 468-71.

Ingman M, Kaessmann H, Paabo S, Gyllensten U: Mitochondrial genome variation and the origin of modern humans. Nature. 2000;408(6813): 708-13. Doi:10.1038/35047064

Iribarren C, Markovitz JH, Jacobs DR, Jr., Schreiner PJ, Daviglus M, Hibbeln JR: Dietary intake of n-3, n-6 fatty acids and fish: relationship with hostility in young adults – the CARDIA study. European journal of clinical nutrition. 2004;58(1):24-31. Doi:10.1038/sj.ejcn.1601739

Jacobs D, et al.: Report of the Conference on Low Blood Cholesterol: Mortality Associations. Circulation. 1992;86(3):1046-60.

Johnson JG, Cohen P, Smailes EM, Kasen S, Brook JS: Television viewing and aggressive behavior during adolescence and adulthood. Science. 2002;295(5564):2468-71. Doi:10.1126/science.1062929

Josephson WL: Television violence and children's aggression: testing the priming, social script, and disinhibition predictions. Journal of personality and social psychology. 1987;53(5):882-90.

Kanarek RB: Nutrition and Violent Behavior, Understanding and Preventing Violence, Volume 2: Biobehavioral Influences. The National Academies Press 1994.

Kaplan HI, Kaplan HS: The psychosomatic concept of obesity. Journal of Nervous and Mental Health. 1957;125:181-201.

Kaplan JR, Klein KP, Manuck SB: Cholesterol meets Darwin: Public health and evolutionary implications of the cholesterol-serotonin hypothesis. Evolutionary Anthropology: Issues, News, and Reviews. 1997;6(1):28-37. Doi:10.1002/(sici)1520-6505(1997)6:1<28::aid-evan8>3.0.co;2-s

Kaplan JR, Manuck SB, Shively C: The effects of fat and cholesterol on social behavior in monkeys. Psychosomatic medicine. 1991:53(6):634-42.

Kaplan JR, Muldoon MF, Manuck SB, Mann JJ: Assessing the observed relationship between low cholesterol and violence-related mortality. Implications for suicide risk. Annals of the New York Academy of Sciences. 1997;836:57-80.

Kapusta ND, et al.: Lithium in drinking water and suicide mortality. The British journal of psychiatry: the journal of mental science. 2011;198 (5):346-50. Doi:10.1192/bjp.bp.110.091041

Kasper H: Ernährungsmedizin und Diätetik. 10 edn. Urban & Fischer, München 2004.

Keck ME: Depression. http://wwwdepressionch/documents/cip_patientenbrosch_depression_d.pdf.

Keys A. Brozek J. Henschel A. Mickelsen O. Taylor HL: The biology of human starvation. University of Minnesota Press, Minneapolis 1950.

Kiefer I, Kinzl JF, Kunze M: Besessen vom Essen. Kneipp Verlag, Wien 2004.

Kiefer I, Leitner B, Bauer R, Rieder A: Body weight; the male and female perception. Soz.-Präventivmed 2000;45:274-278.

Kiefer I: Männer essen gern – Frauen lieber weniger. UGB-Forum. 2008;6/08.

Kinder LS, Carnethon MR, Palaniappan LP, King AC, Fortmann SP: Depression and the metabolic syndrome in young adults: findings from the Third National Health and Nutrition Examination Survey. Psychosomatic medicine. 2004;66(3):316-22.

Kinzl JF, Hauer K, Traweger C, Kiefer I: Orthorexia Nervosa in Dieticians. Pschother Psychosom 2006;75:395-6.

Klinke R, Pape HC, Silbernagl S: Physiologie, Thieme Verlag 2005.

Klotter CH: Einführung in die Ernährungspsychologie. Ernst Reinhardt Verlag, München Basel 2007.

Krahe B, Grewe W: Aggression und Gewalt: Aktueller Erkenntnisstand und Perspektiven künftiger Forschung. Zeitschrift für Sozialpsychologie. 2002;33(3):123-142.

Lalovic A, et al.: Cholesterol content in brains of suicide completers. The international journal of neuropsychopharmacology / official scientific journal of the Collegium Internationale Neuropsychopharmacologicum. 2007;10(2):159-66. Doi:10.1017/S1461145706006663

Lane MD, Cha SH: Effect of glucose and fructose on food intake via malonyl-CoA signaling in the brain. Biochem Biophys Res Commun. 2009;382:1-5.

Lanska DJ: Chapter 30: historical aspects of the major neurological vitamin deficiency disorders: the water-soluble B vitamins. Handbook of clinical neurology / edited by PJ Vinken and GW Bruyn. 2010;95:445-76. Doi:10.1016/S0072-9752(08)02130-1

Laske C, Eschweiler GW: Brain-derived neurotrophic factor: from nerve growth factor to modulator of brain plasticity in cognitive processes and psychiatric diseases. Der Nervenarzt. 2006;77(5):523-37. Doi:10.1007/s00115-005-1971-0

Lazarou C, Kapsou M: The role of folic acid in prevention and treatment of depression: an overview of existing evidence and implications for practice. Complementary therapies in clinical practice. 2010;16(3):161-6. Doi:10.1016/j.ctcp.2010.01.003

Lemmens SG, Born JM, Martens EA, Martens MJ, Westerterp-Plantenga MS: Influence of consumption of a high-protein vs. high-carbohydrate meal on the physiological cortisol and psychological mood response in men and women. PLoS One. 2011;6(2):e16826.

Lemmens SG, Martens EA, Born JM, Martens MJ, Westerterp-Plantenga MS: Lack of effect of high-protein vs. high-carbohydrate meal intake on stress-related mood and eating behavior. Nutr J. 2011;10(1):136.

Lemmens SG, Rutters F, Born JM, Westerterp-Plantenga MS: Stress augments food ‚wanting‘ and energy intake in visceral overweight subjects in the absence of hunger. Physiol Behav. 2011;103(2):157-63.

Levitan EB, et al.: Dietary glycemic index, dietary glycemic load, blood lipids, and C-reactive protein. Metabolism: clinical and experimental. 2008;57(3):437-43. Doi:10.1016/j.metabol.2007.11.002

Lien L, Lien N, Heyerdahl S, Thoresen M, Bjertness E: Consumption of soft drinks and hyperactivity, mental distress, and conduct problems among adolescents in Oslo, Norway. American journal of public health. 2006;96(10):1815-20. Doi:10.2105/AJPH.2004.059477

Lindberg G, Rastam L, Gullberg B, Eklund GA: Low serum cholesterol concentration and short term mortality from injuries in men and women. BMJ. 1992;305(6848):277-9.

Llewellyn DJ, et al.: Vitamin D and risk of cognitive decline in elderly persons. Archives of internal medicine. 2010;170(13):1135-41. Doi:10.1001/archinternmed.2010.173

Llewellyn DJ, Langa KM, Lang IA: Serum 25-hydroxyvitamin D concentration and cognitive impairment. Journal of geriatric psychiatry and neurology. 2009;22(3):188-95. Doi:10.1177/0891988708327888

Loeber R, et al.: The prediction of violence and homicide in young men. Journal of consulting and clinical psychology. 2005;73(6):1074-88. Doi:10.1037/0022-006X.73.6.1074

Loeber R, Pardini D: Neurobiology and the development of violence: common assumptions and controversies. Philosophical transactions of the Royal Society of London Series B, Biological sciences. 2008;363(1503):2491-503. Doi:10.1098/rstb.2008.0032

Löffler G, Petrides PE: Biochemie und Pathobiochemie. Springer 2002.

Logue AW: Die Psychologie des Essens und Trinkens. Spektrum Verlag 1998.

Lopez-Garcia E, et al.: Major dietary patterns are related to plasma concentrations of markers of inflammation and endothelial dysfunction. The American journal of clinical nutrition. 2004;80(4):1029-35.

Macht G: Ich esse – die Bedeutung meiner Gefühle. In: Essen und trinken – wie lassen wir uns beeinflussen. 13. Ernährungsfachtagung der Sektion Baden-Württenberg der DGE. 2007.

Macht M, Dettmer D: Everyday mood and emotions after eating a chocolate bar or an apple. Appetite. 2006;46(3):332-6.

Macht M, Gerer J, Ellgring H: Emotions in overweight and normal-weight women immediately after eating foods differing in energy. Physiol Behav. 2003;80(2-3):367-74.

Macht M, Mueller J: Immediate effects of chocolate on experimentally induced mood states. Appetite. 2007;49(3):667-74.

Macht M, Mueller J: Interactive effects of emotional and restrained eating on responses to chocolate and affect. J Nerv Ment Dis. 2007;195(12):1024-6.

Macht M: Emotionsbedingtes Essverhalten: Die Bedeutung der Emotionen. Zeitschrift für Psychologie. 2005;213(1):9-22.

Macht M: How emotions affect eating: A five-way modell. Appetite. 2008;50(1):1-11.

Markus CR, Panhuysen G, Jonkman LM, Bachman M: Carbohydrate intake improves cognitive performance of stress-prone individuals under controllable laboratory stress. Br J Nutr. 1999;82(6):457-67.

Markus CR: Effects of carbohydrates on brain tryptophan availability and stress performance. Biol Psychol. 2007;76(1-2):83-90.

Micha R, Rogers PJ, Nelson M: Glycaemic index and glycaemic load of breakfast predict cognitive function and mood in school children: a randomised controlled trial. Br J Nutr. 2011;106(10):1552-61.

Michalsen A: Prolonged fasting as a method of mood enhancement in chronic pain syndromes: a review of clinical evidence and mechanisms. Curr Pain Headache Rep. 2010;14(2):80-7.

Michener W, Rozin P: Pharmacological versus sensory factors in the satiation of chocolate craving. Physiol Behav. 1994;56(3):419-22.

Mikolajczyk RT, Ansari WE, Maxwell AE: Food consumption frequency and perceived stress and depressive symptoms among students in three European countries. Nutr J. 2009;8:31.

Millstein RA, Carlson SA, Fulton JE, Galuska DA, Zhang J, Blanck HM, Ainsworth BE: Relationships between body size satisfaction and weight control practices among US adults. Medscape J Med. 2008;10(5):119.

Molteni R, Barnard RJ, Ying Z, Roberts CK, Gomez-Pinilla F: A high-fat, refined sugar diet reduces hippocampal brain-derived neurotrophic factor, neuronal plasticity, and learning. Neuroscience. 2002;112(4):803-14.

Moore SC, Carter LM, van Goozen S: Confectionery consumption in childhood and adult violence. The British journal of psychiatry: the journal of mental science. 2009;195(4):366-7. Doi:10.1192/bjp.bp.108.061820

Morris MS: Folate, homocysteine, and neurological function. Nutrition in clinical care: an official publication of Tufts University. 2002;5(3):124-32.

Moskowitz DS: Cross-situational generality and the interpersonal circumplex. Journal of Personality and Social Psychology. 1994;66(5):921-933.

Moskowitz DS: Quarrelsomeness in daily life. Journal of personality. 2010;78(1):39-66. Doi:10.1111/j.1467-6494.2009.00608.x

Mozaffarian D, et al.: Dietary intake of trans fatty acids and systemic inflammation in women. The American journal of clinical nutrition. 2004;79(4):606-12

Muldoon MF, Rossouw JE, Manuck SB, Glueck CJ, Kaplan JR, Kaufmann PG: Low or lowered cholesterol and risk of death from suicide and trauma. Metabolism: clinical and experimental. 1993;42(9 Suppl 1):45-56.

Muller-Oerlinghausen B, Berghofer A, Bauer M: Bipolar disorder. Lancet. 2002;359(9302):241-7. Doi:10.1016/S0140-6736(02)07450-0

Muller-Oerlinghausen B, Lewitzka U: Lithium reduces pathological aggression and suicidality: a mini-review. Neuropsychobiology. 2010:62(1):43-9. Doi:10.1159/000314309

Muskiet FAJ: Pathophysiology and Evolutionary Aspects of Dietary Fats and Long-Chain Polyunsaturated Fatty Acids across the Life Cycle. In: Montmayeur JP, le Coutre J (eds) Fat Detection: Taste, Texture, and Post Ingestive Effects. Frontiers in Neuroscience, Boca Raton (FL). 2010.

Mysterud I, Poleszynski DV: Expanding Evolutionary Psychology: toward a Better Understanding of Violence and Aggression. Social Science Information. 2003;42(1):5-50. Doi:10.1177/0539018403042001791

Nakagawa M, Mizuma K, Inui T: Changes in taste perception following mental or physical stress. Chem Senses. 1996;21(2):195-200.

Neaton JD, et al.: Serum cholesterol level and mortality findings for men screened in the Multiple Risk Factor Intervention Trial. Multiple Risk Factor Intervention Trial Research Group. Archives of internal medicine. 1992;152(7):1490-500.

Nettleton JA, et al.: Dietary patterns are associated with biochemical markers of inflammation and endothelial activation in the Multi-Ethnic Study of Atherosclerosis (MESA). The American journal of clinical nutrition. 2006;83(6):1369-79.

Nielsen F: Ultratrace elements. In: Sadler MJ, Strain JJ, Caballero B (eds): Encyclopedia of Human Nutrition. 1999;vol 3. Academic Press, London:1884-1897.

O'Connor DB, Jones F, Conner M, McMillan B, Ferguson E: Effects of daily hassles and eating style on eating behaviour. Health Psychol 2008;27(1 Suppl):20-31.

Oh SY, Kim BS, Choue R: Appetite sensation and eating behaviours to complete fasting in obese and non-obese individuals. European Journal of Clinical Nutrition 2002;56:86-9.

Oliver G, Wardle J, Gibson EL: Stress and food choice: a laboratory study. Psychosom Med. 2000;62(6):853-65.

Parker G, Brotchie H: Mood effects of the amino acids tryptophan and tyrosine: ,Food for Thought' III. Acta psychiatrica Scandinavica. 2011;124(6):417-26. Doi:10.1111/j.1600-0447.2011.01706.x

Parker G, Parker I, Brotchie H: Mood state effects of chocolate. J Affect Disord. 2006;92(2-3):149-59.

Peet M: International variations in the outcome of schizophrenia and the prevalence of depression in relation to national dietary practices: an ecological analysis. The British journal of psychiatry: the journal of mental science. 2004;184:404-8.

Pelto P: Psychological Anthropology. Biennial Review of Anthropology. A. Beals and B. Siegel (eds), Stanford. 1967:140-208.

Perneger TV, Hudelson PM, Bovier PA: Health and happiness in young Swiss adults. Qual Life Res. 2004;13(1):171-8.

Piqueras JA, Kuhne W, Vera-Villarroel P, van Straten A, Cuijpers P: Happiness and health behaviours in Chilean college students: a cross-sectional survey. BMC Public Health. 2011;11:443.

Pittas AG, et al.: Plasma 25-Hydroxyvitamin D and Progression to Diabetes in Patients at Risk for Diabetes: An ancillary analysis in the Diabetes Prevention Program. Diabetes care. 2012;35(3):565-573. Doi:10.2337/dc11-1795

Pollard TM, Steptoe A, Canaan L, Davies GJ, Wardle J: Effects of academic examination stress on eating behavior and blood lipid levels. Int J Behav Med. 1995;2(4):299-320.

Pönicke J, Albacht B, Leplow B: Kognitive Veränderungen beim Fasten. Zeitschrift für Klinische Psychologie und Psychotherapie 2005;34:86-94.

Przybelski RJ, Binkley NC: Is vitamin D important for preserving cognition? A positive correlation of serum 25-hydroxyvitamin D concentration with cognitive function. Archives of biochemistry and biophysics. 2007;460(2):202-5. Doi:10.1016/j.abb.2006.12.018

Pudel V, Westenhöfer J: Ernährungspsychologie. Verlag Hogrefe 1998.

Rand WM, Pellett PL, Young VR: Meta-analysis of nitrogen balance studies for estimating protein requirements in healthy adults. The American journal of clinical nutrition. 2003;77(1):109-27.

Richard DM, Dawes MA, Mathias CW, Acheson A, Hill-Kapturczak N, Dougherty DM: L-Tryptophan: Basic Metabolic Functions, Behavioral Research and Therapeutic Indications. International journal of tryptophan research: IJTR. 2009;2:45-60.

231

Roemmich JN, Lambiase MJ, Lobarinas CL, Balantekin KN: Interactive effects of dietary restraint and adiposity on stress-induced eating and the food choice of children. Eat Behav. 2011;12(4):309-12. Epub 2011 Jul 24.

Rose N, Koperski S, Golomb BA: Mood food: chocolate and depressive symptoms in a cross-sectional analysis. Arch Intern Med. 2010; 170(8):699-703.

Ruddick JP, Evans AK, Nutt DJ, Lightman SL, Rook GA, Lowry CA: Tryptophan metabolism in the central nervous system: medical implications. Expert reviews in molecular medicine. 2006; 8(20):1-27. Doi:10.1017/S1462399406000068

Russell C, Russell WM: The natural history of violence. J Med Ethics. 1979;5:108-116.

Rutters F, Nieuwenhuizen AG, Lemmens SG, Born JM, Westerterp-Plantenga MS: Acute stress-related changes in eating in the absence of hunger. Obesity (Silver Spring). 2009;17(1):72-7.

Rybkin II, Zhou Y, Volaufova J, Smagin GN, Ryan DH, Harris RB: Effect of restraint stress on food intake and body weight is determined by time of day. Am J Physiol. 1997;273(5 Pt 2):R1612-22.

Sambeth A, et al.: Sex differences in the effect of acute tryptophan depletion on declarative episodic memory: a pooled analysis of nine studies. Neuroscience and biobehavioral reviews. 2007; 31(4):516-29. Doi:10.1016/j.neubiorev.2006. 11. 009

Sanchez-Villegas A, et al.: Association of the Mediterranean dietary pattern with the incidence of depression: the Seguimiento Universidad de Navarra/University of Navarra follow-up (SUN) cohort. Archives of general psychiatry. 2009;66(10):1090-8. Doi:10.1001/archgenpsychiatry.2009.129

Sanchez-Villegas A, et al.: Dietary fat intake and the risk of depression: the SUN Project. 2011;PloS one 6(1):e16268. Doi:10.1371/journal.pone. 0016268

Sanchez-Villegas A, Toledo E, de Irala J, Ruiz-Canela M, Pla-Vidal J, Martinez-Gonzalez MA: Fast-food and commercial baked goods consumption and the risk of depression. Public health nutrition. 2012;15(3):424-32. Doi:10. 1017/S1368980011001856

Schek A: Einfluss der Ernährung auf Depressivität und Stresstoleranz. Ernährungs-Umschau 2003;50:164-9.

Schmaus BJ, et al.: Gender and stress: differential psychophysiological reactivity to stress reexposure in the laboratory. Int J Psychophysiol, 2008;69:101-6.

Schoenthaler SJ, Bier ID: The effect of vitamin-mineral supplementation on juvenile delinquency among American schoolchildren: a randomized, double-blind placebo-controlled trial. Journal of alternative and complementary medicine. 2000;6(1):7-17.

Scholey A: An investigation into the effects of gum chewing on mood and cortisol levels during psychological stress. 10th International Congress of Behavioral Medicine. 2008.

Schöppl C: Stress, in: Kompendium der kardiologischen Prävention and Rehabilitation, Pokan R. et al. (eds). Springer, Wien 2009;481-7.

Schou M: Forty years of lithium treatment. Archives of general psychiatry. 1997;54(1):9-13; discussion 14-5.

Schrauzer GN: Lithium: occurrence, dietary intakes, nutritional essentiality. Journal of the American College of Nutrition. 2002;21(1):14-21.

Schrauzer GN, de Vroey E: Effects of nutritional lithium supplementation on mood. A placebo-controlled study with former drug users. Biological trace element research. 1994; 40(1):89-101.

Schrauzer GN, Shrestha KP: Lithium in drinking water and the incidences of crimes, suicides, and arrests related to drug addictions. Biological trace element research. 1990;25(2):105-13.

Schrauzer GN, Shrestha KP, Flores-Arce MF: Lithium in scalp hair of adults, students, and violent criminals. Effects of supplementation and evidence for interactions of lithium with vitamin B_{12} and with other trace elements. Biological trace element research. 1992;34(2):161-76. Doi:10.1007/BF02785244

Selhub J, Morris MS, Jacques PF, Rosenberg IH: Folate-vitamin B-12 interaction in relation to cognitive impairment, anemia, and biochemical indicators of vitamin B-12 deficiency. The American journal of clinical nutrition. 2009; 89(2):702S-6S. Doi:10.3945/ajcn.2008. 26947C

Selye H: The stress concept. Can Med Assoc J. 1976;115:718.

Setzwein M: „Männliches Lustprinzip" und „weibliches Frustprinzip". Ernährungs-Umschau 2004; 51(12):504-7.

Silber BY, Schmitt JA: Effects of tryptophan loading on human cognition, mood, and sleep. Neuroscience and biobehavioral reviews. 2010;34(3):387-407. Doi:10.1016/j.neubiorev. 2009.08.005

Skilton MR, Moulin P, Terra JL, Bonnet F: Associations between anxiety, depression, and the metabolic syndrome. Biological psychiatry. 2007;62(11):1251-7. Doi:10.1016/j.biopsych. 2007.01.012

Smit HJ, Gaffan EA, Rogers PJ: Methylxanthines are the psycho-pharmacologically active constituents of chocolate. Psychopharmacology (Berl). 2004;176(3-4):412-9.

Smith AD, et al.: Homocysteine-lowering by B vitamins slows the rate of accelerated brain atrophy in mild cognitive impairment: a randomized controlled trial. 2010;PloSone5(9):e12244. Doi:10.1371/journal.pone. 0012244

Solnick SJ, Hemenway D: The ,Twinkie Defense': the relationship between carbonated non-diet soft drinks and violence perpetration among Boston high school students. Injury prevention: journal of the International Society for Child and Adolescent Injury Prevention. 2011. Doi:10.1136/injuryprev-2011-040117

Strasburger VC: Go ahead punk, make my day: it's time for pediatricians to take action against media violence. Pediatrics. 2007;119(6):e1398-9. Doi:10.1542/peds.2007-0083

Stringer C: Palaeoanthropology. Coasting out of Africa. Nature. 2000;405(6782):24-5,27. Doi: 10.1038/35011166

Stroebele N, de Castro JM: Listening to music while eating is related to increases in people's food intake and meal duration. Appetite 2006;47(3):285-9.

Su KP: Biological mechanism of antidepressant effect of omega-3 fatty acids: how does fish oil act as a ,mind-body interface'? Neuro-Signals. 2009;17(2):144-52. Doi:10.1159/000198167

Teng WF, Sun WM, Shi LF, Hou DD, Liu H: Effects of restraint stress on iron, zinc, calcium, and magnesium whole blood levels in mice. Biol Trace Elem Res. 2008;121(3):243-8.

Thacher TD, Clarke BL: Vitamin D insufficiency. Mayo Clinic proceedings Mayo Clinic. 2011; 86(1):50-60. Doi:10.4065/mcp.2010.0567

Third Milestones of a Global Campaign for Violence Prevention Report. WHO Library Cataloguing-In-Publication Data. World Health Organization. 2007. http://whqlibdoc.who. int/publications/2007/9789241595476_eng. pdf.

Thompson JS, Sood A, Arora R: Statins and cancer: a potential link? American journal of therapeutics. 2012;17(4):e100-4. Doi:10.1097/MJT. 0b013e31819df9cd

Torres S, Nowson C: Relationship between stress, eating behavior, and obesity. Nutrition. 2007;23(11-12):887-4.

Tuomisto T, Tuomisto MT, Hetherington M, Lappalainen R: Reasons for initiation and cessation of eating in obese men and women and the affective consequences of eating in everyday situations. Appetite. 1998;30(2):211-22.

Turner EH, Loftis JM, Blackwell AD: Serotonin a la carte: supplementation with the serotonin precursor 5-hydroxytryptophan. Pharmacology & therapeutics. 2006;109(3):325-38. Doi: 10.1016/j.pharmthera.2005.06.004

Tuschen B, Vögele C, Kuhnhardt K, Cleve-Prinz W: Steigern psychische Belastungen das Eßbedürfnis? Eine experimentelle Studie an Bulimikerinnen. Zeitschrift für Klinische Psychologie. 1995;24(4):344-51.

Virkkunen M: Reactive hypoglycemic tendency among habitually violent offenders. A further study by means of the glucose tolerance test. Neuropsychobiology. 1982;8(1):35-40.

Virkkunen M: Serum cholesterol levels in homicidal offenders. A low cholesterol level is connected with a habitually violent tendency under the influence of alcohol. Neuropsychobiology. 1983;10(2-3):65-9.

Virkkunen M: Reactive hypoglycemic tendency among habitually violent offenders. Nutrition reviews. 1986;44 Suppl:94-103.

Virkkunen M, et al.: Personality profiles and state aggressiveness in Finnish alcoholic, violent offenders, fire setters, and healthy volunteers. Archives of general psychiatry. 1994;51(1):28-33.

Wallner B, Machatschke IH: The evolution of violence in men: the function of central cholesterol and serotonin. Progress in neuro-psychopharmacology & biological psychiatry. 2009; 33(3):391-7. Doi:10.1016/j.pnpbp.2009.02.006

Weinstein S, Shilde D, Rolls B: Changes in food intake in response to stress in men and women. Appetite. 1997;28:7-18.

Wells AS, Read NW, Laugharne JD, Ahluwalia NS: Alterations in mood after changing to a low-fat diet. Br J Nutr. 1998;79(1):23-30.

White AM, Johnston CS, Swan PD, Tjonn SL, Sears B: Blood ketones are directly related to fatigue and perceived effort during exercise in overweight adults adhering to low-carbohydrate diets for weight loss: a pilot study. J Am Diet Assoc. 2007 Oct;107(10):1792-6.

White TD, et al.: Pleistocene Homo sapiens from Middle Awash, Ethiopia. Nature. 2003;

423(6941):742-7. Doi:10.1038/nature01669

Wilhelmi de Toledo F, Buchinger A, Burggabe H, et al.: Leitlinien zur Fastentherapie. European Society for classical natural medicine. Forsch Komplementärmed Klass Naturheilkd. 2002;9:189-98.

Wolfe AR, Arroyo C, Tedders SH, Li Y, Dai Q, Zhang J: Dietary protein and protein-rich food in relation to severely depressed mood: A 10 year follow-up of a national cohort. Progress in neuro-psychopharmacology & biological psychiatry. 2011;35(1):232-8. Doi:10.1016/j.pnpbp.2010.11.011

Wurtman JJ: Carbohydrate craving. Relationship between carbohydrate intake and disorders of mood. Drugs. 1990;39 Suppl 3:49-52.

Wurtman JJ: Carbohydrate cravings: a disorder of food intake and mood. Clin Neuropharmacol. 1988;11 Suppl 1:139-45.

Zellner DA, Loaiza S, Gonzalez Z, Pita J, Morales J, Pecora D, Wolf A: Food selection changes under stress. Physiol Behav. 2006;87(4):789-93.

Zellner DA, Saito S, Gonzalez J: The effect of stress on men's food selection. Appetite. 2007; 49(3):696-9.

Zhang J, Muldoon MF, McKeown RE, Cuffe SP: Association of serum cholesterol and history of school suspension among school-age children and adolescents in the United States. American journal of epidemiology. 2005;161(7):691-9. Doi:10.1093/aje/kwi074

Zureik M, Courbon D, Ducimetiere P: Serum cholesterol concentration and death from suicide in men: Paris prospective study I. BMJ. 1996;313(7058):649-51.

Was geistig und körperlich fit hält

Abreu RV, Silva-Oliveira EM, Moraes MF, Pereira GS, Moraes-Santos T: Chronic coffee and caffeine ingestion effects on the cognitive function and antioxidant system of rat brains. Pharmacol Biochem Behav. 2011;99(4):659-64.

Andres-Lacueva C, Shukitt-Hale B, Galli RL, Jauregui O, Lamuela-Raventos RM, Joseph JA: Anthocyanins in aged blueberry-fed rats are found centrally and may enhance memory. Nutr Neurosci. 2005;8(2):111-20.

Astorino TA, Terzi MN, Roberson DW, Burnett TR: Effect of caffeine intake on pain perception during high-intensity exercise. Int J Sport Nutr Exerc Metab. 2011;21(1):27-32.

Barros D, Amaral OB, Izquierdo I, Geracitano L, do Carmo Bassols Raseira M, Henriques AT, Ramirez MR: Behavioral and genoprotective effects of Vaccinium berries intake in mice. Pharmacol Biochem Behav. 2006;84(2):229-34.

Bégin ME, Plourde M, Pifferi F, Cunnane SC: What Is the Link between Docosahexaenoic Acid, Cognitive Impairment, and Alzheimer's Disease in the Elderly? In: Montmayeur JP, le Coutre J, editors. Fat Detection: Taste, Texture, and Post Ingestive Effects. Boca Raton (FL): CRC Press; 2010. Chapter 19 Frontiers in Neuroscience.

Belitz HD, Grosch W, Schieberle P: Lehrbuch der Lebensmittelchemie. Springer Verlag Berlin, Heidelberg 2008.

Bengmark S: Impact of nutrition on ageing and disease. Curr Opin Clin Nutr Metab Care. 2006; 9(1):2-7.

Benton D, Donohoe RT: The influence on cognition of the interactions between lecithin, carnitine and carbohydrate. Psychopharmacology (Berl). 2004;175(1):84-91.

Benton D, Owens DS, Parker PY: Blood glucose influences memory and attention in young adults. Neuropsychologia. 1994;32:595-607.

Benton D, Stevens MK: The influence of a glucose containing dring on the behaviour of children in school. Biol Psychol 2008;78(3):242-245.

Benton D: Dehydration influences mood and cognition: a plausible hypothesis? Nutrients. 2011;3(5):555-73.

Benton D: Micronutrient status, cognition and behavioral problems in childhood. Eur J Nutr. 2008;47 Suppl 3:38-50.

Benton D: Micro-nutrient supplementation and the intelligence of children. Neurosci Biobehav Rev. 2001;25(4):297-309.

Benton D: The influence of dietary status on the cognitive performance of children. Mol Nutr Food Res. 2010;54(4):457-70.

Biddle SJ, Asare M: Physical activity and mental health in children and adolescents: a review of reviews. Br J Sports Med. 2011;45(11):886-95.

Biessels GJ: Caffeine, diabetes, cognition, and dementia. Journal of Alzheimer's disease: JAD. 2010;20 Suppl 1:S143-50. Doi:10.3233/JAD-2010-091228

Bosma H, van Boxtel MP, Ponds RW, Houx PJ, Burdorf A, Jolles J: Mental work demands protect against cognitive impairment: MAAS prospective cohort study. Exp Aging Res. 2003;29:33-45.

Botella P, Parra A: Coffee increases state anxiety in males but not in females. Human psychopharmacology. 2003;18(2):141-3. Doi:10.1002/hup.444

Brice C, Smith A: The effects of caffeine on simulated driving, subjective alertness and sustained attention. Hum Psychopharmacol. 2001; 16(7):523-31.

Brinkworth GD, Buckley JD, Noakes M, Clifton PM, Wilson CJ: Long-term effects of a very low-carbohydrate diet and a low-fat diet on mood and cognitive function. Arch Intern Med. 2009;169(20):1873-80.

Butchart C, Kyle J, McNeill G, Corley J, Gow AJ, Starr JM, Deary IJ: Flavonoid intake in relation to cognitive function in later life in the Lothian Birth Cohort 1936. Br J Nutr. 2011;106(1):141-8.

Conger SA, Warren GL, Hardy MA, Millard-Stafford ML: Does caffeine added to carbohydrate provide additional ergogenic benefit for endurance? Int J Sport Nutr Exerc Metab. 2011;21(1):71-84.

Cooper SB, Bandelow S, Nute ML, Morris JG, Nevill ME: Breakfast glycaemic index and cognitive function in adolescent school children. Br J Nutr. 2011;29:1-10.

Crichton GE, Murphy KJ, Bryan J: Dairy intake and cognitive health in middle-aged South Australians. Asia Pac J Clin Nutr. 2010; 19(2):161-71.

D'Anci KE, Constant F, Rosenberg IH: Hydration and cognitive function in children. Nutr Rev. 2006 Oct;64(10 Pt 1):457-64.

Debry G: Coffee and Health. John Libbey, Paris 1994.

Dickau K: Ernährungsberatung im Leistungssport. Ernährungs-Umschau. 2012;1:31-3.

Drachman DA, Glosser G, Fleming P, Longenecker G: Memory decline in the aged: treatment with lecithin and physostigmine. Neurology. 1982; 32(9):944-50.

Ebermann R, Elmadfa I: Lehrbuch Lebensmittelchemie und Ernährung. Springer Verlag Wien, 2008.

Edmonds CJ, Burford D: Should children drink more water? The effects of drinking water on cognition in children. Appetite. 2009;52(3): 776-9.

Ekmekcioglu C: 50 einfache Dinge, die Sie über Ernährung wissen sollten. Westend, 2006.

Ekmekcioglu C: Die Bedeutung der Spurenelemente Eisen, Kupfer, Selen und Zink für die Ernährungsmedizin. In: Widhalm K (Hrsg.): Ernährungsmedizin. Verlagshaus der Ärzte, Wien. 3. Auflage, 2009.

Elmadfa I, Leitzmann C: Ernährung des Menschen. Verlag UTB Stuttgart, 4. Auflage, 2004.

Falkingham M, Abdelhamid A, Curtis P, Fairweather-Tait S, Dye L, Hooper L: The effects of oral iron supplementation on cognition in older children and adults: a systematic review and meta-analysis. Nutr J. 2010;9:4.

Flöel A, Witte AV, Lohmann H, Wersching H, Ringelstein EB, Berger K, Knecht S: Lifestyle and memory in the elderly. Neuroepidemiology. 2008;31(1):39-47.

Fredholm BB, Battig K, Holmen J, Nehlig A, Zvartau EE: Actions of caffeine in the brain with special reference to factors that contribute to its widespread use. Pharmacological reviews. 1999;51(1):83-133.

Galli RL, Bielinski DF, Szprengiel A, Shukitt-Hale B, Joseph JA: Blueberry supplemented diet reverses age-related decline in hippocampal HSP70 neuroprotection. Neurobiol Aging. 2006;27(2):344-50.

Gillette-Guyonnet S, Vellas B: Caloric restriction and brain function. Curr Opin Clin Nutr Metab Care. 2008;11(6):686-92.

Gomez-Pinilla F: Collaborative effects of diet and exercise on cognitive enhancement. Nutr Health. 2011;20(3-4):165-9.

Gomez-Pinilla F: The combined effects of exercise and foods in prevention neurological and cognitive disorders. Prev Med 2011;52(1):S75-85.

Greden JF: Anxiety or caffeinism: a diagnostic dilemma. The American journal of psychiatry. 1974;131(10):1089-92.

Griffin J: Nutrition for marathon running. The Crowood Press, Wiltshire, England, 2005.

Gu Y, Scarmeas N: Dietary patterns in Alzheimer's disease and cognitive aging. Curr Alzheimer Res. 2011;8(5):510-9.

Gu Y, Nieves JW, Stern Y, Luchsinger JA: Scarmeas N: Food Combination and Alzheimer Disease Risk. A Protective Diet. Arch Neurol. 2010; 67(6):699-706.

Haider S, Batool Z, Tabassum S, Perveen T, Saleem S, Naqvi F, Javed H, Haleem DJ: Effects of Walnuts (Juglans regia) on Learning and Memory Functions. Plant Foods Hum Nutr. 2011; 66(4):335-40.

Harris CM, Dysken MW, Fovall P, Davis JM: Effect of lecithin on memory in normal adults. Am J Psychiatry. 1983;140(8):1010-2.

Haselbacher A, Beutel ME, Leichsenring F, Wiltink J: Soziale Phobie. Psychotherapeut. 2008;53(3): 168-76. Doi:10.1007/s00278-008-0604-z

Hermoso M, Vucic V, Vollhardt C, Arsic A, Roman-Viñas B, Iglesia-Altaba I, Gurinovic M, Koletzko B: The effect of iron on cognitive development and function in infants, children and adolescents: a systematic review. Ann Nutr Metab. 2011;59(2-4):154-65.

Heys M, Jiang C, Schooling CM, Zhang W, Cheng KK, Lam TH, Leung GM: Is childhood meat eating associated with better later adulthood cognition in a developing population? Eur J Epidemiol. 2010;25(7):507-16.

Higgins JP, Flicker L: Lecithin for dementia and cognitive impairment. Cochrane Database Syst Rev. 2003;(3):CD001015.

Holt SH, Delargy HJ, Lawton CL, Blundell JE: The effects of high-carbohydrate vs high-fat breakfasts on feelings of fullness and alertness, and subsequent food intake. Int J Food Sci Nutr. 1999;Jan;50(1):13-28.

Huffman SL, Harika RK, Eilander A, Osendarp SJ: Essential fats: how do they affect growth and development of infants and young children in developing countries? A literature review. Matern Child Nutr. 2011;7 Suppl 3:44-65.

Ingram DK, Roth GS, Lane MA, Ottinger MA, Zou S, de Cabo R, Mattison JA: The potential for dietary restriction to increase longevity in humans: extrapolation from monkey studies. Biogerontology. 2006;7(3):143-8.

Ingram DK, Young J, Mattison JA: Calorie restriction in nonhuman primates: assessing effects on brain and behavioral aging. Neuroscience. 2007;145(4):1359-64.

Johnson AJ, Jenks R, Miles C, Albert M, Cox M: Chewing gum moderates multi-task induced shifts in stress, mood, and alertness. A re-examination. Appetite. 2011;56(2):408-11.

Johnson AJ, Miles C, Haddrell B, Harrison E, Osborne L, Wilson N, Jenks R: The effect of chewing gum on physiological and self-rated measures of alertness and daytime sleepiness. Physiol Behav. 2012;105(3):815-20.

Joseph J, Cole G, Head E, Ingram D: Nutrition, brain aging, and neurodegeneration. J Neurosci. 2009 Oct 14;29(41):12795-801.

Joseph JA, Shukitt-Hale B, Casadesus G: Reversing the deleterious effects of aging on neuronal communication and behavior: beneficial properties of fruit polyphenolic compounds. Am J Clin Nutr. 2005;81(Suppl 1):313-6.

Junger M, van Kampen M: Cognitive ability and self-control in relation to dietary habits, physical activity and bodyweight in adolescents. Int J Behav Nutr Phys Act. 2010;7:22.

Kalmijn S, van Boxtel MP, Ocké M, Verschuren WM, Kromhout D, Launer LJ: Dietary intake of fatty acids and fish in relation to cognitive performance at middle age. Neurology. 2004;62(2):275-80.

Kesse-Guyot E, Fezeu L, Andreeva VA, Touvier M, Scalbert A, Hercberg S, Galan P: Total and specific polyphenol intakes in midlife are associated with cognitive function measured 13 years later. J Nutr. 2012;142(1):76-83.

Kiefer I, Zifko U: Brainfood. Fit im Kopf durch richtige Ernährung. Kneippverlag, Wien 2006.

Kormi-Nouri R, Shojaei RS, Moniri S, et al.: The effect of childhood bilingualism on episodic and semantic memory tasks. Scand J Psychol. 2008;49:93-109.

Ladd SL, Sommer SA, LaBerge S, Toscano W: Effect of phosphatidylcholine on explicit memory. Clin Neuropharmacol. 1993; 16(6):540-9.

Lamport DJ, Hoyle E, Lawton CL, Mansfield MW, Dye L: Evidence for a second meal cognitive effect: glycaemic responses to high and low glycaemic index evening meals are associated with cognition the following morning. Nutr Neurosci. 2011;14(2):66-71.

Lehrl S, et al.: Geistige Leistungsfähigkeit. Theorie und Messung der biologischen Intelligenz mit dem Kurztest KAI. Ebersberg: Vless, 2. Auflage 1991.

Lehrl S: Mehrfachwahl-Wortschatz-Intelligenz-Test. 5. Aufl. Balingen: Spitta, 2005.

Lemaire JB, Wallace JE, Dinsmore K, Roberts D: Food for thought: an exploratory study of how physicians experience poor workplace nutrition. Nutr J. 2011;10(1):18.

Liu J, Yu H, Ning X: Effect of quercetin on chronic enhancement of spatial learning and memory of mice. Sci China C Life Sci. 2006; 49(6):583-90.

Lucas SJ, Ainslie PN, Murrell CJ, Thomas KN, Franz EA, Cotter JD: Effect of age on exercise-induced alterations in cognitive executive function: Relationship to cerebral perfusion. Exp Gerontol. 2012 Jan 2.

Mahoney CR, Taylor HA, Kanarek RB, Samuel P: Effect of breakfast composition on cognitive processes in elementary school children. Physiol Behav 2005;85(5):635-45.

Mahoney CR, Tayor HA, Kanarek RB: Effect of an afternoon confectionery snack on cognitive process critical to learing. Physiol Behav: 2007;90(2-3):344-52.

Masumoto Y, Morinushi T, Kawasaki H, et al.: Effects of three principal constituents in chewing gum on electroencepalographic activity. Psychiatry Clin Neurosci: 1999 Feb;53(1):17-23.

Micha R, Rogers PJ, Nelson M: Glycaemic index and glycaemic load of breakfast predict cognitive function and mood in school children: a randomised controlled trial. Br J Nutr. 2011; 106(10):1552-61.

Milgram NW, Siwak-Tapp CT, Araujo J, Head E: Neuroprotective effects of cognitive enrichment. Ageing Res Rev. 2006;5:354-69.

Moher D, Liberati A, Tetzlaff J, Altman DG: The PRISMA Group: Preferred Reporting Items for Systematic Reviews and Meta-Analyses: The PRISMA Statement. PLoS Med. 2009,6: e1000097.

Morgan J, Taylor A, Fewtrell M: Meat consumption is positively associated with psychomotor outcome in children up to 24 months of age. J Pediatr Gastroenterol Nutr. 2004;39(5):93–8.

Morris MC, Evans DA, Bienias JL, Tangney CC, Hebert LE, Scherr PA, Schneider JA: Dietary folate and vitamin B_{12} intake and cognitive decline among community-dwelling older persons. Arch Neurol. 2005;62(4):641-5.

Morris MC, Evans DA, Tangney CC, Bienias JL, Wilson RS: Fish consumption and cognitive decline with age in a large community study. Arch Neurol. 2005;62(12):1849-53.

Nabb S, Benton D: The influence on cognition of the interaction between the macro-nutrient content of breakfast and glucose tolerance. Physiol Behav. 2006;8(1):16-23.

Nader IW, Gittler G, Waldherr K, Pietschnig J: Chew on this: No support for facilitating effects of gum on spatial task performance. Arch Oral Biol. 2010;55(9):712-7.

Nardi AE, et al.: Panic disorder and social anxiety disorder subtypes in a caffeine challenge test. Psychiatry research. 2009;169(2):149-53. Doi: 10.1016/j.psychres.2008.06.023

Nehlig A: Is caffeine a cognitive enhancer? J Alzheimers Dis. 2010;20 Suppl 1:85-94.

Neumann CG, Bwibo NO, Murphy SP, Sigman M, Whaley S, llen LH, et al.: Animal source foods improve dietary quality, micronutrient status, growth and cognitive function in Kenyan chool children: background, study design and baseline findings. Nutr. 2003;133(11 Suppl 2):3941-9.

Ng TP, Chiam PC, Lee T, Chua HC, Lim L, Kua EH: Curry consumption and cognitive function in the elderly. Am J Epidemiol. 2006; 164(9):898-906.

Nooyens AC, Bueno-de-Mesquita HB, van Boxtel MP, van Gelder BM, Verhagen H, Verschuren WM: Fruit and vegetable intake and cognitive decline in middle-aged men and women: the Doetinchem Cohort Study. Br J Nutr. 2011; 106(5):752-61.

Nurk E, Drevon CA, Refsum H, Solvoll K, Vollset SE, Nygård O, Nygaard HA, Engedal K, Tell GS, Smith AD: Cognitive performance among the elderly and dietary fish intake: the Hordaland Health Study. Am J Clin Nutr. 2007; 86(5):1470-8.

Nurk E, Refsum H, Drevon CA, Tell GS, Nygaard HA, Engedal K, Smith AD: Intake of flavonoid-rich wine, tea, and chocolate by elderly men and women is associated with better cognitive test performance. J Nutr. 2009;139(1):120-7.

Nurk E, Refsum H, Drevon CA, Tell GS, Nygaard HA, Engedal K, Smith AD: Cognitive performance among the elderly in relation to the intake of plant foods. The Hordaland Health Study. Br J Nutr. 2010;104(8):1190-201.

Onyper SV, Carr TL, Farrar JS, Floyd BR: Cognitive advantages of chewing gum. Now you see them, now you don't. Appetite. 2011;57(2):321-8.

Orbeta RL, Overpeck MD, Ramcharran D, Kogan MD, Ledsky R: High caffeine intake in adolescents: associations with difficulty sleeping and feeling tired in the morning. The Journal of adolescent health: official publication of the Society for Adolescent Medicine. 2006;38(4): 451-3. Doi:10.1016/j.jadohealth.2005.05.014

Overman AA, Sun J, Golding AC, Prevost D: Chewing gum does not induce context-dependent memory when flavor is held constant. Appetite. 2009;53(2):253-5.

Pacdzensky G, Dünnebier A: Kulturgeschichte des Essens und Trinkens. Orbis Verlag 1999.

Panijel M: Effect of lecithin in disorders of memory, learning and concentration. Therapiewoche. 1986;36:5029-34.

Papanikolaou Y, Palmer H, Binns MA, Jenkins DJ, Greenwood CE: Better cognitive performance following a low-glycaemic-index compared with a high-glycaemic-index carbohydrate meal in adults with type 2 diabetes. Diabetologia. 2006;49(5):855-62.

Peacock JM, Folsom AR, Knopman DS, Mosley TH, Goff DC Jr, Szklo M: Dietary antioxidant intake and cognitive performance in middle-aged adults. The Atherosclerosis Risk in Communities (ARIC) Study investigators. Public Health Nutr. 2000;3(3):337-43.

Péneau S, Galan P, Jeandel C, Ferry M, Andreeva V, Hercberg S, Kesse-Guyot E: SU.VI.MAX 2 Research Group. Fruit and vegetable intake and cognitive function in the SU.VI.MAX 2 prospective study. Am J Clin Nutr. 2011;94(5):1295-303.

Pennay A, Lubman D, Miller P: Combining energy drinks and alcohol – a recipe for trouble? Australian family physician. 2011;40(3):104-7.

Phillips-Bute BG, Lane JD: Caffeine withdrawal symptoms following brief caffeine deprivation. Physiology & Behavior. 1997;63(1):35-9.

Polidori MC, Praticó D, Mangialasche F, et al.: High fruit and vegetable intake is positively correlated with antioxidant status and cognitive performance in healthy subjects. J Alzheimers Dis. 2009;17(4):921-7.

Rampersaud GC, Pereira MA, Girard BL, Adams J, Metzl JD: Breakfast habits, nutritional status, body weight, and academic performance in children and adolescents. J Am Diet Assoc. 2005;105(5):743-60.

Ranheim T, Halvorsen B: Coffee consumption and human health – beneficial or detrimental? Mechanisms for effects of coffee consumption on different risk factors for cardiovascular disease and type 2 diabetes mellitus. Molecular nutrition & food research. 2005;49(3):274-84. Doi: 10.1002/mnfr.200400109

Rapee RM, Spence SH: The etiology of social phobia: empirical evidence and an initial model. Clinical psychology review. 2004;24(7):737-67. Doi:10.1016/j.cpr.2004.06.004

Raudenbush B: The effects of peppermint odor: A review of the literature and most recent findings. Aromachology 12.

Reissig CJ, Strain EC, Griffiths RR: Caffeinated energy drinks – a growing problem. Drug and alcohol dependence. 2009;99(1-3):1-10. Doi: 10.1016/j.drugalcdep.2008.08.001

Remer T, Johner SA, Gärtner R, Thamm M, Kriener E: Jodmangel im Säuglingsalter – ein Risiko für die kognitive Entwicklung. Dtsch med Wochenschr. 2010;135(31/32):1551-56.

Riggs N, Chou CP, Spruijt-Metz D, Pentz MA: Executive cognitive function as a correlate and predictor of child food intake and physical activity. Child Neuropsychol. 2010;16(3):279-92.

Riggs NR, Spruijt-Metz D, Sakuma KL, Chou CP, Pentz MA: Executive cognitive function and food intake in children. J Nutr Educ Behav. 2010;42(6):398-403.

Riley KP, Snowdon DA, Desrosiers MF, Markesbery WR: Early life linguistic ability, late life cognitive function, and neuropathology: findings from the Nun Study. Neurobiol Aging. 2005;26:341-7.

Ristow M, et al.: Antioxidants prevent health-promoting effects of physical exercise in humans. Proceedings of the National Academy of Sciences of the United States of America. 2009; 106(21):8665-70. Doi:10.1073/pnas.0903485106

Roberts RO, Geda YE, Cerhan JR, Knopman DS, Cha RH, Christianson TJ, Pankratz VS, Ivnik RJ, Boeve BF, O'Connor HM, Petersen RC: Vegetables, unsaturated fats, moderate alcohol intake, and mild cognitive impairment. Dement Geriatr Cogn Disord. 2010;29(5):413-23.

Savoca MR, MacKey ML, Evans CD, Wilson M, Ludwig DA, Harshfield GA: Association of ambulatory blood pressure and dietary caffeine in adolescents. American journal of hypertension. 2005;18(1):116-20. Doi:10.1016/j.amjhyper.2004.08.011

Schmidt RF, Thews G: Physiologie des Menschen. 27. Aufl. 1997, Springer Verlag.

Schoenthaler SJ, Bier ID, Young K, Nichols D, Jansenns S: The effect of vitamin-mineral supplementation on the intelligence of American schoolchildren: a randomized, double-blind placebo-controlled trial. J Altern Complement Med. 2000;6(1):19-29.

Shukitt-Hale B, Carey AN, Jenkins D, Rabin BM, Joseph JA: Beneficial effects of fruit extracts on neuronal function and behaviour in a rodent model of accelerated aging. Neurobiol Aging. 2007;8(8):1187-94.

Singh A, Naidu PS, Kulkarni SK: Reversal of aging and chronic ethanol-induced cognitive dysfunction by quercetin a bioflavonoid. Free Radic Res. 2003;3 7(11):1245-52.

Smith A, Kendrick A, Maben A, Salmon J: Effects of breakfast and caffeine on cognitive performance, mood and cardiovascular functioning. Appetite. 1994;22(1):39-55.

Smith A: Effects of chewing gum on cognitive function, mood and physiology in stressed and non-stressed volunteers. Nutr Neurosci. 2010;13(1):7-16.

Smith A: Effects of chewing gum on mood, learning, memory and performance of an intelligence Test Nutritional Neuroscience 2009; 12(2):81-8.

Smith AP, Chaplin K, Wadsworth E: Chewing gum, occupational stress, work performance and wellbeing. An intervention study. Appetite. 2012 Mar 3. [Epub ahead of print].

Smith AP, Clark R, Gallagher J: Breakfast cereal and caffeinated coffee: effects on working memory, attention, mood, and cardiovascular function. Physiol Behav. 1999;67(1):9-17.

Smith AP, Wilds A: Effects of cereal bars for breakfast and mid-morning snacks on mood and memory. Int J Food Sci Nutr. 2009;60 Suppl 4:63-9.

Smith JV, Heilbronn LK, Ravussin E: Energy restriction and aging. Curr Opin Clin Nutr Metab Care. 2004;7:615-522.

Solfrizzi V, Frisardi V, Capurso C, D'Introno A, Colacicco AM, Vendemiale G, Capurso A, Panza F: Dietary fatty acids in dementia and predementia syndromes: epidemiological evidence and possible underlying mechanisms. Ageing Res Rev. 2010;9(2):184-99.

Solfrizzi V, Frisardi V, Seripa D, Logroscino G, Imbimbo BP, D'Onofrio G, Addante F, Sancarlo D, Cascavilla L, Pilotto A, Panza F: Mediterranean diet in predementia and dementia syndromes. Curr Alzheimer Res. 2011;8(5):520-42.

Solfrizzi V, Panza F, Frisardi V, Seripa D, Logroscino G, Imbimbo BP, Pilotto A: Diet and Alzheimer's disease risk factors or prevention: the current evidence. Expert Rev Neurother. 2011;11(5):677-708.

Spencer JP: The impact of fruit flavonoids on memory and cognition. Br J Nutr. 2010;104 Suppl 3:40-7.

Stehle P: Ernährung und körperliche Leistung. Ernährungsmedizin in der Praxis. Balinger: Spitta Verlag 2001.

Suhr JA, Hall J, Patterson SM, Niinistö RT: The relation of hydration status to cognitive performance in healthy older adults. Int J Psychophysiol. 2004 Jul;53(2):121-5.

Terschlüsen AM, Müller K, Willinger K, Kersting M: Der Einfluss von Mahlzeiten, Nährstoffen und Flüssigkeit auf die kognitive Leistungsfähigkeit bei Kindern. Ernährungs-Umschau 2010;6(10):302-7.

Tseng CN, Gau BS, Lou MF: The effectiveness of exercise on improving cognitive function in older people: a systematic review. J Nurs Res. 2011;19(2):119-31.

Tucha O, Mecklinger L, Maier K, Hammerl M, Lange W: Chewing gum differentially aspects of attention in healthy subjects. Appetite. 2004 Jun;42(3):327-9.

van Gelder BM, Buijsse B, Tijhuis M, Kalmijn S, Giampaoli S, Nissinen A, Kromhout D: Coffee consumption is inversely associated with cognitive decline in elderly European men: the FINE Study. Eur J Clin Nutr. 2007;61(2):226-32.

Vercambre MN, Boutron-Ruault MC, Ritchie K, Clavel-Chapelon F, Berr C: Long-term association of food and nutrient intakes with cognitive and functional decline: a 13-year follow-up study of elderly French women. Br J Nutr. 2009;102(3):419-27.

Volz HP, Hehnke U, Hauke W: Improvement in quality of life in the elderly. Results of a placebo-controlled study on the efficacy and tolerability of lecithin fluid in patients with impaired cognitive functions. MMW Fortschr Med. 2004;146(50):52.

Westenhöfer J: Kohlenhydrate und geistige Leistungsfähigkeit. Aktuel Ernaehr Med. 2006; 31,Supplement1:96-102.

Widenhorn-Müller K, Hille K, Klenk J, Weiland U: Influence of having breakfast on cognitive performance and mood in 13- to 20-year-old high school students: restults of a crossover trial. Pediatrics. 2008;122(2):279-84.

Williams JW, Plassman BL, Burke J, Holsinger T, Benjamin S: Preventing Alzheimer's Disease and Cognitive Decline. Evidence Report/Technology Assessment. Agency for Healthcare Research and Quality. AHRQ Publication No 10-E005, April 2010.

Wilson RS, Mendes De Leon CF, Barnes LL, et al.: Participation in cognitively stimulating activities and risk of incident Alzheimer disease. Jama 2002;287:742-8.

Witte AV, Fobker M, Gellner R, Knecht S, Flöel A: Caloric restriction improves memory in elderly humans. Proc Natl Acad Sci U S A. 2009; 106(4):1255-60.

Dick- und Schlankmacher

Aeberli I, Kaspar M, Zimmermann MB: Dietary intake and physical activity of normal weight and overweight 6- to 14-year-old Swiss children. Swiss Med Wkly. 2007;137:424-30.

Anton SD, Martin CK, Han H, Coulon S, Cefalu WT, Geiselman P, Williamson DA: Effects of stevia, aspartame, and sucrose on food intake, satiety, and postprandial glucose and insulin levels. Appetite. 2010;55(1):37-43.

Astrup A, Kristensen M, Gregersen NT, Belza A, Lorenzen JK, Due A, Larsen TM: Can bioactive foods affect obesity? Ann N Y Acad Sci. 2010;1190:25-41.

Basdevant A, Craplet C, Guy-Grand B: Snacking patterns in obese French women. Appetite. 1993;21(1):17-23.

Bertéus Forslund H, Torgerson JS, Sjöström L, Lindroos AK: Snacking frequency in relation to energy intake and food choices in obese men and women compared to a reference population. Int J Obes 2005;29(6):711-9.

Bes-Rastrollo M, Wedick NM, Martinez-Gonzalez MA, Li TY, Sampson L, Hu FB: Prospective study of nut consumption, long-term weight change, and obesity risk in women. Am J Clin Nutr. 2009;89(6):1913-9.

BfR (Bundesinstitut für Risikobewertung): Erhöhte Aufnahme von Fruktose ist für Diabetiker nicht empfehlenswert. Stellungnahme Nr. 041/2009 des BfR vom 06. März 2009.

Blundell JE, Hill AJ: Paradoxical effect of intensive sweetener (aspartame) on appetite. Lancet. 1986;1:1092-3.

Boeing H: Macht Fett wirklich fett? Was ist aus Sicht der Epidemiologie gesichert? Ernährungs-Umschau. 2005;52:4-8.

Bopp MJ, Houston DK, Lenchik L, Easter L, Kritchevsky SB, Nicklas BJ: Lean mass loss is associated with low protein intake during dietary-induced weight loss in postmenopausal women. J Am Diet Assoc. 2008;108(7):1216-20.

Boschmann M, Steiniger J, Hille U, et al: Water-induced thermogenesis. J Clin Endocrinol Metab. 2003;88:6015–19.

Boutelle KN, Fulkerson JA, Neumark-Sztainer D, Story M, French SA: Fast food for family meals: relationships with parent and adolescent food intake, home food availability and weight status. Public Health Nutr. 2007;10(1):16-23.

Bray GA: Low-carbohydrate diets and realities of weight loss. JAMA. 2003;289:1853-5.

Buijsse B, Feskens EJ, Schulze MB, et al.: Fruit and vegetable intakes and subsequent changes in body weight in European populations: results from the project on Diet, Obesity, and Genes (DiO-Genes). Am J Clin Nutr. 2009;90(1):202-9.

Buyken A, Schulze B: Kohlenhydratzufuhr und Prävention der Adipositas. In DGE (Deutsche Gesellschaft für Ernährung) (Hrsg): Evidenzbasierte Leitlinie: Kohlenhydratzufuhr und Prävention ausgewählter ernährungsmitbedingter Krankheiten, 2011.

Chang UJ, Suh HJ, Yang SO, Hong YH, Kim YS, Kim JM, Jung EY: Distinct foods with smaller unit would be an effective approach to achieve sustainable weight loss. Eat Behav. 2012;13(1):74-7.

Choi HK, et al.: Purine-rich foods, dairy and protein intake, and the risk of gout in men. N Engl J Med. 2004;350:1093-103.

Choi JW, Ford ES, Gao X, et al.: Sugarsweetened soft drinks, diet soft drinks, and serum uric acid level: the Third National Health and Nutrition Examination Survey, Arthritis Rheum. 2008;59(1):109-16.

Dave JM, An LC, Jeffery RW, Ahluwalia JS: Relationship of attitudes toward fast food and frequency of fast-food intake in adults. Obesity. 2009;17(6):1164-70.

de la Hunty A, Gibson S, Ashwell M: A review of the effectiveness of aspartame in helping with weight control. Nutrition Bulletin. 2006; 31:115–28.

Dennis EA, Flack KD, Davy BM: Beverage consumption and adult weight management: A review. Eat Behav. 2009;10(4):237-46.

DGE (Deutsche Gesellschaft für Ernährung): Fatburner – Essen Sie sich schlank in 14 Tagen. Stellungsnahme und Statements der DGE. 2004.

Drummond S, Crombie N, Kirk T: A critique of the effects of snacking on body weight status. Eur J Clin Nutr. 1996;50(12):779-83.

Ekmekcioglu, C: 50 einfache Dinge, die Sie über Ernährung wissen sollten. Westend 2006.

Fleischhacker SE, et al.: A systematic review of fast food access studies. Obes Rev. 2011;12(5):e460-71.

French SA, Harnack L, Jeffery RW: Fast food restaurant use among women in the Pound of Prevention study: dietary, behavioral and demographic correlates. Int J Obes Relat Metab Disord. 2000;24(10):1353-9.

Gaßmann B: Süßungsmittel und metabolisches Syndrom. Ernährungs-Umschau. 2005;52:476-81.

Giammattei J, et al.: Television Watching and Soft Drink Consumption. Arch Pediatr Adolesc Med. 2003;15(9):882-6.

Golomb BA, Koperski S, White HL: Association Between More Frequent Chocolate Consumption and Lower Body Mass Index. Arch Intern Med. 2012;172(6):519-21.

Griffioen-Roose S, et al.: Protein status elicits compensatory changes in food intake and food preferences. Am J Clin Nutr. 2012;95(1):32-8.

Günther AL, et al.: Early protein intake and later obesity risk: which protein sources at which time points throughout infancy and childhood are important for body mass index and body fat percentage at 7 y of age? Am J Clin Nutr. 2007;86:1765-72.

Hajeck-Lang B: Handbuch Diäten. Urban & Fischer Verlag, München 2010.

Halkjaer J, et al.: Dietary predictors of 5-year changes in waist circumference. J Am Diet Assoc. 2009;109(8):1356-66.

Halton TL, Hu FB: The effects of high protein diets on thermogenesis, satiety and weight loss: a critical review. J Am Coll Nutr. 2004;23(5):373-85.

Hampl JS, Heaton CL, Taylor CA: Snacking patterns influence energy and nutrient intakes but not body mass index. J Hum Nutr Diet. 2003;16(1):3-11.

Härtel B, Graubaum HJ, Schneider B: Einfluss von Süßstoff-Lösungen auf die Insulinsekretion und den Blutglucosespiegel. Ernährungs-Umschau. 1993;40:152–6.

Hauner H, et al.: Evidenzbasierte Leitlinie: Prävention und Therapie der Adipositas. Version 2007. Herausgeber: Deutsche Adipositas-Gesellschaft, Deutsche Diabetes-Gesellschaft, Deutsche Gesellschaft für Ernährung, Deutsche Gesellschaft für Ernährungsmedizin 2007.

Heitmann BL, Lissner L, Sorensen TI, Bengtsson C: Dietary fat intake and weight gain in women genetically predisposed for obesity. Am J Clin Nutr. 1995;61:1213-7.

Hendriksen MAG, Oer JMA, Du H, Feskens EJM, van der A DL: No consistent association between consumption of energy-dense snack foods and annual weight and waist curcumference changes in Dutch adults. Am J Clin Nutr. 2011;94:19-25.

Hursel R, Westerterp-Plantenga MS: Thermogenic ingredients and body weight regulation. Int J Obes (Lond). 2010;34(4):659-69.

James J, Thomas P, Cavan D, Kerr D: Preventing childhood obesity by reducing consumption of carbonated drinks: cluster randomised controlled trial. BMJ. 2004;328(7450):1237-9.

Jeffery RW, et al.: Are fast food restaurants an enviromental risk factor for obesity? Int J Behav Nutr Phys Act. 2006;3:2.

Jeukendrup AE, Randell R: Fat burners: nutrition supplements that increase fat metabolism. Obes Rev. 2011;12(10):841-51.

Jones JM: Dietary sweeteners containing fructose: overview of a workshop on the state of the science. J Nutr. 2009;139:1210-3.

Jürgens H, et al.: Consuming Fructose-sweetened Beverages Increases Body Adiposity in Mice. Obesity Re-search. 2005;13(7):1146-56.

Kahn HS, Tatham LM, Rodriguez C, Calle EE, Thun MJ, Heath CW Jr: Stable behaviors associated with adults' 10-year change in body mass index and likelihood of gain at the waist. Am J Public Health. 1997 May;87(5):747-54.

Key T, Davey G: Prevalence of obesity is low in people who do not eat meat. BMJ. 1996;313 (7060):816-7.

Kiefer I, Rieder A, Rathmanner T, Meidlinger B, Bartisch C, Lawrence K, Dorner T, Kunze M: Erster Österreichischer Adipositasbericht 2006: Grundlage für zukünftige Handlungsfelder: Kinder, Jugendliche, Erwachsene. Wien 2006.

Knight EL, Stampfer MJ, Hankinson SE, Spiegelman D, Curhan GC: The impact of protein intake on renal function decline in women with normal renal function or mild renal insufficiency. Ann Intern Med. 2003;138:460-7.

Lane MD, Cha SH: Effect of glucose and fructose on food intake via malonyl-CoA signaling in the brain. Biochem Biophys Res Commun. 2009;382(1):1-5.

Larson N, Neumark-Sztainer D, Laska MN, Story M: Young adults and eating away from home: associations with dietary intake patterns and weight status differ by choice of restaurant. J Am Diet Assoc. 2011;111(11):1696-703.

Leidy HJ, Armstrong CL, Tang M, Mattes RD, Campbell WW: The influence of higher protein intake and greater eating frequency on appetite control in overweight and obese men. Obesity (Silver Spring). 2010;18(9):1725-32.

Leidy HJ, Tang M, Armstrong CL, Martin CB, Campbell WW: The effects of consuming frequent, higher protein meals on appetite and satiety during weight loss in overweight/obese men. Obesity (Silver Spring). 2011;19(4):818-24.

Livesey G, Taylor R: Fructose consumption and consequences for glycation, plasma triacylglycerol, and body weight: meta-analyses and meta-regression models of intervention studies, Am J Clin Nutr. 2008;8(5):1419-37.

Louie JC, Flood VM, Hector DJ, Rangan AM, Gill TP: Dairy consumption and overweight and obesity: a systematic review of prospective cohort studies. Obes Rev. 2011;12(7):e582-92.

Ludwig DS, Peterson KE, Gortmaker SL: Relation between consumption of sugar-sweetened drinks and childhood obesity: a prospective, observational analysis. Lancet. 2001;357:505-08.

Malik VS, Schulze MB, Hu FB: Intake of sugar-sweetened beverages and weight gain: a systematic review. Am J Clin Nutr 2006;84:274–88.

Marmonier C, Chapelot D, Fantino M, Louis-Sylvestre J: Snacks consumed in a nonhungry state have poor satiating efficiency: influence of snack composition on substrate utilization and hunger. Am J Clin Nutr. 2002;76(3): 518-28.

Marschall TH, Steven ML, Broffitt B, et al.: Dental Caries And Beverage Consumption in Young Children. Pediatrics. 2003;112(3):184-91.

Martínez-González MA, Bes-Rastrollo M: Nut consumption, weight gain and obesity: Epidemiological evidence. Nutr Metab Cardiovasc Dis. 2011;21 Suppl 1:40-5.

Mattes RD, Popkin BM: Nonnutritive sweetener consumption in humans: effects on appetite and food intake and their putative mechanisms. Am J Clin Nutr. 2009;89(1):1-14.

Montani JP, Viecelli AK, Prévot A, Dulloo AG: Weight cycling during growth and beyond as a risk factor for later cardiovascular diseases: the ‚repeated overshoot‘ theory. Int J Obes (Lond). 2006;30 Suppl 4:58-66.

Mozaffarian D, et al.: Med Changes in diet and lifestyle and long-term weight gain in women and men. 2011;364(25):2392-404.

Nakagawa T, Tuttle KR, Short RA, Johnson RJ: Hypothesis: fructose-induced hyperuricemia as a causal mechanism for the epidemic of the metabolic syndrome. Nat. Clin. Pract. Nephrol. 2005;1:80-6.

Neumark-Sztainer D, Wall M, Haines J, Story M, Eisenberg ME: Why does dieting predict weight gain in adolescents? Findings from project EAT-II: a 5-year longitudinal study. J Am Diet Assoc. 2007;107(3):448-55.

Neumark-Sztainer D, Wall M, Story M, Standish AR: Dieting and unhealthy weight control behaviors during adolescence: associations with 10-year changes in body mass index. J Adolesc Health. 2012;50(1):80-6.

Nguyen S, Choi HK, Lustig RH, et al.: Sugarsweetened beverages, serum uric acid, and blood pressure in adolescents, J Pediatr. 2009; 154(6):807-13.

Noakes M: The role of protein in weight management. Asia Pac J Clin Nutr. 2008;17 Suppl 1:169-71.

ÖGE (Österreichische Gesellschaft für Ernährung): Süßstoffe. 2008 www.oege.at, download 17.12.2011.

Paddon-Jones D, et al.: Protein, weight management, and satiety. Am J Clin Nutr. 2008;87(5):1558-61.

Pereira MA, Kartashov AI, Ebbeling CB, Van Horn L, Slattery ML, Jacobs DR Jr, Ludwig DS: Fast-food habits, weight gain, and insulin resistance (the CARDIA study): 15-year prospective analysis. Lancet. 2005;365(9453):36-42.

Pollock NK, Bundy V, Kanto W, Davis CL, Bernard PJ, Zhu H, Gutin B, Dong Y: Greater Fructose Consumption Is Associated with Cardiometabolic Risk Markers and Visceral Adiposity in Adolescents. J Nutr. 2012; 142(2):251-7.

Prentice AM, Poppitt SD: Importance of energy density and macronutrients in the regulation of energy intake. Int J Obes. 1996;20:18-23.

Prentice AM: Manipulation of dietary fat and energy density and subsequent effects on substrate and food intake. Am J Clin Nutr. 1998;67:535-41.

Reas DL, Wisting L, Kapstad H, Lask B: Nibbling: Frequency and relationship to BMI, pattern of eating, and shape, weight, and eating concerns among university women. Eat Behav. 2012;13(1):65-6.

Rolls BJ: Effekts of intensive sweeteners on hunger, food intake, and body weight: a review. Am J Con Nutr. 1991;53:872-8.

Ros E, Tapsell LC, Sabaté J: Nuts and berries for heart health. Curr Atheroscler Rep. 2010; 12(6):397-406.

Rydell SA, et al.: Why eat at fast-food restaurants: reported reasons among frequent consumers. J Am Diet Assoc. 2008;108(12):2066-70.

Schulz M, et al.: Food groups as predictors for short-term weight changes in men and women of the EPIC-Potsdam cohort. J Nutr. 2002;132(6): 1335-40.

Schulze MB, Manson JE, Ludwig DS, Colditz GA, Stampfer MJ, Willett WC, et al.: Sugar-sweetened beverages, weight gain, and incidence of type 2 diabetes in young and middleaged women. JAMA. 2004;292:927-34.

Stiegler P, Cunliffe A: The role of diet and exercise for the maintenance of fat-free mass and resting metabolic rate during weight loss. Sports Med. 2006;36(3):239-62.

Stookey JD, Constant F, Popkin BM, Gardner CD: Drinking water is associated with weight loss in overweight dieting women independent of diet and activity. Obesity (Silver Spring). 2008; 16(11):2481-8.

Swarbrick MM, et al.: Consumption of fructose-sweetened beverages for 10 weeks increases postprandial triacylglycerol and apolipoprotein-B concentrations in overweight and obese women. Br.J. Nutr. 2008;100:947-52.

Vergnaud AC, et al.: Fruit and vegetable consumption and prospective weight change in participants of the European Prospective Investigation into Cancer and Nutrition-Physical Activity, Nutrition, Alcohol, Cessation of Smoking, Eating Out of Home, and Obesity study. Am J Clin Nutr. 2012;95(1):184-93.

Vergnaud AC, et al.: Meat consumption and prospective weight change in participants of the EPIC-PANACEA study. Am J Clin Nutr. 2010;92(2):398-407.

Wansink B, Chandon P: Meal size, not body size, explains errors in estimating the calorie content of meals. Ann Intern Med. 2006;145(5):326-32.

Wechsler JG: Adipositas. Ursachen und Therapie. Blackwell Verlag, Berlin 2003.

Westerterp-Plantenga M, et al.: Metabolic effects of spices, teas, and caffeine. Physiol Behav. 2006;89(1):85-91.

Westerterp-Plantenga MS: The significance of protein in food intake and body weight regulation. Curr Opin Clin Nutr Metab Care. 2003;6(6):635-8.

Widhalm K, Fussenegger D: Softdrinks und juveniles Übergewicht. Journal für Ernährungsmedizin. 2006;8(1):27-31.

Wirth A: Adipositas. Epidemiologie, Ätiologie, Folgeerkrankungen, Therapie. Springer Verlag, Berlin 2000.

Wolf-Novak LC, Stegink LD, Brummel MC, et al.: Aspartame ingestion with and without carbohydrate in phenylketonuric and normal subjects: effects on plasma concentration of aminoacids, glucose and insulin. Metabolism. 1990;39:391–6(Abstract).

Wolfram G, Boeing H: Fettkonsum und Prävention der Adipositas. In DGE (Deutsche Gesellschaft für Ernährung) (Hrsg): Evidenzbasierte Leitlinie: Fettkonsum und Prävention ausgewählter ernährungsmitbedingter Krankheiten 2006.

Zizza CA, Tayie FA, Lino M: Benefits of snacking in older Americans. J Am Diet Assoc. 2007;107(5):800-6.

Mahlzeiten

Bachman JL, Phelan S, Wing RR, Raynor HA: Eating frequency is higher in weight loss maintainers and normal-weight individuals than in overweight individuals. J Am Diet Assoc. 2011;111(11):1730-4.

Bachman JL, Raynor HA: Effects of Manipulating Eating Frequency During a Behavioral Weight Loss Intervention: A Pilot Randomized Controlled Trial. Obesity (Silver Spring). 2011;15:1038.

Bazar KA, Yun AJ, Lee PY: Debunking a myth: neurohormonal and vagal modulation of sleep centers, not redistribution of blood flow, may account for postprandial somnolence. Medical hypotheses. 2004;63(5):778-82. Doi:10.1016/j. mehy.2004.04.015

Benedict FG: The Factors Affecting Normal Basal Metabolism. Proceedings of the National Academy of Sciences of the United States of America. 1915;1(2):105-9.

Bertéus Forslund H, et al.: Meal patterns and obesity in Swedish women – a simple instrument describing usual meal types, frequency and temporal distribution. Eur J Clin Nutr. 2002;56:740–7.

Burgess-Champoux TL, et al.: Are family meal patterns associated with overall diet quality during the transition from early to middle adolescence? J Nutr Educ Behav. 2009;41(2):79-86.

Chu YL, Addo OY, Perry CD, Sudo N, Reicks M: Time spent in home meal preparation affects energy and food group intakes among midlife women. Appetite. 2011;58(2):438-43.

Colles SL, Dixon JB, O'Brien PE: Night eating syndrome and nocturnal snacking: association with obesity, binge eating and psychological distress. Int J Obes (Lond). 2007;31(11):1722-30.

Crispim CA, et al.: Relationship between Food Intake and Sleep Pattern in Healthy Individuals. J Clin Sleep Med. 2011;7(6):659-64.

de Castro JM: The time of day and the proportions of macronutrients eaten are related to total daily food intake. The British journal of nutrition. 2007;98(5):1077-83. Doi:10.1017/S0007 114507754296

de Castro JM: Circadian rhythms of the spontaneous meal pattern, macronutrient intake and mood of humans. Physiol. Behav. 1987;40:437–66.

de Castro JM: The time of day of food intake influences overall intake in humans. J Nutr. 2004; 134(1):104-11.

Dubois L, Girard M, Potvin Kent M, Farmer A, Tatone-Tokuda F: Breakfast skipping is associated with differences in meal patterns, macronutrient intakes and overweight among pre-school children. Public Health Nutr. 2009;12(1):19-28.

Duffey KJ, Popkin BM: Energy density, portion size, and eating occasions: contributions to increased energy intake in the United States, 1977-2006. PLoS Med. 2011;8(6):1001050.

Ekmekcioglu C, Touitou Y: Chronobiological aspects of food intake and metabolism and their relevance on energy balance and weight regulation. Obesity reviews: an official journal of the International Association for the Study of Obesity. 2011;12(1):14-25. Doi:10.1111/j.1467-789X.2010.00716.x

Fisher JO: Effects of age on children's intake of large and self-selected food portions. Obesity (Silver Spring). 2007;15(2):403-12.

Fulkerson JA, et al.: Away-from-Home Family Dinner Sources and Associations with Weight Status, Body Composition, and Related Biomarkers of Chronic Disease among Adolescents and Their Parents. J Am Diet Assoc. 2011; 111(12):1892-7.

Giovannini M, Agostoni C, Shamir R: Symposium overview: Do we all eat breakfast and is it important? Crit Rev Food Sci Nutr. 2010; 50(2):97-9.

Giovannini M, et al.: Breakfast: a good habit, not a repetitive custom. The Journal of international medical research. 2008;36(4):613-24.

Green LJ, Desor JA, Maller O: Preference of food. J Comp Physiol Psychoth 1975; 89:279-84.

Hallström L, et al.: Breakfast habits and factors influencing food choices at breakfast in relation to socio-demographic and family factors among European adolescents. The HELENA Study. Appetite. 2011;56(3):649-57.

Harris JA, Benedict FG: A Biometric Study of Human Basal Metabolism. Proceedings of the National Academy of Sciences of the United States of America. 1918;4(12):370-3.

Haugen HA, Melanson EL, Tran ZV, Kearney JT, Hill JO: Variability of measured resting metabolic rate. The American journal of clinical nutrition. 2003;78(6):1141-5.

Holmbäck I, Ericson U, Gullberg B, Wirfält E: A high eating frequency is associated with an overall healthy lifestyle in middle-aged men and women and reduced likelihood of general and central obesity in men. Br J Nutr. 2010; 104(7):1065-73.

Holt SH, Delargy HJ, Lawton CL, Blundell JE: The effects of high-carbohydrate vs high-fat breakfasts on feelings of fullness and alertness, and subsequent food intake. Int J Food Sci Nutr. 1999 Jan;50(1):13-28.

Jakubowicz D, Froy O, Wainstein J, Boaz M: Meal timing and composition influence ghrelin levels, appetite scores and weight loss maintenance in overweight and obese adults. Steroids. 2011.

Jenkins DJ, et al.: Nibbling versus gorging: metabolic advantages of increased meal frequency. The New England journal of medicine. 1989;321(14): 929-34. Doi:10.1056/NEJM198910053211403

Kant AK, et al.: Evening eating and its relation to self-reported body weight and nutrient intake in women, CSFII 1985-86. J Am Coll Nutr. 1995;14:358–363.

Kant AK, et al.: Evening eating and subsequent long-term weight change in a national cohort. Int J Obes Relat Metab Disord. 1997;21:407-12.

Keim NL, Van Loan MD, Horn WF, Barbieri TF, Mayclin PL: Weight loss is greater with consumption of large morning meals and fat-free mass is preserved with large evening meals in women on a controlled weight reduction regimen. The Journal of nutrition. 1997;127(1):75-82.

Kerver JM, Yang EJ, Obayashi S, Bianchi L, Song WO: Meal and snack patterns are associated with dietary intake of energy and nutrients in US adults. J Am Diet Assoc. 2006;106(1):46-53.

Koletzko B, Toschke AM: Meal patterns and frequencies: do they affect body weight in children and adolescents? Critical reviews in food science and nutrition. 2010;50(2):100-5. Doi:10.1080/10408390903467431

Kral TVE, Whiteford LM, Heo M, Faith MS: Effects of eating breakfast compared with skipping breakfast on ratings of appetite and intake at subsequent meals in 8- to 10-y-old children. Am J Clin Nutr 2011;93:284-91.

La Bounty PM, et al.: International Society of Sports Nutrition position stand: meal frequency. Journal of the International Society of Sports Nutrition. 2010;8:4. Doi:10.1186/1550-2783-8-4.

Larson NI, Nelson MC, Neumark-Sztainer D, Story M, Hannan PJ: Making time for meals: meal structure and associations with dietary intake in young adults. J Am Diet Assoc. 2009; 109(1):72-9.

Larson NI, Neumark-Sztainer D, Hannan PJ, Story M: Family meals during adolescence are associated with higher diet quality and healthful meal patterns during young adulthood. J Am Diet Assoc. 2007;107(9):1502-10.

Leidy HJ, Armstrong CL, Tang M, Mattes RD, Campbell WW: The influence of higher protein intake and greater eating frequency on appetite control in overweight and obese men. Obesity (Silver Spring). 2010;18(9):1725-32.

Leidy HJ, Campbell WW: The effect of eating frequency on appetite control and food intake: brief synopsis of controlled feeding studies. J Nutr. 2011;141(1):154-7.

Lloyd HM, Green MW, Rogers PJ: Mood and cognitive performance effects of isocaloric lunches differing in fat and carbohydrate content. Physiol Behav. 1994;56(1):51-7.

Louis-Sylvestre J, Lluch A, Neant F, Blundell JE: Highlighting the positive impact of increasing feeding frequency on metabolism and weight management. Forum of nutrition. 2003; 2003;56:126-8.

McCrory MA, Campbell WW: Effects of eating frequency, snacking, and breakfast skipping on energy regulation: symposium overwiev. Journal of Nutrition. 2011;144-7.

Mehra R, Tsalikian E, Chenard CA, Zimmerman MB, Sivitz WI: Feeding frequency and appetite in lean and obese prepubertal children. Obesity (Silver Spring). 2011;19(3):560-7.

Milano W, De Rosa M, Milano L, Capasso A: Night eating syndrome: an overview. J Pharm Pharmacol. 2012;64(1):2-10.

Monk TH: The post-lunch dip in performance. Clin Sports Med. 2005;24(2):e15-23.

Morgan LM, Shi JW, Hampton SM, Frost G: Effect of meal timing and glycaemic index on glucose control and insulin secretion in healthy volunteers. The British journal of nutrition. 2011;1-6. Doi:10.1017/S0007114511006507

Pedersen TP, Meilstrup C, Holstein BE, Rasmussen M: Fruit and vegetable intake is associated with frequency of breakfast, lunch and evening meal: cross-sectional study of 11-, 13-, and 15-year-olds. Int J Behav Nutr Phys Act. 2012; 6;9(1):9.

Pereira MA, Erickson E, McKee P, Schrankler K, Raatz SK, Lytle LA, Pellegrini AD: Breakfast frequency and quality may affect glycemia and appetite in adults and children. J Nutr. 2011;141(1):163-9.

Rampersaud GC, Pereira MA, Girard BL, Adams J, Metzl JD: Breakfast habits, nutritional status, body weight, and academic performance in children and adolescents. J Am Diet Assoc. 2005;105(5):743-60.

Ratliff J, Leite JO, de Ogburn R, Puglisi MJ, VanHeest J, Fernandez ML: Consuming eggs for breakfast influences plasma glucose and ghrelin, while reducing energy intake during the next 24 hours in adult men. Nutr Res. 2010;30(2):96-103.

Reyner LA, Wells SJ, Mortlock V, Horne JA: ‚Post-lunch' sleepiness during prolonged, monotonous driving – Effects of meal size. Physiol Behav. 2011;105(4):1088-91.

Romon M, Edme JL, Boulenguez C, Lescroart JL, Frimat P: Circadian variation of diet-induced thermogenesis. The American journal of clinical nutrition. 1993;57(4):476-80.

Scammell TE, Winrow CJ: Orexin receptors: pharmacology and therapeutic opportunities. Annual review of pharmacology and toxicology. 2011;51:243-66. Doi:10.1146/annurev-pharmtox-010510-100528

Schusdziarra V, Hausmann M, Sassen M, Kellner M, Mittermeier J, Erdmann J: Beziehung zwischen Frühstückskalorien, täglicher Energieaufnahme und Lebensmittelverzehr. Aktuel Ernährungsmed. 2011;36:232-240.

Schusdziarra V, Hausmann M, Wittke C, Mittermeier J, Kellner M, Naumann A, Wagenpfeil S, Erdmann J: Impact of breakfast on daily energy intake – an analysis of absolute versus relative breakfast calories. Nutr J. 2011;17;10:5.

Shimizu M, Payne CR, Wansink B: When snacks become meals: How hunger and environmental cues bias food intake. Int J Behav Nutr Phys Act. 2010;7:63.

Silva JP, von Meyenn F, Howell J, Thorens B, Wolfrum C, Stoffel M: Regulation of adaptive behaviour during fasting by hypothalamic Foxa2. Nature. 2009;462(7273):646-50. Doi:10.1038/nature08589

Smeets AJ, Westerterp-Plantenga MS: Acute effects on metabolism and appetite profile of one meal difference in the lower range of meal frequency. The British journal of nutrition. 2008;99(6):1316-21. Doi:10.1017/S0007114507877646

Smith A, Leekam S, Ralph A, McNeill G: The influence of meal composition on post-lunch changes in performance efficiency and mood. Appetite. 1988;10(3):195-203.

Smith KJ, Blizzard L, McNaughton SA, Gall SL, Dwyer T, Venn AJ: Daily eating frequency and cardiometabolic risk factors in young Australian adults: cross-sectional analyses. The British journal of nutrition. 2011;1-9. Doi:10.1017/S0007114511006398

Smolensky M, Lamberg: Body clock guide to better health. H. Holt, New York 2001.

Stiegler P, Cunliffe A: The role of diet and exercise for the maintenance of fat-free mass and resting metabolic rate during weight loss. Sports Med. 2006;36(3):239-62.

Stockmyer C: Remember when mom wanted you home for dinner? Nutr Rev. 2001;59(2):57-60.

Sudo N, Degeneffe D, Vue H, Ghosh K, Reicks M: Relationship between needs driving eating occasions and eating behavior in midlife women. Appetite. 2009;52(1):137-46.

Szajewska H, Ruszczynski M: Systematic review demonstrating that breakfast consumption influences body weight outcomes in children and adolescents in Europe. Crit Rev Food Sci Nutr. 2010 Feb;50(2):113-9.

Toschke AM, Kuchenhoff H, Koletzko B, von Kries R: Meal frequency and childhood obesity. Obesity research. 2005;13(11):1932-8. Doi:10.1038/oby.2005.238

Touyarou P, Sulmont-Rossé C, Gagnaire A, Issanchou S, Brondel L: Monotonous consumption of fibre-enriched bread at breakfast increases satiety and influences subsequent food intake. Appetite. 2011 Dec 1.

Van Someren EJ, Riemersma-Van Der Lek RF: Live to the rhythm, slave to the rhythm. Sleep medicine reviews. 2007;11(6):465-84. Doi:10.1016/j.smrv.2007.07.003

Vander Wal JS: Night eating syndrome: A critical review of the literature. Clin Psychol Rev. 2012;32(1):49-59.

Vik FN, Overby NC, Lien N, Bere E: Number of meals eaten in relation to weight status among Norwegian adolescents. Scandinavian journal of public health. 2010;38(5 Suppl):13-8. Doi:10.1177/1403494810378920

Von Aschoff J, Wever R: Spontanperiodik des Menschen bei Ausschluß aller Zeitgeber. Naturwissenschaften. 1962;49(15):337-42. Doi:10.1007/bf01185109

Warren JM, Henry CJ, Simonite V: Low glycemic index breakfasts and reduced food intake in preadolescent children. Pediatrics. 2003;112(5):e414.

Wycherley TP, Noakes M, Clifton PM, Cleanthous X, Keogh JB, Brinkworth GD: A high-protein diet with resistance exercise training improves weight loss and body composition in overweight and obese patients with type 2 diabetes. Diabetes Care. 2010;33(5):969-76.

Young MS, Mahfoud JM, Walker GH, Jenkins DP, Stanton NA: Crash dieting: the effects of eating and drinking on driving performance. Accid Anal Prev. 2008;40(1):142-8.

Abwechslung bringt's

Berry SL, Beatty WW, Klesges RC: Sensory and social influences on ice cream consumption by males and females in a laboratory setting. Appetite. 1985;6(1):41-5.

Brondel L, Romer M, Van Wymelbeke V, Pineau N, Jiang T, Hanus C, Rigaud D: Variety enhances food intake in humans: role of sensory-specific satiety. Physiol Behav. 2009;97(1):44-51.

Cabanac M, Rabe EF: Influence of a monotonous food on body weight regulation in humans. Physiol Behav 1976;17:675-82.

Leitzmann C, Müller C, Michel P, Behme U. Hahn A, Laube H: Ernährung in Prävention und Therapie. Ein Lehrbuch. Hippokrates Verlag Stuttgart, 2005.

Liem DG, Zandstra LH: Children's liking and wanting of snack products: Influence of shape and flavour. Int J Behav Nutr Phys Act. 2009;6:38.

Oude Griep LM, Verschuren WM, Kromhout D, Ocké MC, Geleijnse JM: Colors of fruit and vegetables and 10-year incidence of stroke. Stroke. 2011;42(11):3190-5.

Reinehr T, Kersting M, van Teeffelen-Heithoff, Widhalm K: Pädiatrische Ernährungsmedizin. Grundlagen und praktische Anwendung. Schattauer Verlag 2012.

Rodin J: Determinants of food intake regulation in obesity. In: Björntrop R and Brodoff BN (eds): Obesity. Lippincott, Philadelphia, 1992;220-30.

Rolls BJ: Appetite, hunger, and satiety in the elderly. Crit Rev Food Sci Nutr. 1993;33(1):39-44.

Touyarou P, Sulmont-Rossé C, Gagnaire A, Issanchou S, Brondel L: Monotonous consumption of fibre-enriched bread at breakfast increases satiety and influences subsequent food intake. Appetite. 2012;58(2):575-81

Wirth A: Adipositas. Epidemiologie, Ätiologie, Folgeerkrankungen, Therapie. Springer Verlag, Berlin 2000.